四川省健康管理师协会
健康管理智慧丛书

家庭健康

管理技能

邓　颖　唐礼华　袁建国　主编

让每一位家庭成员都能成为
家庭健康的责任人

四川科学技术出版社

图书在版编目（CIP）数据

家庭健康管理技能 / 邓颖, 唐礼华, 袁建国主编. ——
成都 : 四川科学技术出版社, 2024. 10. —— (健康管理
智慧丛书). —— ISBN 978-7-5727-1546-4

Ⅰ. R161

中国国家版本馆CIP数据核字第2024WC1245号

健康管理智慧丛书

家庭健康管理技能

JIANKANG GUANLI ZHIHUI CONGSHU
JIATING JIANKANG GUANLI JINENG

主　编　邓　颖　唐礼华　袁建国

出 品 人　程佳月
策划编辑　林佳馥　张　琪
责任编辑　唐晓莹
助理编辑　刘倩枝
营销编辑　鄢孟君　邓玉玲　赵　成　杨亦然
装帧设计　成都编悦文化传播有限公司
责任出版　欧晓春
出版发行　四川科学技术出版社
　　　　　成都市锦江区三色路238号 邮政编码 610023
　　　　　官方微博 http://weibo.com/sckjcbs
　　　　　官方微信公众号 sckjcbs
　　　　　传真 028-86361756
成品尺寸　170 mm × 240 mm
印　　张　17
字　　数　340千
印　　刷　成都市金雅迪彩色印刷有限公司
版　　次　2024年10月第 1 版
印　　次　2024年12月第 1 次印刷
定　　价　68.00元

ISBN 978-7-5727-1546-4

邮　　购：成都市锦江区三色路238号新华之星A座25层 邮政编码：610023
电　　话：028-86361770

《健康管理智慧丛书》专家指导委员会

（按照姓氏笔画排序）

丁群芳　马用信　王　红　王　琦　王佑娟　邓　颖　吕晓华

李宁秀　杨　沛　杨　枫　肖　雪　吴锦晖　余　茜　宋伟正

张立实　林　宁　林云锋　周茹英　郎桂荣　胡　雯　胡秀英

姜俊成　夏丽娜　钱丹凝　徐　辉　徐世军　唐义平　黄　薇

梁开如　曾凯宏　路　遥　廖明松　魏咏兰

《健康管理智慧丛书》编委会

主　编　周黎明　张建新　饶　华　程佳月　唐礼华

副主编　卢　雄　唐怀蓉　林佳馥　肖　伊　葛　建　李晓辉

编　委（按照姓氏笔画排序）

万　洋　文乐斌　方爱平　田　野　刘　娟　杨　波

杨　锐　杨　潇　沈　睿　宋戈扬　张时鸿　陈锦瑶

林　书　罗　莹　罗碧霞　周文霞　周鼎伦　赵　勇

徐金龙　高　博　高秀峰　唐　奇　董丽群　曾忠仪

鄢孟君　廖金凤

秘书组（按照姓氏笔画排序）

王雯悦　杨　霞　杨晓宇　武　柯　赵　成　曾　丹

谢思澜

四川省疾病预防控制中心

四川省健康管理师协会

《家庭健康管理技能》编委会

顾 问 钟 波 四川省疾病预防控制中心 副主任 研究员

周黎明 四川大学华西医学中心 教授/博导

张建新 四川大学华西公共卫生学院 教授/博导

主 编 邓 颖 四川省疾病预防控制中心

唐礼华 四川省科学技术协会

袁建国 四川省疾病预防控制中心

副主编 胥馨尹 四川省疾病预防控制中心

王 卓 四川省疾病预防控制中心

梁开如 四川大学华西第二医院眉山市妇女儿童医院

曾忠仪 四川大学华西医院

编 委（按照姓氏笔画排序）

马建玲 四川省疾病预防控制中心

王 晶 四川省人民医院四川省精神医学中心

王一廷 四川省健康管理师协会

邓 兰 四川大学华西医院

石学丹 四川大学华西医院

叶 林 四川大学华西第二医院眉山市妇女儿童医院

成姝雯 四川省疾病预防控制中心

刘 姣 四川大学华西第二医院眉山市妇女儿童医院

刘雅琪 四川省疾病预防控制中心

祁冰洁 四川省疾病预防控制中心

李　尤　四川省疾病预防控制中心

吴　棠　四川大学华西医院

何　君　四川省疾病预防控制中心

何予晋　四川省疾病预防控制中心

宋　怡　四川省人民医院

张　新　四川省疾病预防控制中心

苟　悦　四川大学华西医院

易光辉　四川省疾病预防控制中心

周　静　四川省疾病预防控制中心

胡狄慧　四川省疾病预防控制中心

查雨欣　四川省疾病预防控制中心

秦小雲　四川省疾病预防控制中心

袁芝佩　四川省疾病预防控制中心

徐一丹　成都市公共卫生临床医疗中心

郭　毅　大连人工智能与计算机辅助教育学会视觉研究中心

常晓宇　四川省疾病预防控制中心

董　婷　四川省疾病预防控制中心

敬存婷　四川省妇幼保健院

蒋璐吉　北京中青在线网络信息技术有限公司

曾　晶　四川省疾病预防控制中心

谭大华　德阳市疾病预防控制中心

秘书组（按照姓氏笔画排序）

成姝雯　四川省疾病预防控制中心

刘维维　四川省健康管理师协会

杨　霞　四川省健康管理师协会

祝平安　四川省健康管理师协会

袁芝佩　四川省疾病预防控制中心

谢思澜　四川省健康管理师协会

《健康管理智慧丛书》
—— 总序 ——

　　锦绣华年，时代变迁，人们对健康的关注日益深刻。建设健康中国，是大家共同的心愿和期待，也是我们引领未来发展的使命所在。

　　人民至上，生命至上。习近平总书记十分关心卫生与健康事业，亲自谋划、亲自推动健康中国建设，把人民健康放在优先发展的战略地位，全方位、全周期保障人民健康，全力为实现中华民族伟大复兴的中国梦奠定坚实的健康基石。《健康中国行动（2019—2030年）》提出，促进以治病为中心向以人民健康为中心转变，鼓励全社会共同参与，提升全民健康素养和普及健康生活方式。个体的健康状况与社会稳定繁荣息息相关，因此，每个人都应该成为自己健康的第一责任人。

　　健康管理是实现以治病为中心向以人民健康为中心转变的重要策略之一。

　　为了推动四川省健康管理专业及科普出版朝着高质量、品牌化方向发展，同时响应健康中国战略，四川省健康管理师协会与四川科学技术出版社携手推出《健康管理智慧丛书》。本丛书集高校、医疗卫生系统各学科专家之长，涵盖了专业学术、适宜技术、科普等多个板块，其中专业学术板块包含健康管理学术交流、课题研究、案例分享等内容，旨在为健康管理工作者提供疾病全过程、各阶段的健康管理方案及技术；适宜技术板块包含健康管理的相关操作技能、规范、标准和实操守则等内容，旨在为健康管理工作者提供可落地的操作指南及方法；科普板块包含不同年龄、不同疾病、不同职业的健康管理科普知识，重点围绕老百姓关注的健康热点及知识误区，内容深入浅出、通俗易懂，旨在传播健康知识，倡导健康生活方式，并将健康管理理念推广到更广泛的人群中。

此外，四川省健康管理师协会和四川科学技术出版社围绕本丛书的发行，还将开展多项推介活动，并通过互联网构建起一个健康知识交流的平台，为读者提供更多实践指导和交流学习的机会。

感谢所有为本丛书做出贡献的专家、作者和编辑们，也感谢每一位关注和支持《健康管理智慧丛书》的读者们。希望随着本丛书的问世，健康管理事业能够获得更大的发展和提升。让健康的种子在每一个人心中萌芽生长，绽放出更加灿烂美好的未来！

《健康管理智慧丛书》编委会
2023年7月20日

前言

爱默生说："健康是人生第一财富。"弗兰西斯·培根说："健康的躯体是灵魂的客厅，而病体则是监狱。"健康好比数字1，事业、地位、钱财都是0。有了1，后面的0越多就越富有；反之，没有1则一切皆无。

人若赚得全世界，但要赔上自己的生命，有什么益处呢？人还能拿什么换生命呢？

国家卫生健康委员会的公开报道显示，当前我国慢性病防治形势复杂，慢性病患病呈现出年轻化的趋势。慢性病导致的疾病负担占所有疾病负担的70%以上，导致的死亡占总死亡的88.5%，我国有超过1.9亿老年人患有慢性病，18岁及以上居民高血压患病率达25%、血脂异常达40%。

世界卫生组织（WHO）向全球发布的健康公式显示，影响健康的因素中个人生活方式占60%，遗传因素占15%，环境因素占17%，而医疗服务因素仅占8%，其中，个人生活方式是最可被控制以及最有影响力的因素。

健康是自己的义务，也是社会的义务。社会是由无数个家庭组成的，如果每个家庭都能自觉将健康意识转化为健康的生活方式，每一位家庭成员都争做家庭健康的责任人，那么家庭就能成为全民健康管理的第一场景。

四川省疾病预防控制中心联合四川省健康管理师协会，在全国率先将家庭作为健康管理的第一场景，组织专家编撰本书，帮助家庭成员掌握健康生活方式，提升健康管理意识。

为保证本书的专业性及实用性，编撰团队由来自四川省疾病预防控制中心、四川大学华西医学中心、四川大学华西医院、四川大学华西公共卫生学院、四川大学华西第二医院眉山市妇女儿童医院、四川省人民医院、四川省妇幼保健院等单位的专家组成，旨在帮助更多家庭建立健康的生活方式，实现身心健康，构建与社会相适应的健康和谐家庭。

该书包括营养、运动、心理三大健康管理要素，分别站在不同家庭成员的角度上，分析儿童、老年人、男性、女性的健康特点，并提供专业、实用的管理方案和技能。同时，在家庭场景下，为构建和谐的环境及关系，养成健康的生活方式等，提出了实用的行动和管理方案。

把营养管理落实到桌上的一日三餐，把运动变成全家人的互动游戏，把心理管理体现在一个个微小的细节中，让家庭健康管理成为生活中力所能及的点点滴滴，让每一位家庭成员都能成为家庭健康的责任人，这是编撰、出版本书的初心。

目 录

第一章

认识健康生活方式

第一节　认识自我，了解健康的影响因素

近年来，我国健康工作在定位上从"以治病为中心"向"以健康为中心"转变，在策略上从注重"治已病"向注重"治未病"转变。当下流行的倡导是"每个人是自己健康第一责任人"，认识自我，了解健康的影响因素，维持健康的生活方式是本书的第一站。

一、认识自我

（一）认识自我的重要性

认识自我是个体深入洞察自身的思想、情感、行为及价值观，同时能够敏锐感知自己在不同情境下的反应与表现。这不仅是对内在状态的审视，而且是对外在行为的评价和理解。当我们将焦点放在健康状况上时，认识自我便意味着对自身健康状态及其影响因素有清晰的认识和把握。

这份深刻的认知和理解，是培养健康意识的关键所在。健康意识，即个体对自身健康的认识，它表现为对身体健康状况、压力及健康危害因素的敏锐感知力。健康意识反映了一个人采取健康行动的倾向。我们的健康意识越强烈，就越有可能养成良好的健康习惯，这是个人采取健康措施的重要基石。从更广阔的视角来看，健康意识涵盖了多个层面，包括健康自我意识、健康参与意识、健康警觉意识和健康自我管理意识。这些维度展现了个人的责任感，更揭示了健康管理的深刻内涵。研究显示，自我认知水平高的个体更可能采取积极的健康行为，如规律运动、均衡饮食、有效压力管理等，从而维持身体和心理健康。此外，良好的自我认知还与心理健康和较高的生活满意度相关。

因此，认识自我不仅是个人成长的必经之路，而且是我们迈向健康生活的关键一步。通过不断深化对自我的认知，我们能够更好地关爱自己，实现身心

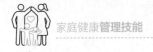

的和谐与健康。

（二）认识自我的内在动机

从心理学和行为科学的角度来看，个人对自己的情绪、动机、目标以及特点的认识，有助于个体更好地了解自己，并基于这种了解做出更明智的决策和行动。自我概念理论、自我效能理论从不同角度和视角来解释个体的自我认知过程和行为。

自我概念理论的核心在于强调了个体对自身的认知和评价共同构成自我概念。健康管理是对个人或人群的健康危险因素进行全面管理的过程，旨在调动个体的积极性，利用有限的资源达到最大的健康效果。当个体拥有积极的自我概念时，他们更可能对自己的健康状况持乐观态度，更有可能采取积极的健康管理措施；相反，如果个体拥有消极的自我概念，他们可能对自己的健康状况感到悲观，忽视健康管理，导致健康状况的恶化。

美国心理学家阿尔伯特·班杜拉提出了自我效能理论，该理论认为个体对自己的能力有一个内在的评估，这种评估会影响他们的行为和情感反应。以健康管理为例，自我效能感高的人对健康状况期望值也高，遇到情况会理智处理，愿意接受挑战，更容易自我控制不良情绪或行为，充分调动资源和自我技能进行健康管理；自我效能感低的人则行动力偏弱，对结果的预测和推断力不足，害怕压力，有恐惧和恐慌等心理，在执行中会出现情绪化行为，无法充分运用个人的能力完成健康管理。

二、健康的影响因素

为了更好地帮助读者认识自我，培养健康意识和建立健康行为，下面将从生理、心理及外环境方面简要地介绍影响人群健康的因素。

（一）生理方面

生理方面的健康状况直接对标我们的舒适度和生活自主能力，其影响因素包括遗传因素、生活习惯和已经出现的健康风险等。遗传基因的差异化在一定程度上会影响个体对疾病的易感性和抵抗力。生活习惯的差异化也是，比如拥有良好的生活习惯被认为更有利于抵御疾病的侵袭。此外，如果机体已经有某些疾病前兆，如血压、血糖的异常，或患一种或多种慢性病，会对个体的生活质量产生不同影响。

来自华盛顿大学的全球疾病负担研究团队联合一百多个国家的科学家、数据统计分析专家，围绕疾病的发病、死亡因素做了全面的疾病负担分析。研究结果显示，心血管疾病的危险因素有：高血压、高血糖、高胆固醇、吸烟、不健康饮食、缺乏运动、肥胖等；其中高血压、高血糖和高胆固醇是导致心血管疾病的主要危险因素。肿瘤的危险因素有：吸烟、不健康饮食、缺乏运动、肥胖、酒精滥用、环境因素等。呼吸系统疾病的危险因素有：吸烟、空气污染、室内燃烧污染物、职业暴露、肺部感染等；其中吸烟是导致慢性阻塞性肺疾病（COPD）和肺癌等呼吸系统疾病的重要危险因素。上述研究提示，不健康的生活习惯是影响人群健康的重要危险因素。

科普知识帖[1]

关于饮食，你都听过哪些方式呢？

地中海饮食：地中海饮食以水果、蔬菜、全谷物、橄榄油、坚果和鱼类为主。这种饮食方式下的食物富含健康脂肪、膳食纤维和抗氧化剂，被认为对心血管健康有益。

亚洲饮食：亚洲饮食侧重于大米、面食、豆类、蔬菜、海鲜等食物。这种饮食方式下的食物通常含有较低的饱和脂肪酸和较高的膳食纤维，有助于控制体重和维护心血管健康。

西方饮食：西方饮食侧重于高脂肪、高糖和加工食品。这种饮食方式与肥胖、糖尿病、心血管疾病等慢性病的风险增加密切相关。

中国传统饮食：中国传统饮食强调谷类、蔬菜、豆类和少量的动物蛋白。中国传统饮食方式被认为对维护心血管健康和控制体重有益，但随着生活方式的改变、生活水平的提升，肥胖和相关疾病的发病率也在上升。

小结：了解不同国家和地区的饮食方式，可以让我们更好地理解其对生理健康的影响。采取健康的饮食方式，如增加植物性食物的摄入，减少加工食品和高脂肪食物的摄入，有助于预防多种疾病，并改善整体健康状况。

---

[1]科普知识帖中相关内容的详细建议可参考本书相应章节。

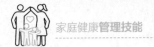

科普知识帖

一些有益的室内外运动，你中意哪些呢？

室内运动：家庭健身操、跳绳、上下楼梯、家务劳动、瑜伽和普拉提等。这些室内运动简单易行，不需要专门的器械或场地，基本适合各个年龄段和不同健康水平的人群。每天保持一定的运动量，可以有效地提高身体活力，改善健康状况。

室外运动：步行或慢跑、骑自行车、游泳、徒步旅行或远足、户外球类运动、攀岩、滑雪等。室外运动比室内运动更灵活多样，如果要制订一个长期的运动计划，建议充分结合自身喜好及环境，选择易于坚持的运动方式。此外，室外运动时要特别注意安全，并根据自身体能和健康状况选择合适的运动强度和时间。

小结：运动在个人追求健康方面起着重要作用。根据世界卫生组织的建议，成年人每周应进行150~300分钟的中等强度有氧运动，或75~150分钟的高强度有氧运动，或等量的中等强度和高强度有氧运动的组合运动。

（二）心理方面

心理方面的健康状况与个体自身的人格特征、心理素质、自我认知等因素相关，也与所处社会环境相关。

人格特征是个体稳定的心理特征和行为方式的总和，心理素质是指个体在认知、情感、行为等方面的心理特点和能力。乐观开朗的人格特征、积极坚韧的心理素质往往会倾向于积极寻求应对策略和外部支持。良好的自我认知有助于个体更好地了解自己的健康状况和健康需求，从而更好地应对生活中的挑战和压力，维护身体健康。

（三）外环境方面

个体的家庭、工作、社会支持、社会经济地位等外环境，都对个体的情感状态、心理功能和社会适应能力产生重要影响。家庭是个体成长的第一社会化单位，特别是儿童时期的家庭环境、教育方式、亲子关系等对个体的心理发展有着重要影响。家庭温馨、和睦、稳定有助于个体建立安全感和自信心，促进身心健康；相反，家庭冲突、矛盾等负面因素可能导致个体产生焦虑、抑郁等问题。工作中，工作压力大、工作时间长等都可能导致个体产生焦虑、抑郁、倦怠等心理问题。个体在社会交往中如果获得良好的社会支持和社会认同，有利于缓解压力、提高应对能力、增强心理韧性。较高的社会经济地位通常能获得更多的资源和机会，从而获得更好的生活条件和保障；相反，较低的社会经济地位可能面临经济困难、社会排斥、自我认同困惑等问题。此外，居住或工作的客观环境是宜人还是恶劣，是安全还是暗藏风险，是和谐还是紧张等，也与身心是否健康直接或间接相关。

综上所述，生理、心理及外环境因素相互作用，共同影响着个体的健康状态。认识自我有助于个体更全面地认识这些健康的影响因素，并针对性地制订健康管理策略。从健康管理角度看，健康生活方式不仅包括熟知基本健康行为，还涵盖慢性病预防控制、传染病预防控制、伤害预防控制等方方面面的内容。也就是说，对普通大众的健康教育和促进，对重点人群危险因素的干预，对慢性病患者的规范诊疗，都是健康生活方式的核心内容。

第二节　健康行为

据统计，在我国，超过80%的人生命终点归因于慢性病，慢性病的各种影响因素中，除遗传因素、社会因素、气候因素、医疗条件外，个人生活方式占60%。因此，改变个人生活方式是防控慢性病最有效的途径和最节约成本的方式。如果采取有效的干预措施，有望使全球的健康期望寿命延长5~10岁，中国大约延长6岁。这个有效的干预措施是指生活方式干预。

生活方式是所有与人类生存和发展密切相关的模式和习惯。健康生活方式是指有益于健康的行为模式和习惯化的个人行为方式，具体包括合理饮食、适量运动、戒烟限酒、心理平衡、良好的睡眠和良好的日常卫生等内容。健康生活方式不仅可以帮助抵御传染性疾病，还能预防和控制心脑血管疾病、恶性肿瘤、糖尿病等慢性非传染性疾病。下文只介绍部分健康生活方式及其他有益的行为，此处提及的其他健康行为将在后续章节介绍。

一、合理饮食

合理饮食以平衡膳食为核心。总的原则是提倡食物多样，注重营养素的搭配，摄入和消耗的能量达到平衡，多吃蔬果、奶类、全谷物、大豆，适量吃

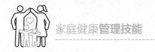

鱼、禽、蛋、瘦肉，少盐少油，控糖限酒，规律进食，足量饮水等。

（一）食物多样，注重搭配

推荐每天摄入12种以上食物，每周25种以上，坚持谷类为主的平衡膳食模式。

平衡膳食模式是最大限度保障人类营养需要和健康的基础，食物多样是平衡膳食模式的基本原则。多样的食物应包括谷物及薯类、蔬菜和水果、畜禽鱼蛋奶类、大豆和坚果类等。建议每天摄入谷类200~300 g，其中全谷物和杂豆类50~150 g；薯类50~100 g。每天的膳食应合理组合和搭配，平衡膳食模式中碳水化合物供能占膳食总能量的50%~65%，蛋白质占10%~15%，脂肪占20%~30%。

（二）吃动平衡，维持健康体重

推荐每天主动身体活动6 000步，每周至少进行5天中等强度身体活动。

体重是评价人体营养和健康状况的重要指标，运动和膳食平衡是保持健康体重的关键。各个年龄段人群都应该坚持每天运动，以维持能量平衡、保持健康体重。体重过低和过高均易增加疾病的发生风险。推荐每周应至少进行5天中等强度身体活动，累计150分钟以上；坚持日常身体活动，主动身体活动最好每天6 000步；注意减少久坐时间，每小时起来动一动，动则有益。

（三）多吃蔬果、奶类、全谷物、大豆

推荐每天摄入200~350 g水果、不低于300 g蔬菜、300 mL以上液态奶。

蔬菜、水果、奶类、大豆及其制品是平衡膳食的重要组成部分，坚果是有益补充。蔬果是维生素、矿物质、膳食纤维和植物化学物的重要来源，奶类和大豆类富含钙、优质蛋白和B族维生素，能降低慢性病发生风险。推荐每天摄入200~350 g水果，不少于300 g蔬菜，300 mL以上液态奶。推荐蔬果天天吃，深色蔬菜应占全天所有蔬菜的一半；果汁不能代替鲜果；坚果选择原味。

（四）适量吃鱼、禽、蛋、瘦肉

鱼、禽、蛋、瘦肉摄入要适量，优先选择鱼，少吃肥肉、烟熏和腌制肉类。

鱼、禽、蛋、瘦肉能提供人体必需的优质蛋白、维生素，也含有较高的脂肪和胆固醇，过多摄入对健康不利，应适当食用；烟熏和腌制肉类会增加部分肿瘤的发生风险，应当少吃。推荐成人每天摄入动物性食物总量120~200 g，优选鱼和禽类，因其脂肪含量相对较低，且鱼类富含不饱和脂肪酸。蛋类各营养成分齐全。

（五）少盐少油，控糖限酒

推荐每天摄入食盐≤5 g，烹调油25~30 g，每天摄入糖≤50 g（最好<25 g），一天饮酒的酒精量≤15 g。

食盐、烹调油和脂肪摄入过多，是肥胖、心脑血管疾病高发的因素，因此应培养清淡饮食习惯，推荐每天摄入食盐≤5 g，烹调油25~30 g。过多摄入添加糖可增加龋齿和超重的发生风险，推荐每天摄入糖≤50 g，最好在25 g以下。成人如饮酒，一天饮酒的酒精量不超过15 g；儿童和青少年、备孕期妇女、孕妇、哺乳期妇女及慢性病患者不宜饮酒。

（六）规律进食，足量饮水

主动喝水，最好喝白开水或茶水。

规律进食是合理饮食的前提，应合理安排一日三餐，定时定量，避免暴饮暴食。早餐提供的能量应占全天总能量的25%~30%，午餐占30%~40%，晚餐占30%~35%。水摄入和排出的平衡可维护机体适宜水合状态和健康，建议低身体活动水平的成年男性每天饮水1 700 mL、女性每天饮水1 500 mL。每天应主动饮水，推荐饮白开水和茶水。

（七）学习健康烹饪方法，会看食物营养标签

烹饪是合理饮食的重要环节，应尽量选择蒸、煮、炖等烹饪方式，少炸、煎。应挑选新鲜食物，购买健康的包装食品，学会看营养标签。如需在外就餐，需注意份量和荤素搭配，并主动提出健康需求。

（八）文明就餐，杜绝浪费

选用新鲜、卫生的食物，不食用野生动物。食物制备时应生熟分开，储存得当。多人同桌，提倡公筷、分餐等卫生措施，养成卫生就餐习惯。珍惜粮食，杜绝浪费。

二、适量运动

（一）运动的总原则

运动的总原则为动则有益、多动更好、适度量力、贵在坚持。

身体活动是指骨骼肌收缩引起的能量消耗活动，身体躯干和四肢等的肌群参与、能量消耗显著增加的身体活动对健康有益。身体活动可包括职业活动、交通出行活动、家务劳动和业余活动。积极的身体活动对健康具有诸多益处，包括减少过早死亡的危险，降低各类慢性病的患病风险，如心血管疾病、2型糖尿病、高血压、肿瘤（如结肠癌、乳腺癌）、骨质疏松症和关节炎、肥胖、抑郁症等。

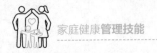

（二）主动运动就在生活中

（1）主动承担家务劳动，如烹调、洗衣、打扫卫生、照料绿植与宠物等。

（2）主动选择步行、骑车或乘坐公共交通，尽量减少静坐时间。

（3）不设定运动强度、用力程度、速度快慢、时间多少等限制，动比不动好，动多少身体都受益。

（4）多动更好是指不受限制，虽低强度、短时间身体活动也有益健康，但若能增加身体活动类型、时间、频率或强度，可获得更大的健康益处。

（5）适度量力指身体活动不可好高骛远，应根据每个人的活动能力和身体状况进行选择和控制，量力而行，灵活管理身体活动。

（6）贵在坚持是指身体活动不在一朝一夕，长期坚持必会受益。

（三）各年龄组身体活动推荐量

（1）1~2岁儿童，建议每天与看护人进行各种形式的互动式玩耍，能独立行走的幼儿每天至少进行180分钟各种强度的身体活动，一次束缚的时间不超过60分钟。对于1岁的儿童，不建议静坐看各种电子屏幕。

（2）3~4岁儿童，每天至少进行180分钟的身体活动，其中包括60分钟中等强度到高强度的身体活动。鼓励多进行户外活动，一次束缚的时间不超过60分钟，每天静坐视屏时间累计不超过60分钟。

（3）5~17岁儿童和青少年，每天至少进行60分钟中等强度到高强度的身体活动，且鼓励以户外活动为主，每周至少进行3天肌肉力量练习和强健骨骼练习。每天除睡眠外的静态行为持续时间不超过60分钟，每天静坐视屏时间累计不超过120分钟。

（4）18~64岁成人，推荐每周进行150~300分钟中等强度或75~150分钟高强度有氧运动，或等量的中高强度有氧运动的组合运动，每周至少进行2天肌肉强化练习和关节柔韧性活动，保持日常身体活跃并增加活动量，可用家务劳动、职业活动、交通出行活动、业余活动等增加活动量。

（5）对65岁以上人群，成人身体活动推荐量同样适用，此外，要坚持平衡能力、灵活性和柔韧性练习，若身体不允许每周进行150~300分钟中等强度身体活动，应尽可能增加各种力所能及的身体活动。

（四）常见的两种运动项目介绍

1. 健走

健走作为一种适宜人群广泛、锻炼效果明显、安全性高、不受场地限制、能长期坚持的全身运动方式，能降低50岁以下肥胖人群的体重、体重指数（BMI）、腰围、体脂率等，对防控慢性病有非常好的效果。

1）正确的姿势

（1）身体直立。在自然行走的基础上，抬头挺胸，腰背挺直，颈肩放松，轻轻收腹，下颌微微内收，双眼平视前方。

（2）曲臂摆动。双手握空拳，双臂屈肘呈90°，交替前后摆动，要求向前摆动时手臂不超过肩的高度。

（3）腿部动作。双脚脚尖向前。右脚向前迈出，脚跟先着地，身体重心前移，右脚全脚掌着地的同时左脚跟抬起，向前迈步。双脚交替前行。

（4）中轴扭转。健走过程中，随着手臂的摆动，躯干围绕身体中轴做小幅度前后扭转，这样有助于全身动作的协调，也能够活动到腰、腹、背部肌肉。

（5）步幅大小。步幅过大、过小都容易造成运动不适。一般采取的步幅为身高（cm）×0.45。年轻人可尽量加大步幅以增加运动强度，老年人应适当缩小步幅以保证身体平衡，防止摔倒。

（6）步姿正确。每一次迈步都应轻快有力，脚掌应完全脱离地面，不能在地面拖着走；同时避免"八"字脚、前踢、踮脚等步姿。

2）运动强度

要想通过健走来达到减肥、防控慢性病的效果，必须达到中等运动强度，也就是说，步频应为90~130步/分，步速应为4~6 km/h。健走过程中的适宜心率为（170−年龄）次/分，以运动时微汗、微喘，但能清晰讲话为度。

2. 八段锦

八段锦历史悠久，是一种古老的健身法。此法分八段动作，其动作舒展优美，有祛病、健身效果，故名"八段锦"。口诀：两手托天理三焦；左右开弓似射雕；调理脾胃须单举；五劳七伤往后瞧；摇头摆尾去心火；两手攀足固肾腰；攒拳怒目增力气；背后七颠百病消。

八段锦的详细动作如下。

（1）预备姿势：首先，站立直身，双脚与肩同宽，双手自然下垂，目视前方，保持呼吸自然。这是八段锦的起始姿势，为后续动作做好准备。

（2）第一式：两手托天理三焦。双手交叉，掌心向上，举至头顶上方，同时吸气；然后双手分开，掌心向下，沿身体两侧下降至腰部，同时呼气。此动作可调理三焦，促进气血流通。一上一下为一次，共做6次。

（3）第二式：左右开弓似射雕。左脚向左跨一步，双手握拳，置于腰间；然后左手向左前方推出，如同射箭一般，同时右拳向右后方拉伸，保持数秒后换另一侧进行。此动作可锻炼胸部和背部肌肉，增强肺功能。一左一右为一次，共做3次。

（4）第三式：调理脾胃须单举。双手掌心向上，分别置于左右两侧腰部；然后左手掌心向上，经胸前举至头顶，同时右手掌心向下，按至右侧腰部，保持数秒后换另一侧进行。此动作可调理脾胃，促进消化。一左一右为一次，共做3次。

（5）第四式：五劳七伤往后瞧。双脚与肩同宽，双手自然下垂；然后头部缓缓向左转，目视左后方，同时配合吸气，保持数秒后恢复前平视，配合呼气，然后换另一侧进行。此动作可缓解肩颈疲劳，调理五劳七伤。一左一右为一次，共做3次。

（6）第五式：摇头摆尾去心火。双脚与肩同宽，双手自然下垂；然后身体马步站立，两手叉腰，缓缓呼气后拧腰向左，屈身下俯，将余气缓慢呼出；接着头部向左摆动，同时臀部向右摆动，配以吸气，身体恢复马步桩，缓缓深长呼气，保持数秒后换另一侧进行。此动作可去心火，调理身体平衡。一左一右为一次，共做3次。

（7）第六式：两手攀足固肾腰。身体直立，双手掌分按脐旁；然后双手掌沿带脉分向后腰，上体前倾，两膝挺直，两掌经尾骨至足跟，再从脚外侧至足尖，再沿腿部返回脐旁，如同攀足一般。此动作可固肾腰，增强肾功能。一上一下为一次，共做6次。

（8）第七式：攒拳怒目增力气。双脚与肩同宽，马步站立，双手握拳置于腰间；然后左拳向前缓缓击出，同时两眼睁大，保持数秒后收回拳头，换另一侧进行。此动作可增强上肢和眼部的力量。一左一右为一次，共做3次。

（9）第八式：背后七颠百病消。双脚并拢，脚跟提起，头向上顶，稍停，目视前方；然后脚跟下落，轻震地面。此动作可刺激脊柱与督脉，使全身脏腑经络气血通畅，阴阳平衡。一起一落为一次，共做7次。

（10）收势动作：所有动作完成后，回归预备姿势，呼吸自然，放松身心。

练习八段锦，可以调和气血，增强身体的柔韧性和力量，达到健身养生的目的。应注意，八段锦应在体育指导员的指导下学习，或跟随国家体育总局八段锦相关教学视频学习。

（五）慢性病患者的身体活动

慢性病患者的身体活动应咨询医生，并在专业人员的指导下进行。

（1）身体活动不足是多种慢性病（包括心脑血管疾病、糖尿病、部分肿瘤、慢性阻塞性肺疾病等）发生发展的独立危险因素，充足、适宜的身体活动对慢性病的预防、治疗与康复均有不可替代的作用。患者可通过增加身体活动，达到延缓病情进展、减少并发症、缓解体质虚弱、延长生存时间、提高生存质量等目的。

（2）注意身体活动时身体状况、环境和场地、活动强度、活动时间、活动频度等因素，避免运动伤害，应在专业人士的指导下活动，必要时应咨询医生，进行医疗评估，识别不能进行身体活动的禁忌。

（3）如身体允许，可参照同龄人或成人身体活动推荐量。

（4）若经医生等专业人士评估后身体活动受限，仍鼓励根据自身情况进行规律的身体活动。

三、戒烟限酒

（一）吸烟有害健康

烟草燃烧的烟雾中含有7 000多种已知的化学物质，其中数百种为有害物质，至少70种致癌，如常听说的氰化氢、亚硝胺、苯及砷等。吸烟者患各种肿瘤（尤其是肺癌）、心脑血管疾病、呼吸系统疾病等的风险显著增加（见表1-1）。我国每年死于吸烟相关疾病的人数超过120万，我国人群前8位死因中的6种与烟草使用有关。

表1-1 吸烟导致的疾病

疾病类别	具体疾病
多系统的肿瘤	肺癌（与非吸烟者相比，吸烟男性患肺癌的风险增加23倍，吸烟女性患肺癌的风险增加13倍）、喉癌、口腔癌、食管癌、胃癌、胰腺癌、结肠癌、肾癌、膀胱癌、白血病等
心脑血管疾病	冠心病、脑卒中（与非吸烟者相比，吸烟者患冠心病、脑卒中的风险增加2~4倍）、动脉粥样硬化、动脉瘤、末梢血管疾病
呼吸系统疾病	肺炎、慢性阻塞性肺疾病（与非吸烟者相比，吸烟者死于慢性阻塞性肺疾病的风险增加12~13倍）、哮喘等
生育相关疾病	阳痿、不孕、早产、低出生体重新生儿、婴儿猝死综合征
其他健康危害	骨质疏松症、胃溃疡、皮肤老化及牙周病等

（二）被动吸烟有害健康

被动吸烟又称吸二手烟，是指不吸烟者吸入烟草产品燃烧释放出的烟雾。二手烟中含有多种有害物质，能使非吸烟者的冠心病风险增加25%~30%，肺癌风险增加20%~30%，可以导致婴儿猝死综合征、中耳炎、低出生体重新生儿

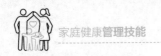

等。即使短暂接触二手烟，也会导致上呼吸道受损，诱发哮喘，且会增加血液黏稠度，损害血管内膜，引起冠状动脉供血不足，增加心脏病风险等。

（三）吸烟者应尽早戒烟

35岁以前戒烟，能避免90%吸烟引起的心脏病；59岁以前戒烟，在15年内死亡的可能性仅为继续吸烟者的一半；过60岁才戒烟，肺癌病死率仍大大低于继续吸烟者。吸烟者戒烟后20分钟，心率就会下降；戒烟后12小时，体内的一氧化碳水平就可以恢复到正常；戒烟后半个月到3个月，肺功能就可以得到改善；戒烟后9个月，咳嗽和气促症状会减轻；戒烟1年后患冠心病的风险即降低一半；戒烟10年后患肺癌的风险降低一半，患口腔癌、喉癌和食管癌的风险也会有所降低；戒烟15年后，患冠心病的风险与非吸烟者相当。总之，戒烟越早越好，什么时候戒烟都为时不晚。

（四）饮酒应限量

无节制地饮酒，会使食欲下降，食物摄入量减少，以致发生多种营养素缺乏、急慢性酒精中毒、酒精性脂肪肝，严重时还会造成酒精性肝硬化。过量饮酒还会增加患高血压、脑卒中等疾病的风险，并可导致意外事故的风险增加，对个人健康和社会安定都有害。另外，饮酒还会增加患某些肿瘤的风险。

成年人如饮酒，一天饮酒的酒精量不超过15 g，相当于4%的啤酒450 mL，或12%的葡萄酒150 mL，或38%的白酒50 mL。儿童和青少年、备孕期的妇女、孕妇和哺乳期妇女应忌酒。

四、疫苗接种

1. 按规定建立预防接种证

儿童家长或儿童监护人要按规定建立预防接种证并妥善保管，预防接种证是儿童预防接种的有效记录凭证。《中华人民共和国传染病防治法》明确规定：国家实行有计划的预防接种制度……国家对儿童实行预防接种证制度。

（1）在儿童出生后1个月内，儿童家长或监护人应携带儿童出生时医院提供的《新生儿首剂乙肝疫苗和卡介苗接种登记卡》到其居住地预防接种单位建立儿童预防接种证。

（2）在暂住地居住3个月及以上的流动儿童，由现居住地预防接种单位负责建立预防接种卡（簿）。如果没有或丢失了预防接种证，家长或监护人应到预防接种单位建立或补办预防接种证。

（3）在暂住地居住3个月以下的流动儿童，可由现居住地预防接种单位提供接种证明。

（4）预防接种证要长期保存，儿童在入托、入学和出国时都需要查验预防接种证。对那些未按规定接种国家免疫规划疫苗的漏种儿童，要劝其到当地疾病预防控制中心指定的预防接种门诊进行补种。

2.家长要按照规定的免疫程序带儿童接种疫苗

预防接种也叫打防疫针，是通过注射或口服等方式，使疫苗进入人体并使人体产生抵御某些病原体的能力，预防和控制某些疾病的发生与流行。因此，开展预防接种，可以有效预防、控制甚至消灭一些严重危害人类健康的疾病。儿童免疫程序见表1-2。

表1-2　儿童免疫程序

接种月(年)龄	疫苗种类	剂次	可预防的疾病
出生时	乙肝疫苗	第1剂次	乙型病毒性肝炎
	卡介苗	第1剂次	结核病
1月龄	乙肝疫苗	第2剂次	乙型病毒性肝炎
2月龄	脊灰灭活疫苗	第1剂次	脊髓灰质炎
3月龄	脊灰灭活疫苗	第2剂次	脊髓灰质炎
	百白破联合疫苗	第1剂次	百日咳、白喉、破伤风
4月龄	脊灰减毒活疫苗	第3剂次	脊髓灰质炎
	百白破联合疫苗	第2剂次	百日咳、白喉、破伤风
5月龄	百白破联合疫苗	第3剂次	百日咳、白喉、破伤风
6月龄	乙肝疫苗	第3剂次	乙型病毒性肝炎
8月龄	麻腮风疫苗	第1剂次	麻疹、风疹、流行性腮腺炎
	乙脑减毒活疫苗	第1剂次	流行性乙型脑炎
	乙脑灭活疫苗	第1、2剂次，2次间隔7~10天	流行性乙型脑炎
6~17月龄	A群流脑多糖疫苗	第1、2剂次，2次间隔不少于3个月	流行性脑脊髓膜炎
18月龄	百白破联合疫苗	第4剂次	百日咳、白喉、破伤风
	麻腮风疫苗	第2剂次	麻疹、风疹、流行性腮腺炎
	甲肝减毒活疫苗，或甲肝灭活疫苗	第1剂次	甲型病毒性肝炎
2岁	乙脑减毒活疫苗	第2剂次	流行性乙型脑炎
	乙脑灭活疫苗	第3剂次	流行性乙型脑炎
	甲肝灭活疫苗	第2剂次	甲型病毒性肝炎

续表

接种月(年)龄	疫苗种类	剂次	可预防的疾病
3岁	A群C群流脑多糖疫苗	第1剂次	流行性脑脊髓膜炎
4岁	脊灰减毒活疫苗	第4剂次	脊髓灰质炎
6岁	白破疫苗	第1剂次	白喉、破伤风
	A群C群流脑疫苗	第2剂次	流行性脑脊髓膜炎
	乙脑灭活疫苗	第4剂次	流行性乙型脑炎

3. 接种疫苗注意事项及不良反应

在接种前后应注意：

（1）应到卫生行政部门认定合格的预防接种门诊进行预防接种。

（2）在接种前，要向接种人员如实提供接种者的健康状况，以便接种人员判断是否可以接种，有明确禁忌证的人不宜或暂缓接种疫苗。

（3）接种疫苗后不要立刻离开接种点，应在观察室留观30分钟，无异常情况后离开。

（4）如发现接种后出现可疑情况，应立即咨询专业人员，必要时就医，以便得到及时、正确的处理。

绝大多数人接种疫苗后不会产生不良反应，但是由于个体差异，少数人可能产生一些不良反应，如皮肤注射局部轻度肿痛、发热和周身不适等症状，一般可在1~2天消失，不会造成机体组织器官功能损害。极少数人接种疫苗后会发生过敏反应，过敏性休克大多发生在半小时之内，发生过敏性休克之后，如果不在医务人员监护范围之内就容易发生危险。按照规定，接种现场都备有急救药品，一旦出现紧急情况，医生可以快速进行诊治，防止意外发生。

4. 常见免疫规划外的疫苗

1）流行性感冒疫苗

在流行性感冒流行季，对全部人群应种尽种是最理想的情况，但是由于流行性感冒疫苗供应有限，各国都会根据实际情况对计划接种人群进行优先接种排序。我国为降低流行性感冒的危害，优先推荐医务人员、60岁及以上老年人、罹患一种或多种慢性病者、养老机构等人群聚集场所脆弱人群及员工、孕妇、6~59月龄儿童、6月龄以下婴儿的家庭成员和看护人员、重点场所人群及时接种流行性感冒疫苗。

2）肺炎疫苗

肺炎疫苗是主要预防肺炎球菌引起的肺炎的疫苗。该疫苗推荐用于2岁以上高危人群。高危人群包括：65岁以上的老年人，免疫功能正常但患有慢性病（如心血管疾病、糖尿病）者，免疫功能低下者，特殊人群（如长期住院的老年人、福利机构工作人员等）。

3）带状疱疹疫苗

带状疱疹是由水痘–带状疱疹病毒引起的感染性疾病，是皮肤科常见病。推荐年龄在50岁及以上且免疫功能正常的人群接种带状疱疹疫苗。

4）人乳头瘤病毒疫苗

人乳头瘤病毒（HPV）是一种常见的导致生殖道感染的病毒，大多数宫颈癌是高危型HPV持续感染所致。接种HPV疫苗可预防HPV相关疾病的发生。HPV疫苗接种的一条重要原则就是尽早接种。越早接种，诱导出的抗体水平越高，保护效力就越好。HPV疫苗分多种，有不同的接种年龄要求，一旦错过某种HPV疫苗要求的年龄段就不能再接种该种HPV疫苗，具体情况如下。

二价疫苗：大多数二价疫苗接种年龄建议在9~45岁。

四价疫苗：接种年龄建议在9~45岁。

九价疫苗：九价疫苗覆盖面更广泛，理论上保护性更强。2022年8月，九价HPV疫苗在中国获批用于9~45岁女性。

五、良好的日常卫生

（一）勤洗手

正确洗手是个人卫生的基础，保持手部清洁卫生是降低腹泻等肠道疾病和肺炎等呼吸道疾病患病风险最有效和最经济的方法之一，可使腹泻、流行性感冒、手足口病、沙眼等疾病发生的风险大大降低。

1.正确洗手的步骤

①用水打湿双手，涂上适量的洗手液或香皂、肥皂。②五指并拢，掌心相对相互揉搓，洗净手掌。③手指交叉，掌心对手背相互揉搓，洗净手背。④手指交叉，掌心对掌心相互揉搓，洗净指缝。⑤双手轻合成空拳，互相揉搓，洗净指背，双手交换进行。⑥一手握住另一只手的大拇指，旋转揉搓，洗净大拇指，双手交换进行。⑦一手五指指尖并拢，在另一只手的掌心揉搓，洗净指尖，双手交换进行。⑧双手交替旋转揉搓腕部。⑨用流动的清水将手冲洗干净。⑩用干净的毛巾或纸巾将手擦干，或者自然晾干。

2.洗手的时机

①在接触眼睛、鼻子及嘴前。②吃东西及处理食物前。③上厕所前后。④当手接触到呼吸道分泌物而被污染时，如打喷嚏、咳嗽和擤鼻涕后。⑤护理患者

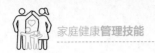

后。⑥触摸过公共设施，如电梯扶手、电梯按钮及门柄后。⑦接触动物或家禽后。⑧外出回家后。

3.洗手的注意事项

①洗手时最好用流动的水洗手，如不具备条件，可用水盆盛水洗手，与上述洗手法步骤相同，只是最后需换一盆清水将双手清洗干净。②洗手时揉搓双手至少15秒，全部的洗手时间约需30秒，才能达到有效的清洁。

（二）经常开窗通风

经常打开门窗自然通风，可改善室内空气质量，有效降低室内空气中微生物的数量和密度，减少人与病原体接触的机会，这是简单、有效的室内空气消毒方法。

具体要求为：①保持室内清洁卫生，经常开门窗通风换气，每日至少3次，每次30分钟。②室外温度较低时要避免穿堂风，注意保暖。③儿童、老年人、体弱者和慢性病患者在呼吸道疾病流行期间，应尽量少去人群密集、空气不流畅的公共场所，必要时需要戴口罩。

（三）注意饮食和饮水卫生

肠道传染病的病原体可随粪便排出体外，污染水和食物，如果进食受污染的食物或饮用受污染的水就容易感染疾病。

应做到：①饮用煮开过的水或经过消毒处理过的水。②不购买没有正规标识、过期的或包装破损的食品。③生和熟的食物要分开处理，不用同一砧板和刀具，以免交叉污染。④食物储存要防虫、防尘，不用报纸、不洁的纸张或物品包裹食物。⑤不吃不洁或半生食物，生吃瓜果要彻底洗净。⑥冰箱储存的熟食要彻底加热才可食用。⑦烹调食物前、饭前都要洗手。

六、合理用药

（一）合理应用抗菌药物

抗菌药物是治疗细菌性感染性疾病的有效药物，滥用抗菌药物会使细菌产生耐药性。

1.滥用抗菌药物的危害

（1）诱发细菌耐药，增加治疗难度。

（2）增加不良反应，损害人体器官。

（3）破坏体内菌群平衡，导致二重感染。

2.防控行为

（1）一定要请医生诊断明确，切勿因"小病小痛"而擅自购买和服用抗菌药物，造成病情的延误或不良反应的发生。

（2）服用抗菌药物必须按照医生处方，按时、定量服用，切忌时断时续。

（3）凡是口服药可以收到效果的就不要注射，能够经肌内注射的就不经静脉注射。

（4）用药后要随时注意观察病情的变化，及时反馈各种异常情况，出现严重不良反应时要及时停药就诊。

（5）不能认为抗菌药物是退热药而随意使用。

（6）不能认为越是新的、贵的抗菌药物疗效越好。

（7）不能随意应用抗菌药物预防细菌感染。

（二）增强安全用药的意识

（1）做到五个"正确"，即正确的药品、正确的剂量、正确的给药时间、正确的给药途径、正确的患者。

（2）服药要遵医嘱，不要自己随便选药、停药。

（3）提高鉴别能力，不盲目听信广告用药，因为有些广告是有误导性的。

（4）贵的药不一定是最适合当前病情的药。

（5）中药也可能有副作用。

（6）学会看药品说明书，要看适应证是什么，不良反应是什么，药品应该怎样保管等。

（7）定期清理家庭小药箱，将到期的药品处理掉。

（三）预防药物依赖

药物依赖又称药物成瘾，表现为离不开某种药物，不吃就难受，并感觉周身各种不适，只有服用某种药才自感舒服。容易成瘾的药物，最常见的有两类。一类是麻醉镇痛药，如吗啡、哌替啶等。另一类是镇静催眠和抗焦虑药，如司可巴比妥、异戊巴比妥和苯二氮䓬类药物（如地西泮、硝西泮、艾司唑仑、氯硝西泮）。

（1）对于有成瘾性的药物，只有在有充分的适应证、充分把握确定该病对这一治疗方法反应良好时才使用，而且必须由医生开具处方后到正规医院取药，这些药物只能在其所需要的最短时间内使用。

（2）逐渐减少成瘾性药物的服用剂量，原则是"逐渐"减量，以使身体逐步适应，切忌大幅度削减用量或骤然停用，否则，身体因无法耐受会出现戒断症状，且有一定的危险性。

（3）各类心理障碍和神经症患者，对于自己的焦虑或失眠等症状，不可一味地追求药物治疗，而应设法去除病因、心理疏导、调节生活、体育锻炼、物

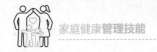

理治疗等均大为有益。

（4）药物依赖严重者很难自行戒除，应住院积极治疗，争取早日戒除。

第三节　科学调整生活方式

健康生活方式对普通人生活和健康的影响巨大，因此，科学地调整生活方式，主动学习健康知识和技能特别重要。

一、正确获取健康生活方式官方资料

可通过正规渠道购买相关书籍和资料，如《健康生活方式核心信息》《中国居民膳食指南（2022）》《中国人群身体活动指南》《中国公民健康素养——基本知识与技能释义》等官方资料。正确利用各种官方渠道和传媒，如世界卫生组织、国家卫生健康委员会、国家体育总局、中国疾病预防控制中心、国家级医疗机构等官方网站、官方公众号和微博等，获取相关的健康知识和技能。

二、改变周围环境

积极参加身边的健康支持性环境建设和利用。自健康中国（四川）行动、全民健康生活方式行动、全民健身等健康促进项目实施以来，我们身边出现了很多健康社区、健康单位（企业）、健康学校、健康食堂、健康餐厅（酒店）、健康步道、健康小屋、健康一条街、健康主题公园等健康支持性环境，可以合理利用这些健康支持性环境生活、休闲、锻炼，并积极改造自己的家庭环境，让家庭成员都参与其中，将自己的家打造成为健康家庭。身边无健康支持性环境时，也要选择环境好的地点进行休闲活动和锻炼。

三、自愿成为健康生活方式指导员

积极参加当地疾病预防控制中心健康生活方式指导员招募，通过相应的健康生活方式知识和技能的学习和培训，在家庭、邻居和人群中传播健康知识和技能，利人利己。

四、掌握合理膳食知识技能

学习和掌握《中国居民膳食指南（2022）》相关知识和技能，学会烹饪、搭配食材、合理饮食，以及在饮食中减盐、减油、减糖的方法。

五、践行科学与适量运动

在工作、生活和休闲活动中做到适量运动，养成主动锻炼的习惯，循序渐进并持之以恒，维持健康体重、健康骨骼。

六、使用健康支持性工具

生活中，常用各种健康支持性工具，如限盐勺、控油壶、腰围尺、BMI尺、体重秤、计步器、心率监护仪等，以帮助人们养成健康生活方式，从而逐步开始进行体重管理、饮食管理、运动管理等健康管理，践行慢性病防控。

七、按照标准，努力使自己的家成为健康家庭

有意愿成为全民健康生活方式行动健康家庭的，请联系当地县（区）疾病预防控制中心或社区报名备案，并接受相关知识和技能培训。

（一）基本要求

（1）家庭和谐，尊老爱幼，邻里团结，互助互爱，积极参与社区活动。居室环境窗明几净，通风良好，无异味，整洁卫生。

（2）家庭成员不吸烟、不敬烟、不劝烟，教育未成年人不吸烟，无酗酒成员，起居作息规律。

（3）餐具干净卫生，砧板、菜刀生熟分开使用，冰箱内食品生熟分开，垃圾分类、定点投放。

（4）防止室内空气污染，提倡简约环保装饰，做好室内油烟排风，提高家居环境水平。

（二）基本物品配备

（1）有限盐勺、控油壶、腰围尺等健康支持性工具。

（2）有血压计、体重秤、血糖仪等自测设备。提倡配备小型、便携、易操作的健身器材。

（3）有与健康相关的书籍、折页等资料。

（4）有常用急救物品、药品储备。

（5）根据家庭成员特点，酌情配备防烫、防滑、防跌倒等保护设备。

（三）健康技能与行为

（1）至少有1名家庭成员会正确使用限盐勺、控油壶、血压计等健康支持性工具，掌握健康生活基本知识和技能。

（2）倡导在家吃饭，与家人一起分享食物和享受亲情，家庭主要烹饪者掌握低盐、低油、低糖的3~5个烹饪技巧。

（3）家庭成员每年常规体检1次，儿童按程序接种疫苗。早晚刷牙、饭后漱口，每次刷牙时间不少于2分钟，注重口腔检查。

（4）记录家庭油、盐、糖的使用情况。

（5）家庭成员坚持每周体育锻炼3次及以上，每次锻炼时间30分钟及以上，运动强度达到中等及以上。

（6）家庭成员每天接触户外自然光20分钟以上，预防骨质疏松症。

（7）每个家庭成员有1~2项日常运动爱好，如跑步、打乒乓球、打羽毛球等。

（8）合理安全使用网络，抵制网络成瘾，减少孩子的电子产品使用时间，非学习目的单次使用时间不超过15分钟，每天累计时间不超过1小时，定期测视力。

（9）保证每天的新鲜蔬菜、水果、谷物和蛋奶类食品的摄入量充足。

（10）定期换洗寝具、洗漱用品，打扫居室内外卫生，家庭成员养成良好的个人健康习惯，履行个人的健康责任。生病时及时就诊，严格遵医嘱用药，不滥用药物。

（四）扩展内容

（1）至少有1名健康生活方式指导员（需向当地社区备案和疾病预防控制中心申请，自愿参加相关培训和考核）。

（2）家庭成员体重、腰围不超标，血压、血糖、血脂控制良好。

（3）主动参加健康讲座，有家庭成员掌握自动体外除颤仪（AED）除颤法、心肺复苏、海姆立克急救法、止血包扎等常规急救知识并能正确操作。

（4）参与健康自我管理小组等健康促进活动，主动学习健康知识，树立健康理念。

（袁建国、胥馨尹、曾忠仪、张新、祁冰洁）

第二章

营养健康管理

第一节　膳食营养均衡的重要性

为什么身体健康与营养息息相关呢？各位不妨把身体想象成一座大型工厂，这座工厂能够正常运作，必须有原料，原料之一就是营养素。人体必需营养素有蛋白质、碳水化合物、脂肪、维生素、矿物质、水。这些营养素缺一不可，有的作为"燃料"提供能量，让身体能够正常工作；有的参与新陈代谢，维持正常生长发育；还有的参与构建免疫系统，防御病原体入侵。这些营养素各司其职，彼此之间还会互帮互助，缺少了任何一类都会影响整座工厂的运转。这些营养素均可从食物中获得，我们获得的营养素越全面，就越能保证健康。那么，如何让身体保持良好的营养状况呢？最简单的办法是通过对日常饮食的合理搭配实现营养均衡。那么问题来了，如何才能保证营养均衡呢？

一、食物多样

既然人体需要这么多的营养素，那么哪一种食物能够完全满足身体各个阶段对所有营养素的需求呢？很遗憾，目前在自然界中并没有发现这样完美的食物（能满足6月龄以内婴儿营养需求的母乳除外），每种食物所含营养素种类、含量都各不相同。如果能在一天之中摄入足够多的食物种类，那么就能使获得的营养素更充足，这就是食物多样化。

《中国居民膳食指南（2022）》中提到，每天摄入12种以上食物，每周摄入25种以上食物，不包括烹调油和调味品，才能满足食物多样化。有人可能会觉得有点难度，不妨试试下面的方法。

1. 小份量是关键

同等能量的一餐，小份量菜能够让人吃到品种更多、营养素来源更丰富的食物。举个例子，如果今天午餐只吃一大份青椒肉丝和一份米饭，就只摄入猪肉、青椒、米饭3种食物；如果将大份青椒肉丝换成小份，另外搭配一小份胡萝卜鸡丁，加上米饭，每份菜品份量减少，但这一餐总能量不变，食物种类一下就增加到了5种。

2. 同类食物换着吃

根据每类食物所含营养素种类的不同，大致可以将自然界中的食物分为谷薯类、蔬菜和水果类、动物性食物（包括禽、畜、蛋、奶、水产品）、大豆类和坚果、烹调油类，另外还有纯能量食物（包括淀粉、食用糖、酒类）。我们尽量每天都要吃到上述食物（注意需限制纯能量食物）。每类食物中都包含丰富的品种，可以经常更换食物品种，享受色香味不同的美食，避免品种单一。例如，米饭可以与荞麦面、粥、馒头等交替食用，周一喝小米粥，周二吃馒头，周三吃米饭等；猪肉可以与牛肉、鸡肉、兔肉等交替食用，中午吃牛肉，晚上换成鸡肉等，避免只吃一种肉类。

3. 食物巧搭配

为了增加每道菜的食物品种，还可以将多种食材混合使用。煮饭时，可以在白米饭中加入糙米、燕麦、小米、玉米、红豆等粗杂粮及杂豆类；炒素菜时，可以选择多种蔬菜，如炒胡萝卜丝时可以加入芹菜或者蒜苗，炒山药时可以加入木耳、腐竹。这样不仅增加了食物品种，"颜值"也有所提升。

二、合理搭配

要想做到营养均衡，还需注意一点——合理搭配。研究发现，不同国家居民的疾病分布各不相同，这跟当地居民的饮食习惯和食物搭配有关系：欧美国家居民大都喜欢高能量、高油、高糖和低膳食纤维的食物，如肉类、甜饮料及油炸食品，整体膳食中脂肪摄入过多、膳食纤维摄入少，所以心血管疾病、脑卒中、超重/肥胖等疾病的发生率居高不下；印度等国家居民吃素较多，肉类、奶类摄入较少，所以整体膳食中蛋白质、脂肪等摄入量少，导致营养不良的人居多。我国居民过去的膳食中谷类、蔬菜摄入较多，肉类、奶类摄入少，营养不良发生率偏高。随着我国经济水平的上升，饮食中肉类、油脂类的比例逐渐升高，动物性食物中畜肉类摄入量最多，约占50%，水产品约占18%，禽肉类约占10%，奶类比例偏低，谷类、蔬菜、水果摄入量开始下降。在这种膳食模式下，我国居民营养不良的发生率开始下降，但冠心病、糖尿病、高血压、高脂血症、超重/肥胖等慢性病的发生率逐年上升，且发病年龄趋于年轻化。所以，饮食一定要合理搭配，每种食物量要在合理范围内，才能保证身体健康。

《中国居民膳食指南（2022）》中以膳食宝塔的形式简单直观地展示了

怎样合理搭配。宝塔从下到上分为五层，从第一层到第五层，每层代表一类食物。第一层是谷薯类，包括谷类、薯类，建议每天摄入谷类200~300 g，薯类50~100 g。第二层为蔬菜、水果类，建议每天摄入蔬菜300~500 g，水果200~350 g。第三层为动物性食物，建议每天摄入120~200 g，保证每天一个鸡蛋，每周至少2次水产品。第四层为奶类及大豆、坚果类，建议每天摄入奶及奶制品300~500 g，大豆及坚果类25~35 g。第五层为烹调油和盐，建议烹调油控制在25~30 g，盐<5 g。宝塔还包括身体活动和饮水量，强调了增加身体活动和足量饮水的重要性。建议摄入的主要食物种类数见表2-1。这些食物种类数仅为推荐值，日常生活中最好根据自身情况酌情调整实际摄入量，具体该如何搭配将会在后文中详细讲解。

表2-1　建议摄入的主要食物种类数

食物类别	平均每天摄入的种类数/种	每周至少摄入的种类数/种
谷类、薯类、杂豆类	3	5
蔬菜、水果	4	10
禽、畜、鱼、蛋	3	5
奶、大豆、坚果	2	5
合计	12	25

注：数据来源于《中国居民膳食指南（2022）》。

第二节　蛋白质与免疫力

大家可能听说过，少了蛋白质，免疫力就会下降，那么，蛋白质和免疫力到底有什么样的关联呢？

免疫力是指人体防御外来病原体的能力，其实就是人体的防御系统之一。如果免疫力下降了，会难以抵抗细菌、病毒、真菌等致病性微生物的侵袭，同时不能及时清除体内衰老、死亡的细胞，严重的免疫力下降会让身体难以发现和消灭体内发生变异的细胞，无法识别恶性肿瘤。要想拥有良好的免疫力，良好的身体、心理、生活环境等缺一不可，当然，还包括良好的营养物质。良好的免疫力是多种营养素联合作用的结果，其中，蛋白质是起到关键作用的营养素之一。

　　蛋白质是生命的物质基础，我们全身上下几乎没有不含蛋白质的组织器官，从头发到指甲，从皮肤到内脏，都有蛋白质的参与，连身高和体重的不断增长，都可以看作是蛋白质的不断累积。蛋白质有很多生理功能，且很多功能与免疫力密不可分。例如，蛋白质参与白细胞、T淋巴细胞等免疫细胞的生成和抗体的合成；直接参与构成免疫系统不可或缺、参与免疫系统调节的物质，如免疫球蛋白等。一旦缺乏蛋白质，不仅会影响免疫物质的合成，还会破坏免疫系统相关组织的结构和功能，导致免疫力下降。

　　那么，我们从什么地方可以获取蛋白质呢？蛋白质包括植物蛋白和动物蛋白，其中禽畜肉类、鱼虾类、蛋类、奶类、大豆类中含有的蛋白质称为优质蛋白。优质蛋白的氨基酸组成符合人体需要，消化吸收率高。优质蛋白可以为人体的免疫器官输送营养，还可以强化免疫器官的调节作用，增强免疫应答能力，让身体能更好地应对外界微生物的入侵。因此，在日常生活中，我们要保证含优质蛋白食物的摄入。同时，可以通过合理搭配食物来提高蛋白质的生物利用率。比如，谷类和豆类蛋白质中因某些氨基酸含量低，单独食用时两种食物蛋白质的生物利用率不高，但如果混合食用，谷类和豆类会互相弥补氨基酸的不足，生物利用率会大大增加。这时如果再添加少量动物性食物，如牛肉，蛋白质的生物利用率还会进一步增加，这就叫作蛋白质互补作用。

　　这里要特别提一下鱼虾类，我国居民鱼虾类摄入比例不高，尤其是内陆地区居民鱼虾类摄入量更少，但这类食物是非常重要的优质蛋白来源，应鼓励这类人群适当提高其摄入比例。鱼虾类的蛋白质含量为15%~22%，而猪肉的蛋白质含量在13%左右，牛肉比猪肉稍高，蛋白质含量为20%，但鱼虾类蛋白质的氨基酸组成优于牛肉，消化吸收率也高于畜肉类，为97%~99%，同时肉质细嫩，特别适合消化功能、咀嚼功能较弱的老年人和儿童。另外，鱼虾类除了蛋白质含量较高之外，脂肪含量只有1%~10%，其中不饱和脂肪酸比例高，许多鱼虾类富含二十碳五烯酸（EPA）、二十二碳六烯酸（DHA）等ω-3脂肪酸。海水鱼中的ω-3脂肪酸含量较淡水鱼高，可降低心血管疾病、脑卒中、痴呆及认知功能障碍等疾病的发病风险。

　　还有一类人群也需注意优质蛋白的摄入，那就是素食主义者。素食主义者不吃各种肉及鱼虾类，有些严格的素食主义者还不吃蛋类、奶类，这些被他们限制的食物中都富含优质蛋白，所以素食主义者很容易缺乏优质蛋白，出现免疫力下降，从而引发疾病。因此素食主义者一定要做好饮食安排，可以选择"蛋奶素"饮食，即至少要吃蛋类、奶类。如果是严格素食主义者，可选择用大豆类及豆制品来补充优质蛋白。大豆类仅指黄豆、黑豆，蛋白质含量为

22%~35%，属优质蛋白。素食主义者可以在每日饮食中加入豆浆、豆腐、豆腐丝、豆干、豆皮、腐竹、豆芽等豆制品，或在煮米饭的时候加一点黑豆，来保证优质蛋白的摄入。

第三节　如何选购健康的食材

随着社会的不断发展，我们购买食材的渠道变得越来越多，无论是在菜市场、超市还是网络平台，食物种类很多，应有尽有。面对令人眼花缭乱的无数食材，我们如何才能够选到健康的食材呢？

一、重"鲜"

要确保食材健康，新鲜是最重要的。新鲜的食材颜色鲜亮，水分充足。应季的当地食物资源一般是最新鲜的，较短的运输时间会让食物的营养素保留得比较好；如果购买外地的食材，运输时间太长，在运输过程中会出现水分、营养素的损失，还为细菌繁殖提供了机会，不仅口感大打折扣，腐败变质的风险也会增加。采购时尽量到当地大型超市、菜市场，很多大型超市在进货时会要求供应商出具农药残留、细菌菌落等检测报告，以保障品质。很多街边的流动摊贩也会贩卖食材，但一般无法保证食材质量，所以这类食材要谨慎购买。

腌菜、泡菜、酱菜是很多家庭餐桌上的传统食物，但这些食物放置时间长，食材不够新鲜，营养素被破坏得较多，且食盐、亚硝酸盐含量较多，不宜摄入过多。蔬果干、果脯等食品也要少吃，因为这类加工食品经脱水、干燥、加糖、加盐等处理后，保质期延长，但营养素有所损失，其营养价值无法与新鲜蔬果相比，且高糖、高盐摄入过多也会带来健康风险。

二、学会分辨食材的新鲜程度

食材的新鲜程度不难分辨，可以简单归纳为：一看、二触、三闻。一看，是观察食材的外观、色泽是否正常；二触，是用手去感受食材的弹性、饱满程度、是否有异样液体等；三闻，是通过嗅觉判断是否有异味。举例来说，新鲜的肉类多呈粉红色或深红色，颜色均匀，光泽自然，带有肉类特殊的香气，肌肉弹性较好。用一张干净的纸巾覆盖在肌肉表面，如果纸巾上出现了较多的水分，说明这块肉可能是注水肉。不新鲜的肉类会呈灰红色，颜色偏暗，表面无光泽，外表极度干燥，弹性差，用手指按压肌肉后凹陷不能复原，还可能会伴有臭味。

这里特别提一下菌类。菌类营养价值高，味道鲜美，很多人特别喜欢吃，尤其是野生菌，还喜欢亲手采摘，但是有很多野生菌是有毒的，食用后轻者会出现腹泻、腹胀、呕吐等胃肠道不适，严重者会出现幻觉、手脚麻木、头痛头晕、肝肾功能损害等症状，甚至危及生命。很多人非常容易将有毒的野生菌与无毒野生菌混淆，即使是经验丰富的采摘者也难免会弄错，有些甚至触碰到有毒的野生菌汁液也会引发中毒，因此每年都有野生菌中毒的案例发生。很多人都简单地以颜色来判断野生菌是否有毒，以为颜色鲜艳的野生菌才是有毒的，但其实也有很多野生菌看似"低调"，实则剧毒无比。所以，千万不要轻易尝试。

三、怎样选择预包装食品

预包装食品指预先定量包装或者制作在包装材料和容器中，直接销售给消费者的食品，可以是生食，也可以是熟食。预包装食品都有外包装，根据国家规定，外包装上必须有生产日期、保质期等信息，这些信息可以帮助我们判断食品的新鲜程度。要想选择健康的食品，一定要关注食品标签、配料表、生产日期、保质期、规格等基本信息，切记不能买无生产日期、无质量合格证和无生产厂家的来路不明的产品。网购食品时也要谨慎，要注意尽量选择正规生产厂家和品牌的食品，海淘食品最好通过正规平台购买，以免买到山寨品。

食品外包装上需要特别关注的内容还有配料表、营养成分表、营养声称等，它们与该食品的营养价值信息息相关。配料表可以告诉我们该食品使用了哪些原料，比如有没有加白砂糖、盐、食品添加剂等。配料的顺序也不是随便排列的，而是按添加量由多到少的顺序排列，因此可以看出哪种原料添加得多，哪种添加得少。营养成分表包含了该食品每100 g、每100 mL或每份的能量、碳水化合物、脂肪、蛋白质、含钠量、占营养素参考值的百分比等信息。营养声称则是对该食品某营养素有或无、高或低等营养特性，或与其他同类食品相比存在的优势的描述和说明。营养标签上的这些信息能让大家根据自身情况选择合适的食品，比如超重 / 肥胖患者可以选择能量偏低的食品，高血压患者可以选择含钠量低的食品。

第四节　烹饪方式对食物营养的影响

食材的挑选固然重要，烹饪这一环节也不能忽视。我国悠久的饮食文化孕育了多种多样的烹饪方式，不同的烹饪方式可以让同一食材变成不同的菜肴，也让其中所含的营养素有所不同。选对了烹饪方式，才能让吃进去的食物更符合身体的需求。

一、各种烹饪方式对食物的影响

常用的家庭烹饪方式包括蒸、煮、炖、焖、油炒、烧、煎、炸、烤等。烹饪时的温度和烹饪时长是关键。

蒸、煮、炖等烹饪方式的媒介是水，烹饪温度不会太高，为75~100℃。这个温度条件下，营养素的损失相对较少，尤其是蒸，食材并不直接与水接触，营养素损失较少。这些烹饪方式在烹饪过程中有水分的参与，可以让食材中的纤维软化，使菜品口感更好。如果烹饪时间过长，营养素的损失会逐渐增加。比如炖10分钟时，维生素C损失0.4%~45%，炖的时间超过30分钟，维生素C损失11%~67%。

炒是大多数家庭最主要的烹饪方法，一般有油炒和干煸。油炒时烹调油的使用量相对较多，整体菜肴的能量也会偏高，同时烹饪温度会高一些，可达150℃，营养素损失较多。如果采用干煸的方式，虽然用油量相对少一些，但少了油脂这一媒介，食材直接与热锅接触，过高的温度会导致营养素的快速损失，接触时间长了容易煳锅，还会产生较多致癌物。不如将烹饪方式改良一下，采取挂糊、上浆、焖的方式，既可以做出美味的菜肴，又可避免营养素损失。

还有很多人喜欢煎、炸、烤，这几种烹饪方式的温度就更高了，基本在200℃以上，烤甚至可以达到300℃。极高的温度导致营养素损失更多，且随着烹饪时间的延长，还会产生杂环胺等致癌物质。另外，为了达到酥脆的口感，一般煎、炸所用油脂更多，能量很高，因此不建议经常使用。

随着科技的发展，越来越多的新型烹饪工具问世，方便快捷的同时也能兼顾健康。比如使用传统豆浆机来制作豆浆，一般要将豆渣过滤掉才好喝，但这样也丢失掉了豆渣中的膳食纤维、矿物质等营养素，而破壁料理机的问世，让食材能够被打磨得更细、更小，基本不需要过滤，口感也较好，也能保留较多的营养素。另外，空气炸锅、低温烹饪机、电饼铛等，有些可以减少油脂的使用量，有些可以减少油烟的释放和致癌物质的产生，如果在平时的生活中，将这些烹饪工具和传统烹饪方式配合使用，能够更好地为家庭成员的健康保驾护航。

二、各类食材适合的烹饪方式

1.禽、畜肉和鱼虾等水产品

禽、畜肉和鱼虾等水产品中含有丰富的蛋白质和脂肪，推荐使用蒸、煮、熘、卤等烹饪方式，对营养素的破坏相对较小。有些人喜欢喝汤弃肉，觉得汤的营养更好，但实际上大部分的营养素主要在肉中，汤里有少量的B族维生素和维生素C等水溶性维生素，以及矿物质和脂肪（参考表2-2），所以既要喝汤，又要吃肉。蒸对各类营养素影响较小，油脂用量也少，还能保证食物本身的鲜味，所以特别适合鱼虾这类本身就带有特殊香气的食物，简单清蒸，或者先蒸后浇汁，既鲜美又健康。煎、炸这类烹饪方式就不太适合了。禽、畜肉和水产品本身就含有一定的脂肪，而煎、炸过程中用油较多，会导致整道菜的脂肪含量直线上升。而且煎、炸时的温度较高，在长时间高温烹调过程中，会使蛋白质发生焦化，还会有很多致癌物质产生，不利于身体健康。

表2-2　瓦罐鸡肉和汤部分主要营养素含量比较（每100 g）

营养素	鸡肉	鸡汤	营养素	鸡肉	鸡汤
能量/kcal[①]	190	27	烟酸/mg	0.5	0
蛋白质/g	20.9	1.3	钙/mg	16	2
脂肪/g	9.5	2.4	钠/mg	201	251
维生素A/μgRE	63	0	铁/mg	1.9	0.3
核黄素/mg	0.21	0.07	锌/mg	2.2	0

注：数据来源于《中国居民膳食指南（2022）》。

2.蔬菜、水果类

蔬菜、水果类含维生素较多，这些维生素都比较容易被破坏。对于蔬菜，推荐凉拌、蒸、煮、炖、炒等温度相对较低的烹饪方法。凉拌是最好的方式，营养素损失最少，油脂用量也少。如果担心农药或微生物残留问题，或家人胃肠道功能比较弱，不想吃凉的，可以先将食材焯水断生后再采取热拌的方法。

---

① 1 kcal ≈ 4.2 kJ。

如果采用煮的方法，部分水溶性维生素会溶解到汤中，所以最好把菜汤一起喝掉。其实对于蔬菜、水果类而言，烹调方式越简单越好，水果和很多蔬菜都可以直接生吃，这样能够保留最多的营养素。当然，在食用之前一定要用干净的流动水将蔬果清洗干净，必要时可以多浸泡一会，以减少微生物和农药残留。

3. 谷类

因加工过程中卫生要求不高、包装简陋等问题，购买回来的谷类可能含有沙石、尘土等杂质，因此烹饪前都需淘洗。但淘洗过程中部分维生素、矿物质会溶于水，可造成一定的损失，比如维生素B_1可损失30%~60%，烟酸可损失20%~25%。淘洗次数越多，水温越高，浸泡、搓洗时间越长，损失越多。因此，平时要控制淘洗谷类的次数和时间。

不同的烹饪方式下营养素损失量也不同。比如，制作沥米饭时，部分B族维生素会通过沥掉的水丢失，而蒸米饭中B族维生素会保留得相对较多；将面团制成烙饼、馒头等面食时B族维生素损失较少，但将其经过高温煎炸制成油条后，维生素B_1几乎全部损失，维生素B_2也仅剩下一半左右。烘焙面包时要注意，面团经过烘焙变成面包，其中的蛋白质会与糖类发生美拉德反应，产生一些褐色物质。这些褐色物质带有香气，也让面包的"颜值"提升，但在消化道中无法被水解吸收，烘焙温度越高、时间越长、添加糖用量越多，越容易产生这些物质。

科普知识帖

食材预处理

一般来说，食材在采摘、粗加工、运输、储存的过程中，有可能会被尘土、微生物、农药等污染，所以可以在制作前进行预处理，将食材用清水清洗后浸泡一段时间（10分钟以上），再用流动水清洗。如果用盐水、小苏打浸泡，浸泡完毕一定要多清洗几次，避免残留。如果使用果蔬清洁剂，一定要选购正规厂家生产的产品，按照说明书的使用范围和用量正确使用。实在不放心农药残留问题时，可以选择购买有机食材，有机食材在生产过程中会严格控制农药使用，农药残留会较少。另外，食材最好先洗后切，如果切好后再进行清洗，会有部分营养素被冲洗流失；切好的食材要尽快烹饪，不要暴露在空气中太久，避免营养素被氧化破坏。需要强调的是，如果有部分食材腐败变质，腐败变质产生的有害物质并不能通过清洗或消毒去除掉。

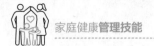

第五节　三餐搭配与喝水技巧

通过前面几节的学习，我们知道了营养对身体健康的重要性，也了解到每天应该吃哪些食物，那么我们如何将这些食物分配到一日三餐中，做到合理搭配呢？

一、规律进餐

为了保证膳食营养均衡、合理，应规律进餐，原则是一日三餐、定时定量、饮食有度、合理安排。如果每天只吃两餐，不容易满足快节奏工作和生活下的营养需求，但餐次太多又容易导致进食量超标，增加超重／肥胖、高脂血症、糖尿病等慢性病的风险。因此一日3~4餐为宜，两餐间隔4~6小时，实际餐次可根据每个人的状况来调整。比如学龄前儿童的胃容量比较小，每餐吃不了太多东西，因此可以在每日3次正餐之外，安排1~2次加餐。久坐的上班族平时活动量少，一日三餐即可满足营养需求，但如果经常熬夜加班工作，能量消耗增加，可以在晚上增加一餐。

另外，每餐用餐时间不宜过短，也不宜过长。用餐时间过短，狼吞虎咽，往往食物还没有得到充分咀嚼就咽下去了，不利于后续的消化吸收；用餐时间过长，很容易吃太多食物。建议每餐用餐时间在20~30分钟为宜，且要细嚼慢咽。食物总量要根据个人职业、劳动强度、生活习惯来进行相应的调整。

二、早餐如何吃

几种经典的早餐搭配，孰优孰劣？具体分析如下。

1. 牛奶+面包

这种搭配比较方便，食物中富含蛋白质和碳水化合物，还能搭配点小菜。不过面包不宜含太多奶油或者太甜，不然早餐能量会偏高，建议选择全麦面包。可以试试三明治，其中有蛋、蔬菜、肉且油脂少。

2. 豆浆+油条

这是中国特色的经典早餐，豆浆富含优质蛋白、不饱和脂肪酸、大豆异黄酮等，脂肪比例较低，易于消化吸收，是非常好的食物。但是油条是一种高能量的油炸食物，而且在反复油炸的过程中容易产生较多致癌物质，因此不宜常吃。

3. 稀饭+包子

这是很多人的选择，这种搭配消化吸收很好，水分也充足，适合平日胃肠道功能较弱的人群。但这种搭配整体优质蛋白含量不足，不如在稀饭中加入少量蔬菜、肉类或鱼虾类熬成营养粥，再搭配一个鸡蛋，营养价值会大幅提升。

4. 饼干

有时候没有时间吃早餐，有人就仅吃点饼干当作早餐，这样的早餐油脂、糖分含量多，蛋白质含量少，水分也不足，营养价值比较差，不推荐。

还有很多人选择不吃早餐，这就更不合适了。经过了一个晚上的时间，前一餐摄入的食物已经消耗殆尽，如果不及时吃早餐，可能会出现低血糖、注意力不集中、头晕、嗜睡等问题，长期不吃早餐还会引发胆结石等问题，影响工作或学习效率。

早上是一天的开始，为了开启活力满满的一天，早餐要吃好，要保证足够的能量，搭配蛋白质、维生素、矿物质和适量的脂肪。早餐的"标配"包括蛋类、奶类、谷薯类等，还可以搭配一些水果和蔬菜。由于煎鸡蛋油脂含量太高，早餐最好少选，其他的蛋类如蒸蛋、荷包蛋都可以。奶制品有很多，不一定天天都喝纯牛奶，还可以选择奶粉、奶酪和酸奶。有些人喝牛奶会出现腹胀、腹泻等症状，有可能是因为乳糖不耐受，这类人群不如试试不含乳糖的酸奶或者舒化奶，也可以用豆浆来替代。谷薯类可以选择易消化的馒头、花卷、包子、面包、面条等。

三、午餐如何吃

一上午辛苦的工作、学习消耗了大量的能量，为了补充上午的消耗，迎接下午的挑战，午餐一定要吃饱，保证质量与数量。很多人工作忙，就想着中午随便吃点，晚上再回家吃好吃的。其实正确的做法刚好与之相反，中午应该吃饱，不然很容易出现疲劳，影响下午工作和学习的效率，而晚上的能量消耗相对较少，应该少吃。午餐应该做到有荤有素，粗细搭配；有200 g左右的主食（根据自身体力消耗量、身高与体重、营养状况等酌情调整摄入量），2~3种蔬菜，1~2种动物性食物（如鱼虾、去皮鸡肉、瘦猪肉、牛羊肉），1种豆制品，1份水果，有条件的还可以在主食中加入部分粗杂粮或薯类。上班族、学生中午一般都在集体食堂就餐，选择可能比较少，但无论在哪里就餐，都要有意识地保证各类食物的摄入。

四、晚餐如何吃

晚上虽然时间较长，但能量消耗却不如白天，所以晚餐要少吃。晚餐不能吃得太过丰富、油腻，避免能量过剩，可根据早、午餐的进食量调整晚餐进食量，让全天进食总量保持在适当的水平。虽然晚餐食物要少，但食物的种类可不能少，主食可以选择富含膳食纤维的小米、荞麦、红薯等粗杂粮及薯类，搭配适量的动物性食物、蔬菜、豆制品，多选择少油少盐的烹饪方式，如蒸、煮、炖、清炒等。特别要注意，在睡前别吃太多，尤其是高脂肪、高能量的食物，比如烧烤、火锅之类的夜宵，这些食物消化吸收慢，有可能在人体入睡时胃肠道还在奋力工作，容易影响睡眠质量。

五、加餐如何吃

三餐正餐是基础，当身体活动或消耗增加（比如高强度体力活动、冲刺学习阶段）、处于特殊的生理病理阶段（如孕妇、儿童、疾病康复期）或前一餐摄入不足时可选择加餐。需要强调的是，任何食物都含有一定的能量，一旦加餐提供的能量太高，会导致全天能量超标，所以加餐食物的选择非常关键。健康的食物是首选，如奶制品、水果、原味坚果、谷薯类、豆制品等，份量不宜太大。薯片、糖果、冰激凌、甜饮料等零食里糖分和油脂含量都高，要对它们说"不"。特别要注意，水果也不宜摄入过多，部分水果含糖量较高，比如枣、香蕉、椰肉、龙眼、红柿中的含糖量都在15%以上，一天之内摄入太多，容易导致总能量超标，每天水果不要超过200 g。另外，坚果虽属于健康零食，但也不能多吃，因为很多坚果富含油脂，能量较高，作为零食吃的时候总能不知不觉摄入过多，造成能量过剩。因此，坚果类每天不超过10 g，相当于核桃2~3个或带壳瓜子一把半。

六、喝水怎么喝

水是维持生命正常活动的重要营养素，缺水会导致人体出现烦躁、头痛、皮肤松弛、记忆力下降、血压下降等问题，严重缺水会危及生命。气候适宜的情况下，低身体活动水平的成年男性每天需要饮水1 700 mL，女性需要饮水1 500 mL。若是高温环境下作业的人群，水分丢失多，需要补充更多的水分，一般为2 000~3 000 mL。喝水可以在一天的任意时间，一般为少量多次，不能一次喝太多，否则容易对身体造成负担。同时应该主动喝水，不要等到口渴了再喝水，因为口渴是身体明显缺水的信号。

饮用什么样的水最好呢？当然是白开水，不仅安全卫生，性价比也高。很多人不喜欢喝白开水，觉得其味道寡淡，那不如试试淡茶水。饮茶是我国的传统饮食文化之一，茶叶中含有的茶多酚等植物化学物对健康非常有益，但是如果茶水浓度太高，会有较多的鞣酸和咖啡因，过多的鞣酸容易影响矿物质的吸收，较多的咖啡因也会兴奋神经。请注意，这里说的茶水是指用白开水冲泡茶叶得到的茶水，而不是外面买的茶饮料，某些茶饮料中会添加糖分或其他甜味剂，不建议经常喝。除了淡茶水之外，花草茶、柠檬水、薄荷水、山楂水等也是不错的选择；也可以自制饮品，如绿豆汤、酸梅汤等，但最好少加或不加糖。在高温环境下作业的人员，丢失的除了水分，还有钾、钠等电解质，所以这类人员最好饮用淡盐水。现在市面上有很多含糖饮料，含糖饮料的主要成分是水和添加糖，能量高，营养价值低，过多摄入会导致龋齿、超重／肥胖、糖尿病、高脂血症等问题。虽然现在出现了很多代糖饮品，能量低，但有研究显示，其中使用的甜味剂也有可能给身体带来健康风险，要谨慎选择。

第六节　慢性病患者该怎么吃

随着各种慢性病发病率逐渐增加，越来越多的家庭成员患上了各种慢性病。实际上，很多慢性病的发生发展都与饮食有着密切的关系，慢性病患者在日常生活中一定要注意饮食，切忌随心所欲，而且要长久坚持，不能"三天打鱼，两天晒网"，否则起效甚微。这里需要强调的是，慢性病的临床治疗也必须坚持，并跟营养治疗互相配合，随时调整。目前慢性病有很多种，这里仅介绍几种常见慢性病的饮食注意事项。

一、高血糖

很多人认为，高血糖患者的饮食重点是控制米饭摄入。实际上，高血糖患者应该控制的是精制碳水化合物制成的食物。精制碳水化合物也称简单碳水化合物，这类碳水化合物经过加工后，丢失了很多膳食纤维、维生素、矿物质等，包括精制大米、精制面粉、白砂糖、红糖、玉米糖浆等做成的白米饭、白面条、馒头、糖果、甜饮料、糕点和其他加工食品。这些食物会在体内迅速地被消化吸收，餐后血糖也会随之快速上升，不利于血糖控制。平时生活中，可以用血糖生成指数（GI）这一指标来帮助我们选择食物，部分食物的GI值见表2-3。GI值反映了某一食物对餐后血糖的影响程度，GI值越高，对餐后血糖影响就越大，高血糖患者要尽量少吃这些食物。

表2-3　部分食物的GI值

GI值	常见食物
≥70（高GI值）	白糖、麦芽糖、面条、馒头、油条、烙饼、米饭、胡萝卜、南瓜、西瓜、白面包、苏打饼干
55~70（中GI值）	玉米面、荞麦面、全麦面包、小米粥、煮土豆、菠萝
≤55（低GI值）	黑米粥、燕麦麸、煮玉米、玉米碴粥、苕粉、煮大豆、豆腐、绿豆、四季豆、山药、苹果、桃、樱桃、猕猴桃、柑橘、柚子、葡萄、花生、牛奶 混合膳食：馒头+芹菜炒鸡蛋、饼+鸡蛋炒木耳、饺子（三鲜）、米饭+鱼、猪肉炖粉条

　　高血糖患者应该多选择哪些食物呢？答案是，全谷物，也就是我们常说的粗杂粮，如燕麦、糙米、玉米等。相较于普通大米、面粉，全谷物加工程度低，保留了较多膳食纤维、矿物质、维生素，而且消化吸收慢，GI值也比较低。这里需要提醒大家的是，全谷物虽好，也不能一味多吃。全谷物需要人体具有良好的消化功能，胃肠功能比较弱的老年人或者胃病患者吃多了，会感到胃部不适，所以最好是将全谷物和大米一起混合做成杂粮饭，全谷物比例占1/3~1/2即可。

　　不知道大家有没有注意到，在上面这个表格中，米饭属于高GI值食物，但米饭+鱼属于低GI值食物，这是为什么呢？其实是因为很多蔬菜、低脂肪的鱼禽畜肉类中含有很多辅助降血糖的营养素，这些营养素之间互相配合，能延缓餐后血糖的上升。因此，血糖高并不意味着与米饭、面食"绝缘"了，而是在少量食用米饭或面食的同时进食大量蔬菜和低脂肪的鱼禽畜肉类食物，合理搭配饮食比单一饮食更有利于血糖控制。当然，烹调方式也很重要，要尽量避免用油较多的煎、炸、红烧、油焖等烹饪方法，因为这不利于血糖控制。

　　高血糖患者还需注意杂豆类和薯类。杂豆类主要指红豆、绿豆、豌豆、芸豆、蚕豆等，含50%~60%的淀粉；薯类指土豆、红薯、芋头、山药等，碳水化合物含量约25%。杂豆类和薯类均属于碳水化合物含量较高的食物，但这些食物能提供较多的膳食纤维，杂豆类B族维生素、钙、磷、铁等含量高于谷类，薯类中含有丰富的维生素C和钾。可以把这两类食物当作主食，日常饮食中如果吃杂豆类和薯类的话，就少吃一些白米饭；也可以将这些杂豆类和薯类放入米饭中做成杂豆饭，这样不会使食物中碳水化合物比例太高，同时杂豆类还能够补充米饭中缺乏的赖氨酸，发挥蛋白质互补作用，可谓一举数得。

我们再来说一说水果。水果营养丰富，但含糖量也较高，让很多高血糖患者"敬而远之"。糖尿病患者到底能不能吃水果呢？首先，要看血糖控制得好不好。如果血糖控制得很差，还是尽量不吃水果，可以用小番茄、水果黄瓜等可生食的蔬菜来替代水果。如果血糖控制得比较好，可以适当食用水果。这里要特别说明，水果对血糖的影响程度还与水果的摄入量及水果的含糖量有关。比如，西瓜的GI值高达72，对血糖的影响很大，但西瓜水分较多，且100 g西瓜肉中仅有碳水化合物5.8 g，如果某天只吃了100 g西瓜，餐后血糖也不一定上升很快。当然，对于枣这种GI值高、含糖量也多的水果，还是尽量少选。在血糖控制稳定的情况下，只要每天食用水果不超过200 g，并且选择低糖分的水果，也是允许的。

二、高血压

对高血压患者而言，饮食重点是控制钠的摄入，推荐每天钠盐不超过5 g（相当于一个啤酒瓶盖的量）。每天减少钠盐1 g，血压会下降3 mmHg[①]。既往国民营养调查数据显示，中国居民钠盐食用量为每天12~14 g，远远超过建议食用量。不过，已经有很多人慢慢地意识到了钠盐对血压的影响，所以钠盐食用量已经大大下降。2020年调查发现，中国居民钠盐食用量已降到了9.3 g左右，但仍未达到建议量，这可能是由于很多人忽略了"隐形盐（钠）"。

钠其实不仅仅存在于食用盐中，还存在于很多调味品和加工食物中，平日很容易被忽略，也称为"隐形盐（钠）"。很多调味品中都含有钠盐，比如酱油（10 mL酱油相当于1.6 g盐）、豆瓣酱（10 g豆瓣酱相当于1.5 g盐）、味精、鸡精（含钠量比味精还高）、酱菜、泡菜等。另外，很多加工食物也含有较多的钠，比如挂面（龙须面每100 g含钠711 mg，相当于盐1.81 g）、开心果（每100 g含钠756 mg，相当于盐1.89 g）、果脯（每100 g雪梅中含钠895 mg，相当于盐2.24 g；每100 g地瓜干中含钠1 287 mg，相当于盐3.22 g）、面包（每100 g面包中平均含钠230 mg，相当于盐0.58 g）等。有人会觉得奇怪，盐是咸的，面包是甜的，这些食物怎么会含钠盐高呢？其实在制作面包时，厨师通常会往面团中加入少量食盐，这样做出来的面包口感丰富、有层次。所以，可不能简单地以"吃起来咸不咸"来判断食物是否含盐多，可以通过预包装食品的外包装袋上标注的含钠量来判断。

---

① 1 mmHg ≈ 0.133 kPa。

日常饮食中少盐，很多人会担心菜品味道寡淡又难吃，其实，少放盐也可以做出美味的菜肴，只是需要一些小技巧。

（1）糖会减轻咸味，醋会增加咸味，所以在做菜时最好少放糖、多放醋，少用盐也能吃出咸味。

（2）做菜时如果巧用一些自带香味的食材，如番茄、洋葱、芹菜、香菜、花生碎、芝麻、柠檬、百香果等，或者花椒、八角、香叶、葱、姜等天然调味料，可让菜肴香气不减，别有一番风味。

（3）如果将食材切得太大块，中心不容易入味，用盐量就会增加，如果将食材都切小点，盐放少点也能入味。

三、高脂血症

高脂血症人群需要控制吃进去的脂肪，含脂肪较多的食物主要包括畜肉类、奶类、蛋类、坚果类和烹调油，而大部分谷薯类、蔬菜、水果中脂肪含量较少。这些食物中最容易控制的就是烹调油，建议高脂血症患者每天烹调用油摄入量不超过25 g。烹调油用量非常少，这就意味着需要改变烹调方式。

（1）尽量不用煎、炸、红烧等用油多的方式，而选择蒸、煮、凉拌、卤、炖、水滑等少油的烹调方式。

（2）对于一些比较吸油的食材，比如茄子、土豆等，尽量少用煎、炸、炒，而改用蒸、煮、汆水后凉拌等方法。

（3）可将食材先用水汆至半熟，再加少许油炒制，这样用油量会较之前大大减少。

（4）如果是本身就含有较多油脂的动物性食物，不如先用小火尽量煸出油脂，再利用这些油脂烹调。

（5）凉拌的时候尽量少加红油，改用泡椒、小米椒等，滋味更加清爽。

除了要注意烹调用油之外，其他食物的选择也有讲究。要选择低脂肪的去皮鸡鸭肉、鱼虾类、瘦猪肉、兔肉等。其中，鱼虾类对高脂血症患者非常友好，不仅脂肪含量低，而且深海鱼类中还含有丰富的不饱和脂肪酸，有助于预防心血管疾病。要"远离"动物内脏、脑花、蟹黄、肥肉、奶油、瓜子、花生等高脂肪食物。特别提醒，加工零食、油炸香脆食品也应少吃，尤其是含"脆""起酥""香酥"字样的食品，因为很多都是由富含饱和脂肪酸的黄油、奶油、可可脂制作而成，不仅会影响血脂，还会增加心血管疾病、超重 / 肥胖等疾病的发生率。

四、高尿酸血症

高尿酸血症患者的饮食重点与食物中的嘌呤含量有关。食物中的嘌呤在体内代谢后，会产生尿酸，正常情况下会及时被排泄掉，但如果尿酸产生过多或尿酸代谢异常，就会蓄积在体内，让血液中的尿酸值居高不下。如果长期持续尿酸高，就会增加痛风发作的风险，因此，高尿酸血症患者需要避免从食物中摄入过多嘌呤。肉汤、火锅、动物内脏、贝壳类海鲜、深海鱼等食物嘌呤含量高，需要限制；而米、面、蛋、牛奶、水果、大部分蔬菜嘌呤含量低，可以不需要限制。

各种畜禽肉类、鱼虾蟹贝类含嘌呤较多，不宜多吃，但是这些食物又是优质蛋白的重要来源，不吃也不行，可以先将这些食材用水煮，把汤弃掉之后再进行烹调食用，这样可以减少一部分嘌呤。

高尿酸血症患者到底能不能吃豆类及豆制品，长久以来一直存在争议。实际上，干豆类的嘌呤含量确实较高，但如果把干豆类加工成豆腐和豆浆，经过碾磨、加水稀释、过滤等过程后，其中嘌呤含量会大大减少。比如，每100 g黄豆中含嘌呤218 mg，而100 g内酯豆腐中嘌呤只有100 mg，豆浆中的嘌呤含量更低，每100 mL 20%的生豆浆中仅含63 mg嘌呤，比牛肉还低（每100 g牛肉中含嘌呤105 mg），因此在非痛风发作期，可以少量食用豆腐和豆浆。豆皮和腐竹类豆制品因水分含量不多，嘌呤含量会略高（每100 g豆皮中含嘌呤157 mg，每100 g腐竹中含嘌呤160 mg），这几种豆制品的食用量建议少一些。

另外，还需注意菌类，干的菌类中嘌呤含量要远远高于新鲜菌类，比如每100 g干香菇的嘌呤含量高达405 mg，而每100 g新鲜香菇中仅含嘌呤37 mg，所以高尿酸血症患者尽量选择新鲜的菌类食用。

科普知识帖

体重与慢性病

无论是高尿酸血症、高血糖，还是高脂血症、高血压或其他慢性病，都与体重关系密切。据中国健康与营养调查数据显示，近30年来，我国成年人的超重率逐年增加，2020年，全国18岁及以上居民超重率和肥胖率已分别达34.3%和16.4%，且还在不断攀升。大量证据表明，超重/肥胖可增加冠心病、2型糖尿病等疾病发病风险，肥胖还会增加65岁以上老年人死亡风险。因此，对慢性病患者来说，不仅要

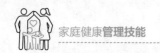

"管住嘴"，还要"减减重"，要将体重控制在理想水平，不要超标。如果体重超标，就需要通过科学合理的饮食和适量的活动或运动来减轻体重，这样才有利于血糖、血压、尿酸等指标的控制。当然，减重需要根据年龄、自身生理病理状况等量力而行，循序渐进，切忌盲目减重。

在实际生活中，一个人可能同时患有多种疾病，具体情况会比较复杂，因此最好咨询专业的医生或营养师，获得个体化的饮食建议。

第七节　家庭食品安全

每个家庭对食物的处理和保存有着不同的习惯，有人喜欢把所有剩余食物直接放到冰箱保存，认为冰箱里的食物永远不会坏；有人勤俭节约，吃不完或者霉变的食物舍不得丢弃，反复加热，吃完为止；还有人不喜欢加热食物，觉得在闷热的夏日吃凉食会更清爽。这些饮食习惯其实蕴含着食品安全风险。如果不注重食品安全问题，再好的食材也会带来健康风险。

食物在一定的环境因素、微生物污染的条件下，会发生食品成分与感官上的变化，营养价值降低，出现变质，导致健康风险。一般来说，变质的食物可能会导致两种不同类型的健康危害。一种是我们常见的食物中毒，如沙门菌属食物中毒、葡萄球菌食物中毒等，发病一般较快，多以腹泻、腹痛、呕吐等胃肠道不适为主，但也会出现视物模糊、吞咽困难、四肢无力、头痛、呼吸困难、肝肾功能异常等多器官损害，严重者甚至威胁生命。另一种是长期大量持续摄入毒素造成的慢性毒性，主要表现为各系统脏器的慢性损伤、肿瘤、生长发育迟缓等。

既然有如此多的食品安全隐患，我们在家庭中该如何预防呢？

一、食物要彻底加热

大多数微生物不耐热，115℃、加热20分钟可杀灭大部分致病性微生物，还可去除四季豆中所含的皂素和植物血凝素、鲜黄花菜中的类秋水仙碱、生豆浆中的胰蛋白酶抑制因子和植物血凝素等有害物质。所以在食用前一定要做到彻底加热，尤其是剩饭剩菜。如果食材太大，外面一层能够被彻底加热，但中心区域很难达到同样的温度，所以在加工食材时，尽量将食材处理成小块，既容易彻底加热，也容易入味。

二、不吃腐败变质、霉变食物

腐败、霉变的部分聚集着大量致病性微生物，所以食物腐败、霉变时，不能将周围部分去除后直接食用，因为有可能整个食物已被污染，建议直接丢弃。

三、合理储存食物，防止污染

食物腐败变质需要微生物及适宜的湿度、温度、水分等条件，为了防止食物腐败变质，就要阻断这些条件。首要的措施是防止微生物污染，在食品采买、加工、储存等各个环节都要保持清洁卫生，防止污染。无论是储存生食还是熟食，都要采取合理的措施，比如低温、控制环境湿度、保持储存环境通风干燥等。

四、自制食品要注意

很多人觉得外购食物不安全，喜欢自制食品。家庭自制食品一般消毒杀菌程度不足，如果放置时间过长，容易滋生细菌，应尽量现吃现做。如需自制食品，则盛放自制食品的容器应先煮沸消毒，确保无水分、油分残留。

五、正确使用冰箱储存食物

冰箱储存是减少食物腐败变质、延长食物可食用期限的有效储存方式。冰箱分为冷藏区和冷冻区，常用的冷藏区温度为4℃，冷冻区温度约为-18℃。低温环境下大多数微生物活性下降，或处于休眠状态，可以在一定程度上保持食物的新鲜度。但是，冰箱内仍有一些喜欢在低温环境下生活的嗜冷菌，即使是在冷冻区，依旧可以让食物腐败变质，只是变质速度变慢而已。因此，即使是冷冻食品，也应尽量在保质期内尽快食用。还有的人平时工作忙，没时间天天买菜，就一次性买很多食物，囤积在冰箱里，将冰箱塞得满满当当的，这种习惯也不好。冰箱需要冷空气在内部循环，以保证整个内部都是低温环境，如果冰箱内空间都被食物占领了，就没有足够的空间来保证制冷效果了。

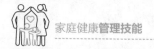

六、冷冻食品不要反复化冻

冷冻食品是在-18℃环境下低温保存的食品，冷冻方式分为急速冷冻和缓慢冻结。急速冷冻是让食品的温度在30分钟内急速下降至-18℃，而缓慢冻结则是让食品在-5~-2℃环境下缓慢冻结。急速冷冻过程中，营养素能够得到较大程度的保留；而缓慢冻结会压迫细胞导致损伤。不同的解冻方式也会对食品质量产生影响。如果急速升温解冻，食品内水分会迅速外流，影响食品品质；解冻时温度缓慢上升，水分会慢慢渗出，新鲜程度得以保留。所以，家庭中冷冻食品时最好"急速冷冻，缓慢化冻"。

正规厂家生产的冷冻食品一般会经过消毒杀菌后再冷冻，以避免食品安全问题。如果解冻后食材没用完，在没有进行消毒杀菌的前提下复冻，食品会残留较多的微生物，增加食品安全风险。而且在复冻的过程中，食品质量和口感也会变差。所以，在采购冷冻食品时，尽量选择小份量装，或者将大份量的食物分成若干个小包装冷冻保存，每次化冻一份，避免反复冻融。如果网购境外冷冻食品，除了关注食品厂家、来源地等信息之外，还要注意有没有海关食品检疫信息，收到货品后最好给外包装消毒后再保存使用。

七、食物生熟要分开

生熟分开这一理念要贯穿到食物清洗、切配、储存的整个过程中，避免交叉污染。生的食物一般都带有微生物，在高温烹饪过程中微生物几乎会被杀灭，变成安全的熟食，但如果这时把熟食放到盛放了生食的容器中，容器上的微生物又会跑到熟食中去，这些熟食又变得不安全了。因此，切了生食的菜刀、盛放过生食的菜板与容器等，都应该在好好清洗之后再接触熟食。擦桌布与洗碗巾也要注意常清洗，不能在整个做饭的过程中一张抹布用到底，以免将生食中的微生物带到熟食中去。在冰箱里储存食物时，也要注意生熟分开。生食和熟食最好分格或分层摆放，尤其是一些可直接食用的熟肉、凉菜要严格和生食分开，最好独立包装，或用保鲜膜、保鲜袋隔开，避免交叉污染。

第八节 减盐、减油、减糖技巧

高盐、高油、高糖摄入是引起高血压、肥胖、心脑血管疾病、糖尿病等慢性病的常见危险因素。《中国居民营养与慢性病状况报告（2020年）》显示，我国居民人均每日烹调盐摄入量9.3 g，每标准人日烹调油摄入量43.2 g，均高于《中国居民膳食指南（2022）》的推荐量；国家食品安全风险评估中心发布的《中国城市居民糖摄入水平及其风险评估》显示，我国3岁及以上城市居民平均每天摄入糖9.1 g。日常生活中，掌握减盐、减油、减糖技巧可以帮助我们践行"三减"的健康生活方式，促进健康水平提高。

一、减盐技巧

《中国居民膳食指南（2022）》推荐成年人每天食盐摄入量不超过5 g。

（1）学会使用限盐勺，根据家庭用餐人数控制每餐盐的用量。

（2）烹饪时除了少放盐外，还要减少酱油、蚝油、豆瓣酱、味精等含盐调味品的用量，可选择低钠盐、低钠（限盐）酱油等。

（3）在烹饪方法上，可在食物出锅前放盐，避免过多的盐进入食材内部。可以用辣椒、大蒜、胡椒等调味品为食物提味。

（4）尽量选择新鲜的食材，少吃咸菜、罐头等加工食品。

（5）学会阅读包装食品的营养成分表，选择"钠"含量低的食品，钠含量乘以2.5即为该食品的含盐量。

（6）外出就餐时，可以嘱咐餐馆少放盐，有条件的情况下尽量选择低盐菜品。

（7）警惕"藏起来"的盐。盐可能隐藏在许多尝不出咸味的食品中，如方便面、坚果等，需要控制好这类食品的摄入量。

（8）婴幼儿食品要做到婴儿无盐、幼儿少盐。

二、减油技巧

《中国居民膳食指南（2022）》推荐成年人每天摄入烹调油25~30 g。

（1）使用带刻度的控油壶，定量用油，控制总量。

（2）在烹饪方法上，多采用蒸、煮、炖、焖、水滑、熘、拌等健康的烹饪方式，减少煎炸、勾芡、裹面衣等烹饪方式，可减少用油量。

（3）少吃油炸食品和加工零食，如薯条、薯片、糕点等。

（4）减少反式脂肪酸摄入量，每日不超过2 g。

（5）学会阅读包装食品的营养成分表，选择脂肪含量低、不含反式脂肪酸或含量低的食品。常见的反式脂肪酸来源包括代可可脂、人造奶油、氢化植物油、起酥油、植脂末、植物黄油等。

（6）在外就餐时，选择用油量比较少的菜品。

三、减糖技巧

《中国居民膳食指南（2022）》推荐成年人每天添加糖摄入量不超过50 g，最好控制在25 g以下。

（1）烹饪时可以选择有甜味的食材来代替添加糖，如大枣、山药、胡萝卜、南瓜等。

（2）减少高糖类零食的摄入，如饼干、巧克力、糖果、糕点等。

（3）不喝或少喝含糖饮料，用白开水来代替饮料。

（4）学会阅读食品标签的配料表和营养成分表，选择添加糖含量低或不含添加糖的食品。在配料表中，各种配料按照添加量的递减顺序排列，糖的排序越靠前，说明添加量越高。

（5）外出就餐时，尽量少点或不点含糖量较高的菜品，如糖醋排骨、鱼香肉丝等。

（6）婴幼儿食品无须添加糖。

（宋怡、邓颖、常晓宇、成姝雯）

第三章

运动健康管理

第一节　合理运动的重要性

保持乐观情绪，遵循生活规律，合理安排运动和休息时间，能增进人体的健康。白天按时运动，身体就会康宁；晚上按时休息，精神就会安逸。健康管理的四个里程碑：最返璞归真的环境、最适量有氧的运动、最合理营养的膳食、最与世无争的心态。其中合理运动的重要性主要体现在以下几个方面。

1. 促进骨骼肌肉结实有力

合理运动能促进骨骼与肌肉的发育；能提高骨密度，预防骨质疏松症；肌肉力量训练有益于强壮骨骼、肌肉、关节。

2. 优化神经系统

合理运动能促进大脑的发育，改善神经系统的功能。

3. 改善心血管系统功能

经常合理进行运动可促使心血管系统的结构改善，使机能提高，从而提高心脏工作能力。心血管系统的改善可表现在以下几个方面：①运动性心脏增大。②每搏输出量和心排血量增加。③运动性心动过缓。④心血管机能动员快、潜力大、恢复快。

4. 强化呼吸系统功能

经常合理参加运动能使呼吸肌力量增强，胸廓扩大，使肺活量增加；能加强呼吸力量，使呼吸深度增加，从而增加肺通气量。

5. 提高免疫力

经常进行规律的运动可使白细胞数量增加，活性增强，从而使机体的免疫力增强。对于中老年人来说，运动更是保持旺盛的生命力和延缓老化过程的重要途径。

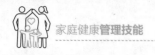

6.改善心理状态

经常参加规律的体育锻炼可以激发人体全身机能的运动活性，促使身体释放多种化学物质，如内啡肽、多巴胺等，它们在大脑中起到调节情绪的作用，从而让人释放压力，感到快乐和满足。

运动可以健心脏、健大脑、通血脉、疏肠道、助消化、畅肺气、润皮肤、壮四肢、防骨折、控体重、耗脂肪、调神经、练肌肉。总之，运动是维护身体健康、延缓衰老、延年益寿的方式。

第二节 体适能与运动健身

一、体适能

体适能是指人体有充沛的精力从事日常工作（学习）而不感疲劳，同时有余力享受休闲活动的乐趣，能够适应突发状况的能力。美国运动医学会认为，体适能包括技能体适能和健康体适能。技能体适能是指与运动竞技有关的体适能，包括的要素有灵敏性、平衡性、协调性、爆发力、反应时间等，但没有证据表明它们与健康和疾病有直接关系。健康体适能的主要内容包括身体成分、肌力与肌肉耐力、心肺耐力、柔韧素质。

在科技进步的时代，人类身体活动的机会越来越少，营养摄取越来越多，工作与生活压力和休闲时间相对增加，每个人更加意识到良好的体适能和规律运动的重要性。健康体适能评估的内容包括身体成分、心肺适能、肌肉适能、柔韧性适能和平衡适能等项目，具体评估如下。

（一）身体成分评估

身体成分是指构成人体的几类主要物质，有时也指它们的含量多少。身体成分主要指脂肪成分、肌肉成分、骨成分。身体的各种成分间存在一定的比例关系，这些比例的变化有可能影响到人的外形、生理功能和运动能力等。身体成分评估可对运动类型、运动方式等提供有益的参考，评估指标包括身高、体重、体脂、体液、腰围、臀围和腰臀比等。

（二）心肺适能评估

1.心脏康复的危险分层及评定标准

心脏康复的危险分层是心血管综合评估的重要目标之一，根据危险分层结果可为相应人群推荐合适且安全的运动强度。心脏康复的危险分层及评定标准见表3-1。

表3-1　心脏康复的危险分层及评定标准

危险分层	评定标准
低危 （每一项都存在时）	①运动中或恢复期无症状及无心肌缺血的表现 ②无休息或运动引起的心律失常 ③急性心肌梗死（AMI）溶栓，或经皮冠状动脉介入治疗（PCI）或冠状动脉旁路移植术（CABG）后血管再通，无并发症 ④血肌钙蛋白在正常范围 ⑤心脏功能储备＞7 METs ⑥左室射血分数＞50% ⑦无严重心理障碍（抑郁、焦虑等）
中危 （存在任何一项时）	①中度运动或恢复期出现心绞痛症状或心电图缺血改变 ②休息或运动时未引起复杂室性心律失常 ③AMI溶栓，或PCI或CABG后无心源性休克或心力衰竭 ④血肌钙蛋白水平正常 ⑤心脏功能储备5~7 METs ⑥左室射血分数40%~50% ⑦无严重心理障碍（抑郁、焦虑等）
高危 （存在任何一项时）	①低水平运动或恢复期出现心绞痛的症状或心电图缺血改变 ②休息或运动时出现严重复杂性心律失常 ③AMI溶栓，或PCI或CABG后并发心源性休克或心力衰竭 ④心脏功能储备＜5 METs ⑤休息时左室射血分数＜40% ⑥血肌钙蛋白水平升高 ⑦有严重心理障碍（抑郁、焦虑等）

高危者要转诊到三级医院进行心脏康复评估与运动训练，并需在严密的医学监护（包括血压、血氧、心电、呼吸和症状等）下进行运动康复训练。中危或低危者可在基层医院或社区接受心脏康复评估与运动治疗，部分中危患者需在严密医学监护下进行运动康复训练，经过运动康复训练一段时间后，可在家庭进行运动康复训练。

2. 心肺运动试验

心肺运动试验（CPET）被认为是评估心肺运动耐力的最佳方式，是心血管康复风险评估的重要手段，是心肺储备功能检测的"金标准"。心肺运动试验需要在受过运动生理基础知识培训的医生指导下进行，常用指标如下。

1）最大摄氧量和峰值摄氧量

最大摄氧量（VO_{2max}）是指受试者进行最大强度的运动，各器官、系统机能达到最高时机体所能摄入的氧气含量。常用峰值摄氧量（VO_{2peak}）来代替。峰值摄氧量是最重要的评估指标，它可以确立受试者的心肺功能储备和外周组织摄氧能力，正常参考范围是预测值的85%以上。其正常意味着受试者运动耐量正常或处于疾病早期，反之，则需要积极寻找运动受限因素和病因。

2）摄氧量和功率斜率

摄氧量和功率斜率表示摄氧量增加与功率增加的关系。若其减低，理论上反映肌肉摄取氧气的能力降低，若结合氧脉搏、无氧代谢阈值减低，更有助于心血管异常的诊断。

3）代谢当量

代谢当量（MET）是以安静且坐位时的能量消耗为基础，表达各种活动时相对能量代谢水平的常用指标。即1MET相当于摄氧量3.5 mL/（kg·min），也可以通过心肺运动试验直接测得。

除了以上评估指标，还有无氧代谢阈值、氧脉搏、氧通气当量和二氧化碳通气当量、呼吸交换率等，专科医生会在病情评估中适时应用。

3.无创运动心排量监测

无创运动心排量监测参数解读及意义见表3-2。

表3-2　无创运动心排量监测参数解读及意义

参数	缩写	意义
每搏输出量	SV	是每次心搏一侧心室排出的血流量。通过胸部生物电阻抗技术，依据心脏射血时所产生的胸阻抗变化可计算出心排血量和其他血流动力学数值
心排血量	CO	是每分钟左心室或右心室射入主动脉或肺动脉的血量，是心脏泵血的主要指标。正常人卧位比立位时的心排血量高，而心力衰竭患者相反，卧位时比立位时心排血量低。心排血量的正常值为4~7 L/min，平均值为4~6.5 L/min。心排血量降低，说明患者心功能不全，有低心排综合征
心排血指数	CI	指单位体表面积的心排血量，反映心泵功能的变化，是评定心脏射血功能的主要客观指标
心率	HR	心脏每分钟的搏动次数
左室射血时间	LVET	从主动脉瓣开启，左心室血液射入主动脉，至主动脉瓣关闭的时间。心力衰竭患者常出现LVET缩短

续表

参数	缩写	意义
射血分数	EF	每博输出量占心室舒张末期容积量，是衡量心室射血能力的重要参数
外周阻力	Rv	是指小动脉和微动脉对血流的阻力
外周阻力指数	SVRI	是指小动脉和微动脉对血流的总外周阻力
左心室做功指数	LVSWI	衡量左心室收缩功能的指标，当心脏收缩能力下降时，LVSWI则降低
左心室舒张末期容积	LVEDV	左心室在心动周期舒张末期的最大容血量

4.心电图运动负荷试验

心电图运动负荷试验应由医务人员评估并排除禁忌证后在专业人员的指导下进行。心电图运动负荷试验的结果及评定标准见表3-3。

表3-3　心电图运动负荷试验的结果及评定标准

结果	评定标准
阳性（运动中或运动恢复期出现右侧条件之一者为阳性）	①典型心绞痛 ②心电图改变：a. 以R波为主的任一导联出现连续3个以上心动周期的ST段水平或下斜型（缺血型）下移，在J点后80 ms处较运动前下移≥0.1 mV，持续时间≥2分钟。J点后ST段快速上斜型下移（>1 mV/s）≥1.5 mm为异常标准。b. 除aVR导联外，各导联出现ST段弓背形上移，≥0.1 mV。c.U波倒置。安静下心电图无U波倒置者，运动可诱发U波倒置 ③血压异常：运动负荷增加时，收缩压反而下降>20 mmHg
可疑阳性	①运动中或运动后心电图以R波为主的导联J点后80 ms处ST段下斜型或水平型较运动前下移增加0.05~0.10 mV，持续时间>2分钟 ②出现严重心律失常 ③T波变为双向或倒置 ④运动负荷增加时，血压及心率降低，收缩压较基础血压下降超过10 mmHg

5.6分钟步行试验

该试验测试的结果可作为心血管疾病患者步行有氧训练的强度依据（详见表3-4）。

表3-4　6分钟步行距离分析

分级	步行距离
1级	小于150 m
2级	150~300 m
3级	300~450 m
4级	大于450 m

注：级别越低，心肺功能越差。

一般情况下，对危险程度较高的患者，可建议步行训练开始的强度为6分钟步行试验平均速度的60%，而危险程度较低的患者步行训练开始的强度为6分钟步行试验平均速度的80%。

（三）肌肉适能评估

1. 单次最大负荷（1RM）测试及X-RM测试

1RM表示人体尽最大努力，在动作标准的情况下仅能完成一次特定动作的负荷重量。1RM测试可反映全身各肌群肌力，常用于健康人或心血管疾病低危患者的肌力评定。具体测试方法为：在成功抵抗某一阻力后，酌情增加1~5 kg重量，直至无法举起，每次测试间休息1~5分钟。

X-RM测试表示人体尽最大努力，在动作标准的情况下仅能完成X次特定动作的负荷重量，因该测试强度较小、安全性较高，常用于心血管疾病患者，X通常为10~15次。

2. 徒手肌肉适能评定方法

徒手肌肉适能评定利用自身重量或简单的工具进行，主要用于评估康复治疗效果。主要方法包括但不限于俯卧撑、30秒手臂屈曲试验、30秒椅子站立试验、1分钟仰卧起坐试验、2.4 m起身行走试验、爬楼梯试验等。

（四）柔韧性适能评估

柔韧性适能评估包括评估下肢、下背部柔韧性的坐椅式前伸试验，评估肩关节柔韧性的抓背试验，评估躯干核心肌群柔韧性的改良转体试验等。

（五）平衡适能评定

平衡适能评定主要分为仪器评定法和徒手评定法，遵循难度递增原则：睁眼→闭眼，大支撑面→小支撑面，坚硬表面→柔软表面，静态→动态。

平衡、柔韧性测试量表见表3-5。

表3-5 平衡、柔韧性测试量表

姓名：_____ 性别：____ 年龄：____ 病案号：_____ 测试时间：_____

1.多方向伸展试验（上肢）：前伸____cm；后伸____cm；右屈____cm；左屈____cm

2.抓背试验：左____cm；右____cm

3.坐椅式前伸试验：左____cm；右____cm

4.改良转体试验：左____cm；右____cm

5.5次坐-站测试（双手交叉置于胸前）：____秒

6.计时起立-行走测试：____秒

7.睁眼单足站立（双手交叉置于胸前）：____秒；闭眼单足站立（双手交叉置于胸前）：____秒

8.四方格迈步测试（2-3-4-1-4-3-2-1）：____秒

二、运动健身

（一）运动健身的五个原则

1.安全性原则

在运动健身过程中，要确保健身者不发生或尽量避免发生运动伤害事故，这是参加运动健身的首要原则。

2.有效性原则

合理地进行运动健身，使锻炼负荷对身体有一定的刺激，从而获得改善身体功能、提高身体素质的效果。

3.全面性原则

在运动健身中，要使身体各部位都参与运动，使各系统器官的功能水平普遍得到提高，既要提高心肺功能和免疫力，又要提高肌肉力量、柔韧性、平衡能力等身体素质。

4.持续性原则

运动健身要持之以恒，通过不断的身体锻炼，巩固或加强所获得的健身效果。

5.个性化原则

要根据每个人的身高与体重、运动习惯、运动健身环境等，选择适宜的运动健身方式、运动健身频率、运动健身时间和运动健身强度，制订出适合个体的运动健身方案。

（二）运动健身的要素

1.运动健身方式

这是指运动健身所选择的形式和方法。如篮球、足球、跑步、健身走、太

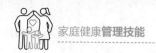

极拳、俯卧撑等都是运动健身的形式，而重复练习、间歇练习、有氧练习、力量练习、柔韧练习等均是运动健身的方法。

2. 运动健身时间

运动健身时要把握每次运动持续的时间。对于经常参加体育锻炼的人，每天有效运动健身时间以30~60分钟为宜，不要超过90分钟。

3. 运动健身频率

它是指每周的锻炼次数，取决于运动健身强度和每次运动持续的时间。一般来说，每周锻炼3~4次，即每隔一天锻炼一次，锻炼效果最好。最低的运动健身频率为每周锻炼2次。若运动健身频率较高（如每周超过5次），锻炼效果增加并不明显，反而会增加运动损伤的风险。

4. 运动健身强度

这里说的运动健身强度是运动健身对机体生理刺激的程度。影响运动健身强度的主要因素是练习时的速度和负荷量。运动健身强度和运动健身量组成运动负荷，反映人体在运动健身时所承受的生理刺激和心理刺激。除去环境、心理刺激、疾病等因素，心率与运动健身强度之间存在着线性关系。在运动处方实践中，一般来说，达到最大运动强度时的心率称为最大心率，而最大心率的60%~80%称为靶心率（THR）或称为运动中的适宜心率，是指获得最佳效果并能确保安全的运动心率。

用靶心率控制运动强度是简便易行的方法，具体推算的方法为：

以最大心率的60%~80%为靶心率，即靶心率=（220-年龄）×（60%~80%）。年龄在50岁以上且有慢性病史者，靶心率=170-年龄；经常参加体育锻炼的人，靶心率=180-年龄。

例如，年龄为40岁的健康人，锻炼时心率在108~144次/分，表明运动强度适宜。

（三）运动健身的注意事项

运动健身的注意事项一般可按照表3-6进行自检。

表3-6　运动健身注意事项自检表

运动阶段	注意事项
运动前	①通过健康检查和体能测试，了解自己的健康状况和运动能力 ②了解运动的禁忌证或不宜进行运动的指征 ③添置运动装备，包括服装、鞋帽、器材、用具、护具等 ④注意天气、时段、空气质量，减少因环境引起的伤害 ⑤运动前要热身，充分做好准备活动
运动中	⑥以轻松、愉悦、享受的态度对待运动健身，量力而行 ⑦时刻注意身体的反应，不强迫身体，有不适和异常时要停止运动
运动后	⑧运动结束后要做放松整理活动 ⑨运动后要注意补水，补充营养，注意休息和睡眠

第三节　各类特殊人群该怎么进行身体活动

世界卫生组织新发布的《世卫组织关于身体活动和久坐行为的指南》（以下简称《指南》）估计：如果全球民众参加更多身体活动，每年可以有400万~500万人免于死亡。其重申了包括运动锻炼在内的身体活动对健康的促进和改善作用。积极进行身体活动对健康和幸福至关重要，它有助于延长寿命，提高生活质量。建议每天都要进行身体活动，只要动起来，都有益健康。针对特殊人群，《指南》中给出了不同的身体活动推荐。

一、儿童和青少年（5~17岁）

（一）身体活动益处

改善心肺和肌肉健康；改善心血管代谢，稳定血压、血脂、血糖和改善胰岛素抵抗；促进骨骼健康；提高认知能力，提高学业成绩和执行能力；促进心理健康，减轻抑郁症状；控制体重，减轻肥胖症状。

（二）运动建议

一周中每天至少进行60分钟中等到高强度的身体活动，以有氧运动为主。每周至少应有3天进行高强度的有氧运动以及增加肌肉和骨骼的运动。

（三）适宜做法

少量身体活动优于不活动；如果儿童和青少年未达到建议活动水平，少量身体活动有益健康；儿童和青少年应从少量身体活动开始，逐渐增加频率、强度和持续时间；应向所有儿童和青少年提供安全平等的机会并鼓励其参与有趣、多样、适合其年龄和能力的身体活动。

儿童和青少年较多的久坐行为，尤其是娱乐性的屏幕前活动，可能会产生以下不良结果：更加肥胖；心血管代谢健康受损；健康状况更差；行为品行/亲社会行为差；睡眠时间减少等。儿童和青少年应限制久坐时间，尤其是屏幕娱乐时间。

二、老年人（65岁以上）

（一）身体活动益处

降低全因死亡率、心血管疾病死亡率；降低新发高血压、新发位点特异性肿瘤、新发2型糖尿病风险；改善心理健康，减轻焦虑和抑郁症状；促进认知健康和睡眠；改善肥胖状况；有助于预防跌倒和跌倒相关伤害，维持骨骼健康和预防功能性能力的衰退。

（二）运动建议

所有老年人应定期进行身体活动。老年人应每周进行150~300分钟中等强度有氧运动；或75~150分钟高强度有氧运动；或等量的中等强度和高强度组合活动。可按照以下运动方案开展健身活动：

（1）每周至少2天中等或更高强度的肌肉强化活动，锻炼所有主要肌群。

（2）每周至少3天中等或更高强度的功能平衡和力量训练。

（3）可适当增加运动量，如每周300分钟以上中等强度有氧运动，或150分钟以上高强度有氧运动，或等量的中等强度和高强度组合运动。

（三）适宜做法

少量身体活动优于不活动；如果老年人未达到建议活动水平，少量身体活动有益健康；老年人应从少量身体活动开始，逐渐增加频率、强度和持续时间；老年人应该在自身功能性能力允许的范围内进行身体活动，并根据健康水平调整身体活动强度。

老年人较多的久坐行为可能产生以下不良结果：全因死亡率增加；心血管疾病死亡率和肿瘤死亡率增加；心血管疾病、肿瘤和2型糖尿病发病率增加等。老年人应限制久坐时间，代之以任何强度（包括轻微强度）的身体活动。

三、孕妇与产后妇女

（一）身体活动益处

孕产妇方面的受益包括降低先兆子痫、妊娠高血压、妊娠糖尿病发病率，预防妊娠期过度增重，降低分娩并发症和产后抑郁症的发生风险等。胎儿和新生儿方面的受益包括减少新生儿并发症，同时对出生体重无不良影响，未发现死产风险增加。

（二）运动建议

建议所有无禁忌证的孕妇和产后妇女，整个孕期和产后应定期进行身体活动。每周至少进行150分钟中等强度的有氧运动，可以获得较大的健康益处。应进行各种有氧和肌肉强化运动。增加轻柔拉伸运动可能也有益处。此外，怀孕前习惯进行高强度有氧运动的女性，或者经常进行身体活动的女性，可以在怀孕后和产后继续原有活动。

（三）适宜做法

少量身体活动优于不活动。如果孕妇和产后妇女未达到建议活动水平，少量身体活动有益健康。孕妇和产后妇女应从少量身体活动开始，逐渐增加频率、强度和持续时间。盆底肌肉训练可以每天进行，以降低尿失禁发生风险。

注意事项

1. 气温过高时避免进行身体活动，尤其是高湿度环境下。

2. 身体活动之前、身体活动期间和身体活动之后饮水保持水分。

3. 避免参与涉及身体接触、跌倒风险大或可能限制氧化作用的活动。例如，平时不在高海拔地区生活的人应避免高海拔地区活动。

4. 孕早期过后避免仰卧位活动。

5. 若考虑参加体育比赛或运动量远高于《指南》建议标准时，孕妇应寻求专业卫生保健人员监督。

6. 卫生保健提供者应告知孕妇出现哪些危险信号时须停止活动；或出现此类信号时应限制身体活动并立即咨询卫生保健提供者。

7. 分娩后逐渐恢复身体活动，剖宫产分娩应咨询卫生保健提供者。

孕妇和产后妇女较多的久坐行为可能产生以下不良结果：全因死亡率增加；心血管疾病死亡率和肿瘤死亡率增加；心血管疾病、肿瘤和2型糖尿病发病率增加。孕妇和产后妇女应限制久坐时间，代之以任何强度（包括轻微强度）的身体活动。

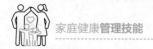

四、残疾儿童和青少年（5~17岁）

（一）身体活动益处

改善心肺和肌肉健康；改善心血管代谢，稳定血压、血脂、血糖和改善胰岛素抵抗；促进骨骼健康；提高认知能力，提高学业成绩和执行能力；促进心理健康，减轻抑郁症状；控制体重，减轻肥胖症状；因注意力缺陷/多动障碍（ADHD）等疾病致认知功能受损者可改善认知能力；智力障碍儿童的身体功能也能得到改善。

（二）运动建议

一周中每天至少进行60分钟中等到高强度身体活动，以有氧运动为主。每周至少应有3天进行高强度的有氧运动以及增强肌肉和骨骼的运动。

（三）适宜做法

少量身体活动优于不活动；如果残疾儿童和青少年未达到建议活动水平，少量身体活动有益健康；残疾儿童和青少年应从少量身体活动开始，逐渐增加频率、强度和持续时间；在适合当前活动水平、健康状况和身体机能的情况下，残疾儿童和青少年进行身体活动不存在重大风险，且健康获益大于风险。残疾儿童和青少年应咨询卫生保健专业人员或其他身体活动和残疾专家，确定适合他们的活动类型和活动量。

儿童和青少年较多的久坐行为，尤其是娱乐性的屏幕前活动，可能产生以下不良结果：更加肥胖；心血管代谢健康受损；健康状况更差；行为品行/亲社会行为较差、睡眠时间减少。残疾儿童和青少年应限制久坐时间，尤其是屏幕娱乐时间。

五、患有慢性病的成年人（18岁以上）

对于患有慢性病的成年人，身体活动可以作为娱乐和休闲（玩耍、游戏、运动或有计划地锻炼）、交通（坐车、步行和骑自行车）、工作或家务劳动的一部分，在职业场所、教育场所、家庭和社区中进行。所有成年肿瘤患者、高血压患者、2型糖尿病和艾滋病患者，应尽可能在没有禁忌证的情况下进行身体活动。

（一）身体活动益处

对于肿瘤幸存者，身体活动可降低全因死亡率、肿瘤相关死亡率以及肿瘤复发或第二原发性肿瘤的风险；对于高血压患者，身体活动可以降低心血管疾病死亡率，延缓疾病进展，改善身体功能，提高健康相关的生活质量；对于2型糖尿病患者，身体活动可降低心血管疾病死亡率，延缓疾病进展；对于艾滋病患者，身体活动可以改善身体健康和心理健康（减少焦虑和抑郁症状），并且不会对病情进展或身体成分产生不良影响。

（二）运动建议

所有患有肿瘤、高血压、2型糖尿病、艾滋病等慢性病的成年人都应该定期进行身体活动。每周应进行150~300分钟的中等强度有氧运动，或75~150分钟的高强度有氧运动，或同等效果的中等强度和高强度运动的组合运动，以获得实质性的健康受益。

患有上述慢性病的成年人也应进行中等或更高强度的肌肉强化活动，锻炼所有主要肌肉群，每周2天或以上，因为这些活动能提供额外的健康获益。在每周身体活动中，患有上述慢性病的老年人应进行多种形式侧重于中等或更高强度的功能性平衡和力量训练，每周3天或以上，以增强功能性能力，防止跌倒。如果没有禁忌证，患有这些慢性病的成年人可将中等强度的有氧运动增加到300分钟以上，或进行150分钟以上的高强度有氧运动，或同等效果的中等强度和高强度运动的组合运动，以获得额外的健康益处。

（三）适宜做法

如无法达到上述建议活动水平，患有上述慢性病的成年人应根据自身能力进行身体活动；患有上述慢性病的成年人应从少量身体活动开始，逐渐增加频率、强度和持续时间；患有上述慢性病的成年人应咨询身体活动专家或卫生保健专业人员，听取建议，确定适合自身需求、能力、功能受限/并发症、用药情况和整体治疗方案的活动类型和活动量；无禁忌证者进行不超过快走或日常生活需要的轻微或中等强度身体活动之前，一般无须通过体检。

患上述慢性疾病的成年人较多的久坐行为与以下不良健康结果有关：全因死亡率、心血管疾病死亡率和肿瘤死亡率增加，以及心血管疾病、肿瘤和2型糖尿病的发病率增加。患有上述慢性病的成年人应限制久坐时间，改进行各种强度的身体活动（包括轻微强度）。为了帮助减少过多久坐行为对健康的不利影响，患有上述慢性病的成年人进行中等到高强度身体活动应力求超过建议水平。

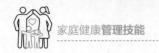
第四节　多元化的健身选择

在当今社会，随着人们对健康和生活质量的追求日益提升，多元化的健身选择已成为大众生活中不可或缺的一部分。从清晨的公园晨跑到夜晚的家庭健身，从团队运动的激情碰撞到个人静谧的瑜伽修行，每一种健身方式都承载着人们对美好生活的向往和追求。以下将从健身项目、健身目的、健身场所、健身功能板块、健身器材及课程等多个维度介绍多元化的健身选择，为您呈现一个丰富多彩的健身世界。

一、健身项目多样化：满足不同人群的个性化需求

在健身项目的选择上，人们拥有了前所未有的丰富性。跑步，作为最基础也是最受欢迎的有氧运动之一，不仅能够增强心肺功能，还能促进新陈代谢，适合各个年龄段的人群。跳绳，以其高效便捷的特点，成为了家庭健身的首选。骑车，无论是户外骑行还是室内骑行（动感单车），都能让人在享受风景或音乐的同时，达到锻炼的效果。此外，球类运动如篮球、足球等，以其团队协作和竞技性，吸引了无数热爱运动的年轻人；健步走和广场舞，则以其低强度、易上手的特点，深受中老年人的喜爱；舞蹈和体操，则以其动作优雅、灵活的特点，成为了提升气质、塑造形体的不二之选。

二、健身目的全面化：身心健康的双重提升

健身的目的早已超越了简单的身体锻炼，健身更是一种生活态度和健康追求。通过健身，人们不仅能够提升身体功能，增强肌肉力量和耐力，还能有效调整心情，缓解工作和生活带来的压力。科学研究表明，定期参与体育锻炼有助于降低抑郁症和焦虑症的风险，提升心理健康水平。同时，健身还能增强心肺功能，提高身体免疫力，预防多种慢性疾病。此外，健身还是一种良好的社交方式，通过参与集体活动，人们可以结识新朋友，拓展社交圈，享受团队合作的乐趣。

三、健身场所多元化：随时随地开启健身之旅

随着科技的发展和生活方式的改变，健身场所也变得越来越多元化。传统的户外场所如公共体育场馆、公园和社区体育场地仍然是人们健身的重要选择。这些场所通常设施齐全、环境优美，为健身爱好者提供了广阔的运动空

间。近年来，居家健身逐渐成为一种新的趋势。人们可以通过购买健身器材、观看在线健身课程等方式，在家中就能享受到专业的健身指导和服务。此外，一些商业健身房和健身工作室也如雨后春笋般涌现出来，为追求高品质健身体验的人群提供了更多选择。

四、健身功能板块化：确保身体健康的全面性

为了确保身体健康的全面性，健身功能板块化成为了重要的发展趋势。有氧运动如跑步、跳绳等能够增强心肺功能；力量训练如举重、引体向上等能够提升肌肉力量和耐力；柔韧练习如瑜伽、拉伸等能够增加关节灵活性和运动范围；协调练习如舞蹈、体操等则能够提升身体的协调性和平衡能力。这些功能板块相互补充、相互促进，共同构成了一个完整的健身体系。

五、健身器材多元化：科技助力健身效果

随着科技的进步，健身器材的种类和功能也越来越丰富。跑步机、椭圆机等有氧健身器材能够模拟户外跑步和骑行的效果，让人们在室内就能享受到运动的乐趣。举重器材如拉力器、杠铃等则能够帮助人们进行针对性的力量训练。健身球、哑铃和弹力带等小型健身器材则以其便携性和灵活性的特点受到越来越多人的喜爱。这些器材不仅能够锻炼上下肢肌肉和核心肌群，还能通过不同的训练方式和组合达到不同的健身效果。

六、多样的健身课程：满足不同人群的健身需求

为了满足不同人群的健身需求，市场上涌现出了多种多样的健身课程。力量训练课程通过科学的训练方法和计划帮助人们提升肌肉力量和耐力；有氧健身操课程则以欢快的音乐和动感的动作让人们在运动中释放压力；动感单车课程则结合了音乐和光影效果为人们带来沉浸式的骑行体验；高强度间歇训练则以其高效、短时的特点成为忙碌人群的首选；瑜伽和普拉提课程则注重身心的和谐统一，帮助人们达到身心放松的效果；舞蹈课程则以其多样性和趣味性的特点吸引了众多爱好者的参与；水中体适能课程则利用水的浮力和阻力为人们带来全新的健身体验。

多元化的健身选择为人们提供了丰富的健身方式和途径。无论选择何种健身项目、场所、功能板块、器材、课程，重要的是要根据自己的身体状况、兴趣爱好和时间安排进行合理规划和安排。只有这样，我们才能更好地享受健身带来的乐趣，收获健康带来的幸福。

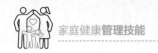
第五节　如何应对运动损伤

运动损伤指的是运动过程中发生的各种损伤。其损伤部位与运动项目及专项技术特点有关。如体操运动员受伤部位多是腕、肩及腰部，与体操动作中的支撑、转肩、跳跃、翻腾等技术有关。网球肘多发生于网球运动员。运动损伤的主要原因是：运动项目与自身的实际情况不匹配；身体素质差；动作不正确；缺乏自我保护能力；运动前不做准备活动或准备活动不充分。急性运动损伤多于慢性损伤，急性损伤治疗不当、治疗不及时或损伤后过早参加训练等可使急性损伤转化为慢性损伤。

一、肌肉拉伤

肌肉拉伤是肌肉在运动中急剧收缩或过度牵拉引起的损伤。这在进行引体向上和仰卧起坐练习时容易发生。肌肉拉伤后，拉伤部位剧痛，用手可摸到肌肉紧张形成的索条状硬块，触痛明显，局部肿胀或皮下出血，活动明显受到限制。肌肉拉伤后，要立即进行冷处理——用冷水冲局部或用毛巾包裹冰块冷敷，然后用绷带适当用力包裹损伤部位，防止肿胀。24~48小时拆除包扎，适当热敷或用较轻的手法对损伤局部进行按摩。

RICE技术可用于急性肌肉、韧带等软组织的拉伤、扭伤，或者其他淤肿性的损伤。正确使用RICE技术可以减少血管出血，帮助缓解肿胀和疼痛，有助于早期愈合，缩短康复时间。肌肉拉伤严重时，应立即前往医院进行治疗。

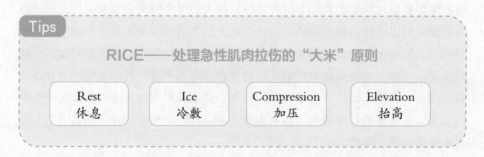

Tips

RICE——处理急性肌肉拉伤的"大米"原则

Rest 休息	Ice 冷敷	Compression 加压	Elevation 抬高

二、肌肉痉挛

肌肉痉挛俗称抽筋，是指肌肉突然、不自主地强直收缩的现象，会造成肌肉僵硬、疼痛难忍。不同部位肌肉痉挛的处理方法如下。

1. 手指痉挛

将手握成拳头，然后用力张开，再迅速握拳，如此反复进行。

2. 手臂痉挛

将手握成拳头并尽量屈肘，然后再用力伸开，如此反复进行。

3. 腓肠肌痉挛

急剧运动时可能会出现腓肠肌痉挛，患者会感觉小腿剧烈疼痛，部分会出现手脚麻木。出现以上症状时要马上用对侧手握住痉挛侧腿的脚趾，另一手压在痉挛侧腿的膝盖上，慢慢地伸直腿部，待疼痛消失后进行按摩并注意保暖。

4. 大腿抽筋

弯曲抽筋的大腿，并屈曲膝关节，然后用两手抱着小腿，用力使它贴在大腿上，并做震荡动作，随即向前伸直，如此反复进行。

三、腹痛

腹痛是由剧烈运动引起的一时性的非疾病性功能紊乱，包括胃肠痉挛、腹直肌痉挛。

1. 运动中腹痛的预防

①遵守科学运动原则，循序渐进地增加运动强度，加强身体综合训练，提高心肺功能。②充分的准备活动，可使人体尽快进入运动状态，避免因运动过剧使胃肠道缺血缺氧而发生胃肠痉挛。③合理安排饮食，运动前不能吃得太饱或饮水过多，饭后应休息1.5～2.0小时才能进行剧烈运动，运动前避免吃容易产气或难以消化的食物，也不能空腹参加剧烈运动。④运动中注意呼吸节奏，中长跑时要合理控制速度，避免呼吸肌疲劳或痉挛。⑤夏季运动时要适当补充盐分，以免水盐代谢失调。⑥有基础疾病者应劝其在治愈前避免高强度体育活动。

2. 运动中腹痛的急救处理

①运动中出现腹痛不应惊慌，应当减速慢跑，加强深呼吸，调整呼吸和运动节奏。②用手按压腹痛部位，或弯腰慢跑一段距离，一般腹痛可以减轻或消失。③可以按揉足三里、内关、大肠俞等穴位来缓解疼痛。④热敷腹痛部位，或局部按摩。⑤如腹痛剧烈，或者腹部摸上去呈"木板状"，考虑有腹膜炎体征，应紧急送医院诊治。

四、关节脱位

1. 肩关节脱位

用三角巾的一端将前臂和肘部托起，另一端挂在颈上，再用一条宽带经上

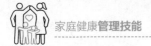

臂缠过胸部，在对侧胸前打结，把脱位关节上部固定住。应及时到医院由专业医务人员进行复位，尽量不要自行复位。

2. 髋关节脱位

髋关节脱位后若延误治疗，将会带来较严重的并发症，因此，若发生髋关节脱位，应立即停止活动关节，并立即就医。

五、骨折

如果出现严重的骨折，不要自行处理，应立即拨打急救电话。在等待医务人员到来时，尽量保持受伤部位稳定，不要随意移动。若为开放性骨折，即骨头尖端穿过皮肤，有伤口与外界相通，则不可用手回纳，应用消毒纱布对伤口做初步止血、包扎后，再用平木板固定。

第六节　运动的常见误区

现在，很多人热衷于运动，经常坚持锻炼。运动的确对提高身体素质、促进身心健康有很大益处，但是，运动也要讲究科学性，若方法不对，反而会损害健康。以下是在运动中常会出现的误区，需要引起注意。

一、误区1：运动前要先拉伸、再热身

运动前进行拉伸活动，若力度掌握不好，很容易拉伤肌肉，引起疼痛。准备活动的正确方式应该是：先进行中或低等强度的慢跑、蹬自行车等运动来预热身体，然后再进行动态拉伸，注意用力要适度。

二、误区2：运动锻炼没疼痛感说明没效果

有些人认为，在锻炼身体时感觉到某个部位出现疼痛，才证明运动有效果。这其实是错误的想法。专家提醒，在运动过程中出现疼痛感，要立即停止运动，因为疼痛是受伤的警报。此时应停下来休息，必要时去看医生。不过，运动后可承受的肌肉延迟性酸痛是正常的生理反应，休息后会自行缓解。

三、误区3：用跑步机比在地上跑安全

在室内跑步机上运动，虽然不受天气及场地影响，随时可进行，但并不一定

比户外运动安全。这是因为不同的环境对正确动作的要求是不一样的，安全与否，与跑步动作、个人体能状况和运动持续时间等紧密相关。在跑步机上运动，如果自身速度跟不上机器时速，或运动时间长致体能跟不上，也会发生危险；而在户外则可以根据自身情况和环境状况随时调整运动时间和强度，相对更安全。

四、误区4：仰卧起坐可以减去肚子上的赘肉

有些人为了减去肚子上的赘肉，每天坚持做仰卧起坐。这种运动方式可能会有点效果，但并不显著。因为人体每消耗3 500 kcal的能量可减重0.45 kg，光做仰卧起坐并不能达到局部减肥的目的，仅能起到锻炼腹部肌肉的作用。如果想"减肚子"，进行长时间、高耗能的运动才能实现。

五、误区5：女性做负重抗阻训练会变成"肌肉型"体形

负重抗阻训练又称力量训练，运动方式包括举哑铃、深蹲、俯卧撑、引体向上等。合理的负重抗阻训练会保持或提高身体的肌肉质量，但是由于女性体内的激素水平与男性不同，除非经常进行高强度训练，否则很难练成健硕的肌肉。

六、误区6：运动时流的汗水与锻炼效果成正比

流汗多少与运动强度、运动持续时间和人体基础代谢能力有关。不要误以为锻炼后汗流浃背就是取得了运动效果，其实这是身体在告诉你要及时补水。在运动前、中、后均应少量多次补水，这对保持良好的运动状态有很大帮助。

七、误区7：老年人上了年纪不适合运动

很多人认为，年老体弱的人运动会很危险。实际上，年龄越大，越需要运动。研究证明，运动可以预防高血压、糖尿病、关节炎等多种疾病。需要注意的是，老年人运动要根据个体情况，最好在专业人员的指导下进行，运动最好选择中、低等强度的有氧运动、力量训练、平衡和柔韧性锻炼。

八、误区8：运动越多越好

运动应循序渐进，运动过度反而不利于身体健康。要根据自己的运动能力来合理安排每次运动的时间和强度。

（石学丹、成姝雯、梁开如、曾晶）

第四章

心理健康管理

第一节　如何提升心理健康水平

心理健康是健康的重要组成部分，与身体健康密切关联、相互影响。随着社会的快速发展和生活节奏的加快，人们在面临各种压力的同时，心理健康问题也日益突显。据世界卫生组织统计，全球约10亿人正在遭受精神障碍困扰。《2022年国民抑郁症蓝皮书》数据显示，目前我国患抑郁症人数超过9 500万，这意味着每14个人中就有1个抑郁症患者。

我们可以看到，当今人们的心理健康问题确实严峻，这需要政府、社会和个人共同努力，一起加强心理健康教育，提高心理健康服务水平，帮助人们更好地管理和预防心理问题，促进社会心理健康水平的提升。那么，从个人层面出发，能够从哪些方面提升自己的心理健康水平呢？

一、建立积极的生活方式

积极的生活方式包括规律作息、适度运动、避免不良习惯、定期体检等。良好的生活习惯是身心健康的基础，健康的生活方式能够使我们精力充沛、情绪稳定和思维清晰。

（一）规律作息

规律的作息可以帮助身体维持正常节律，促进大脑中各种神经递质的稳定释放，有助于维持情绪稳定，增强免疫系统功能，降低患病风险。我们的身心得到充分休息，就能够释放压力，更好地应对挑战。尽量保持充足的睡眠时间，确保每晚有7~9小时的睡眠，以保证良好的睡眠质量。

（二）适度运动

每周至少进行150分钟中等强度有氧运动，如快走、跑步、游泳等，或进行力量训练。适度运动有助于释放压力、保持心理健康。

（三）避免不良习惯

吸烟、酗酒、滥用药物、过多地摄入咖啡因，这些都是有害健康的不良习惯，应尽量避免。

（四）定期体检

定期接受身体检查，可及时发现和治疗潜在健康问题，预防疾病发生。

二、学会应对压力与调节情绪

压力是现代生活中人们普遍存在的心理负担。学习应对压力的技巧，如深呼吸、冥想、放松等，可以帮助我们更好地处理压力和挫折，并帮助我们提高心理弹性。后续的章节将详细讲解调节情绪的具体方式。

三、培养社会支持系统

社会支持系统是个体通过与环境中他人的互动所建立的关系网络。我们的社会支持系统为我们提供情感支持，帮助我们缓解心理压力，提高我们对环境的适应能力和应对能力。社会支持系统一般包括我们的亲人、朋友、老师、同事、合作伙伴等。当我们面对生活的压力与挑战时，良好的社会支持能够给予我们力量，帮助我们继续前进。科学研究发现，具有良好的社会支持系统的个体，其身心健康指数更高，因为良好的社会支持系统可以帮助我们摆脱困境，使我们尽快从痛苦的深渊中走出来。抑郁与孤独情绪则与不良的社会支持有关。

一般来讲，社会支持包括情感支持、物质支持与信息支持。情感支持是指当人们面对孤独、压力或不良生活事件时，生活中有人能够陪伴、倾听、安慰、鼓励。物质支持，顾名思义，指人们的支持系统中有人提供物质支持，比如生病时有人准备热腾腾的饭菜。当出现需要立刻解决的紧急问题时，这种支持尤其重要。信息支持可能包括提供指导、建议、咨询。需要做出重大决定时，或感到困惑时，这种支持是非常重要的，它能够缓解焦虑和紧张。拥有一个稳固的社会支持系统可使人们在真正需要帮助的时候得到支持。

那么，如何建立自己的社会支持系统呢？第一，与家人、朋友、同事和其他社交群体保持密切的、积极的关系，常常交流彼此的生活与感受，让关系在沟通交流中不断发展。第二，可以多参与一些活动，主动建立社交关系。第三，在他人需要帮助的时候，真诚地关心他人，在自己能力范围内为他人提供情感上、物质上、信息上的支持与帮助，让人际关系在互助中浇灌并稳固成长。第四，在必要的时候，也可以通过社会服务、咨询顾问或心理健康专业人士获取指导和帮助。第五，在社交媒体高度发达的今天，可以通过网络获取远程帮助。

四、寻求专业人士帮助

专业的心理咨询师可以提供专业的心理指导和支持，帮助人们应对挑战和困难并提高其心理健康水平。如果出现以下状况，需要寻求专业心理咨询师的帮助。

（一）持续的情绪困扰

长时间感到情绪低落、焦虑、恐惧或愤怒，且无法自行缓解这些情绪。

（二）思维或行为变化

感到思维混乱、注意力难以集中、记忆力下降，强烈的自我否定或消极思维，饮食、睡眠或其他的日常活动有明显改变。

（三）思考或想法困扰

持续的负面自我评价、消极想法或者对生活失去希望。

（四）身体症状

长期的身体不适，如头痛、胃痛、背痛，以及心慌、胸闷、呼吸不畅、手抖、全身发麻、口干口苦等，并且经过检查没有明确的身体原因，或检查结果不足以造成相应程度的疼痛或不适。

（五）睡眠问题

存在严重的睡眠问题，如失眠、噩梦、睡眠过度或梦魇等，并且已经明显影响到了自身的生活与工作。

（六）社会功能受损

情绪问题严重影响了自己的日常生活、工作或人际关系，导致无法正常与社会保持良好的互动。

（七）自伤或自杀倾向

有意识地伤害自己的身体，如划伤、割伤、撞击或烧伤等，或者产生想要结束自己生命的想法或行为。

（八）社交隔离

发现自己越来越难以与他人建立或维护关系，感到孤独，甚至与世隔绝。

如果出现以上这些情况，需要寻求专业的心理健康支持。及早识别和处理这些问题至关重要，以防止产生更严重的后果。有些时候找不到可以倾诉的对象，或者无法与朋友和家人谈论所发生的事情，抑或需要在朋友和家人之外有一个无偏见的、保密的地方，可以通过心理咨询得到帮助。紧急时，也可以拨打心理危机干预热线。

五、培养兴趣爱好

发展个人的兴趣爱好可以提升生活的乐趣和满足感。参与自己喜欢的活动能够转移注意力、缓解压力，还能体验个人所获成就。

那么如何培养自己的兴趣爱好呢？可以仔细回想一下，曾经对什么感兴趣，比如小时候的爱好，平时的阅读喜好，以及一直想要尝试的新事物。可以尝试参与一些活动或参加某些组织，比如兴趣课程班、工作坊、社会活动或公益组织，做一些之前从未尝试过的事情。这些行动与尝试可以拓宽视野，这些体验也能使自己了解真正感兴趣的事物是什么。

培养兴趣爱好需要时间和耐心，不要期望自己立刻就能找到一个完全符合自己兴趣的活动或领域，应给自己一些时间去探索、了解自己。培养兴趣爱好的过程应该是愉快且有意义的，要享受学习和发展的过程并从中获得乐趣，不要给自己太多的压力和负担。每个人的兴趣爱好都有其独特的特点，探索和尝试不同的领域，寻找真正热爱的活动，这会使生活更加充实和快乐。

六、保持乐观态度

积极的心态对心理健康至关重要。培养乐观的思维方式，学会感恩，积极评价自己的经历和当下的情境，将注意力放在积极的方面，有助于提升幸福感和心理健康。

七、学会自我关怀

自我关怀是当个人处于困难、挫折、痛苦、失望等不好的情景中时，对自己消极的状态能够保持开放和友善的态度，能够安抚和关心自己的能力。自我关怀需要我们学会照顾自己的身体和情感需要，给自己留出休息和放松的时间，并保护自己远离自我批评、反刍思维。

随着我们的生活节奏的加快，压力也在不断地增大，来自社会和职场的压力不断对我们造成影响，导致内心产生批评的声音并对自我价值产生怀疑，我们经常在忙碌中忽视自己的心理和情感需求。社交媒体的普遍应用让我们也容易陷入不断的比较中，这不仅影响自尊心，也可能导致心理健康问题。我们发现，生活中大多数人都会苛求和为难自己，并对自己产生这样的评价："我还不够好，我还可以做得更好""这件事情我做得太糟糕了，我简直一无是处""我真差劲，没有人会喜欢我"。就像照镜子一样，我们对镜子里的自己

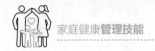

百般挑剔，甚至可能还会与一些我们认为更优秀的人进行比较，从而使自己感到更加糟糕与挫败。

尝试回答以下这些问题来测试是否经常自我批评。

（1）我是否总是对自己的行为或决定过于苛责？

（2）当事情没有按计划进行时，我是否马上开始怪罪自己？

（3）当犯错或失败时，我的第一反应是什么？是惩罚自己，还是试着理解并从中学习？

（4）我允许自己犯错还是停留在负面情绪中无法自拔？

（5）我自己内心的声音是鼓励的还是带有负面且批评性的？

（6）我是否经常对自己使用贬低或否定性的话语？

（7）我是否认为自己不够好，总是需要证明自己的价值？

（8）我因为自己的成就而感到自豪，还是觉得自己应该做得更多？

（9）我设定的目标是切实可行的，还是过高？

（10）我是否因未达到过高的期望而经常感到沮丧？

（11）我是否总是将自己与他人相比较，感觉自己不如别人？

（12）在社交媒体上看到别人的生活时，我是否会有消极的自我感受？

（13）我是否经常忽视自己的需求，总是先考虑别人的需求？

（14）我是否给自己足够的时间去休息和"充电"？

（15）我是否害怕他人对我的评价？

（16）我是否极度在意别人的看法，以至于它影响了我的自尊和自信？

（17）我是否因担心他人的评价而放弃做自己想做的事情？

通过回答这些问题，我们可以反思自我批评的强度、频率与模式。如果发现自己总是自我批评，那么可以通过自我关怀来改变这种自我批评的行为，从而调节情绪，以促进心理健康。

自我关怀要求我们停止评判、否定自己，不给自己贴上"好"或"坏"的标签，以开放的心态接纳自己。比如，我们在工作中犯了错误，自我的包容可以允许我们以一种理解和接纳的方式对待自己，而不是一味自我批评。我们应能够意识到犯错是人经历的一部分，犯错并不意味着自己比别人更差或不足，所有人都是不完美的，错误和挑战是普遍存在的。我们可以通过以下方式来进行自我关怀。

（一）拥抱练习

自我关怀中的拥抱练习是一种简单而温馨的练习，它通过肢体动作帮助我们自我安慰。当我们感到焦虑、沮丧或受到打击时，我们可以通过自我拥抱来安慰自己。自我拥抱就像婴儿在妈妈的臂弯一样温暖。研究显示，身体接触会释放催产素，它可以为自身提供安全感，有助于平复消极情绪，减轻心血管压力。

拥抱练习具体的步骤：在一个安静、舒适、不会被打扰的空间进行，可以站立、坐着或躺下，只要这个动作让我们感到舒服就好。轻轻地闭上眼睛，深深吸一口气，然后缓缓呼出，让自己放松。轻轻地把双臂环绕在自己的身体上，仿佛抱着一个亲爱的朋友或家人一样。可以将手臂放在合适的位置，比如胸前、肩上或腰间。你可以轻轻摇晃，就像安抚一个小孩一样，来传达爱与关怀。

当我们这样拥抱自己时，应专注于我们对自己的感觉，允许自己接受这份关爱和慰藉。如果有任何积极的话语或慰藉的言辞，可以默念它们。维持这个拥抱几分钟，同时继续进行深呼吸，感受每一次呼吸带给身体的放松和安宁。当准备结束这个练习时，可以缓慢地放松自己的手臂，再次深呼吸，然后渐渐地睁开眼睛。

（二）改变批评式的自我对话

自我关怀中改变批评式的自我对话可使我们把负面的、苛刻的自我对话转变为更加积极、宽容和支持性的自我交流方式。这种转变可以帮助我们提高自尊，减轻焦虑和压力，提升幸福感。我们可以通过以下练习改变批评式的自我对话。

（1）识别负面的自我对话。我们可以记录自己经常对自己说了些什么，对自己说的哪些话最容易引起自己的负面感受和情绪波动，比如"我有没有做好""我怎么这么笨"，或一些高频词"完蛋了""总是""我必须"等。这样记录可以帮助我们识别哪些自我对话是负面的。

（2）挑战负面对话。我们的自我评价常常是非黑即白、不客观、不理性的。我们可以问问自己："我这样评价自己真的客观吗，还是太过于苛责自己了？""是否有反例？""有没有其他可能性？"或者，当我们发现自己对自己很苛刻时，试着问问自己："如果我们的朋友处于同样的情况，我们会怎么对待他们？"这有助于我们换个角度看待自己。

（3）使用积极的语言替代消极的评价，将负面的自我对话转化为积极的语言。例如，将"我从来不行"转变为"我正在努力学习"或"我正在尝试做得更好"，将"我的心脏肯定出问题了，我是不是得了绝症"转变为"我的检查报告是没有问题的，引起心跳加速的原因可能是紧张、焦虑，而不是我的身体真的有问题"，将"如果……怎么办"转变为"我正在学着不再担忧，我能够

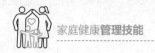

用实际行动来代替无谓的担忧"。

（4）学会自我接纳和自我理解。我们应学会接受自己的不完美，接纳自己的不足，而不是责备自己。我们需要不断实践自我关怀，并持之以恒，因为改变旧有的思维习惯需要一定的时间。通过不断的努力，我们可以建立更积极、更支持性的自我交谈方式，从而提升自我价值感和幸福感。

（三）学会休息与放松

现代社会中的人往往倾向于过度工作，不愿意让自己休息。有一些人将工作视为实现个人目标、追求成功和成就的主要途径，他们认为休息是浪费时间，因此不愿意放松或者减少工作时间。从长期来看，这会对自身的身心健康造成严重的负面影响，导致焦虑、抑郁、身体疲劳等问题。休息与放松对调节情绪、减轻压力、提高认知功能、增强自我调节能力和改善睡眠质量都具有重要意义。通过放松，我们可以保持身心健康，提升生活质量。如果不知道如何休息与放松，可以参考以下建议。

（1）安排休息时间。设定每天、每周或每月的休息计划，确保自己有足够的时间来放松和恢复精力。每天至少保证15分钟到1小时的休息时间，每周至少安排1天完全休息放松的时间。可以在休息时进行深呼吸、冥想、瑜伽，或泡个热水澡。做自己想做并感到愉快和舒适的事情，并保证我们是不被打扰的。必要时关闭自己的手机，在这个时间内放下自己的职责，全然地休息与放松。

（2）学会说不，设立边界。学会拒绝过多的工作或社交活动，给自己留出足够的时间来放松和"充电"。不要因为害怕拒绝而不停地接受任务或邀约，保护自己的时间和精力是自我关怀的一部分。设立个人界限是指不要让工作、社交或其他事务侵占自己的休息时间，确保自己有足够的时间来照顾自己。

（3）拥抱孤独。给自己留出一些独处的时间，不要害怕与自己相处。在这段时间里，可以进行反思、自我探索或者只是享受安静的时刻。

八、减少压抑，学会表达

虽然表达情绪、宣泄情绪可以让我们的焦虑水平下降，但是有很多人习惯抑制自己的情绪，比如有些过于内向、沉默寡言的人，他们其实并不是没有情绪，而是习惯压抑情绪，不表达自己的情绪；有些人因为社会期待而试图抑制自己的情绪，害怕展现自己的脆弱或不安；遭遇过创伤或困境的人也可能会选择抑制自己的负面情绪，以减轻内心的痛苦和不适；还有一些人可能由于家庭教育、文化背景或个人经历等，缺乏有效的情绪表达方式，不知道如何适当地表达自己的情绪。

情绪与身体健康密切相关，抑制情绪会增加身体的压力和负担，影响健康，导致身体出现各种不适，如头痛、背痛、消化功能减退、免疫力下降等。抑制情绪也可能会导致情绪问题加重，如使焦虑、抑郁等情绪加重。情绪是有能量的，如果我们能够识别自己的情绪并能够表达出来，则对健康有益。

（一）识别情绪

开始关注自己的内心感受，尝试观察自己的情绪状态，了解自己在不同情境下的情绪反应。可以尝试对自己提问，如"我现在是什么感受"或者"现在我的主要问题和关注点是什么"。学会使用适当的情绪词汇为自己当下的状态命名，如"开心""悲伤""愤怒""焦虑""羞耻""痛苦""困惑""轻松"等。

身体某些部位的反应也会反映我们当下的情绪状态，如心跳加快、肌肉紧张、呼吸急促等，这些都可能是某种潜在情绪的体现。我们可以尝试着把注意力放在身体有反应的地方，比如肩颈、腹部，在这个位置等待并且感受它，在这个过程中不要去分析和判断它是什么，只是安静地观察，并允许自己去感受所有即将浮出的情感和情绪，一直等待，直到某些事情出现为止。无论是积极的还是负面的情绪，都是自然而真实的。当我们完成这个步骤后，可以尝试问自己："这种感觉有多少？""这种感觉是什么形状的？""如果这一感觉有颜色，那么是什么颜色？"这可以帮助我们深入感受和理解内在的情绪体验，从而促进自我意识。

（二）表达情绪

我们可以试着将自己的情绪讲出来，倾诉是一个非常好的表达与释放情绪的方式，如果信任对方，那么敞开心扉地倾诉吧！也可以尝试写作的方式——情绪日记，每天记录自己的情绪体验和感受，包括什么时候、在什么情境下出现了什么样的情绪，以及情绪的强度和持续时间，这有助于了解自己的情绪模式和触发因素。

每个人都需要表达愤怒情绪，但表达愤怒的方式很重要。如夫妻产生矛盾后，把愤怒发泄到孩子身上，这是非常不可取的。我们可以健康地表达愤怒，如双拳捶击枕头、打沙袋、在不伤害他人的情况下砸东西、找一个空旷的地方大吼大叫或进行一项剧烈的体育锻炼（身体情况允许时）等。

（三）交流情绪

使用"我"来表达自己的感受和需求，如"我感觉……"或"我需要……"，避免使用"你……"指责对方。比如，"你总是不顾我的感受"可以换为"我觉得我的感受没有被尊重"，"你从来不关心我的感受"可以改变为"我感觉我的感受经常被忽视"，这样可以更有效地表达自己的情绪和需求，同时避免给对方带来攻击性或防御性的反应。我们在交流情绪的过程中，不要去评价他人的人格，比如"你就是这样懒的一个人"。交流是双向的，在交流中不仅要表达自己的情绪，而且要倾听他人的情绪表达，并给予理解和支持。

第二节　人际关系的影响因素及提升技巧

　　人际关系包括亲属关系、朋友关系、师生关系和同事及领导关系等，良好的人际关系能够为我们提供情感支持、社会支持，带来归属感，使我们更加幸福。人际关系也影响着我们的自我认同、社会认同和个人成长。研究表明，拥有良好的人际关系是预测个体幸福感和生活满意度的重要因素。想要建立良好的人际关系，就需要厘清我们自己的人际模式是什么，或许有人天生就能够与他人愉快相处从而拥有良好的人际关系，而有些人却感到很困难。那么哪些方面会影响我们的人际关系呢？

一、人际关系的影响因素

1. 思维模式与信念

　　认知行为治疗的思想认为我们的思维模式会影响我们的情绪和行为（图4-1）。思维模式影响着我们对外界环境（如他人的言行、眼神等）的解读。如果我们倾向于以负面思维去解读，比如过度关注别人对我们产生的负面评价，而忽视了正面的反馈和肯定，这种过度

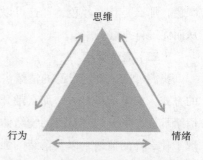

图4-1　思维、情绪与行为之间的关系

关注负面评价的思维模式会导致个体对自己产生负面情绪并自我怀疑，进而影响到与他人的交往；或者过度解读他人的行为，"对方是不是对我有意见，是不是讨厌我，是否觉得我能力很差"，即使对方并没有恶意，这种过度解读会导致我们产生戒备心理和敌对态度，以至于难以建立真诚和亲密的人际关系；我们也可能对自己和他人的期望过高，这种过高的期望会导致我们难以接受现实和他人的不完美之处，对自己和他人产生不满和失望，进而影响到与他人的关系。

无法与人建立良好的人际关系或许也与我们的信念有关，比如我们认为世界是危险的，是不可信的，那么我们可能很难与外界建立信任，我们也无法相信他人，我们想要依赖他人，但又害怕被伤害。这可能会导致我们表现出警惕、回避、敌对或过度控制的行为，这些行为会让他人感到不舒服或不被信任，从而影响到我们的人际关系质量。再比如，我们认为自己与外界的关系是竞争关系，这可能使得我们在人际互动中表现出攻击性、不信任、自我保护等行为，这可能会破坏我们与他人的沟通与合作，从而影响人际关系。

我们需要识别并改变负面的思维模式和信念，重新评估自己与他人之间的关系，重构以往经历并学习新的沟通技巧和应对技能，尝试更多的正面互动，以建立更加健康和积极的人际关系。

2. 社交情绪

社交情绪常见的是社交焦虑障碍。社交焦虑障碍俗称社恐，是一种与人交往的时候，觉得不舒服、不自然、紧张甚至恐惧的情绪体验。严重的情形是，对于社交焦虑障碍患者，每天的各种活动，如走路、购物甚至打电话都是很大的挑战。比如在社交场合会感到紧张和不安，担心被拒绝或被批评，严重社交焦虑障碍的人可能会避免社交活动，封闭自己。如果我们的社交焦虑障碍已经严重到影响自己的生活与工作，甚至出现情绪问题，则需要寻求专业的心理帮助。

3. 自我评价

如果一个人倾向于自我怀疑、自我否定或者过度关注自己的缺点，这可能会导致与他人的沟通受阻，难以建立亲密关系。我们需要意识到自我否定的模式是什么，并了解它是如何影响我们的思维、情绪和行为的。识别是改变这种自我否定的第一步，当我们发现自己开始自我否定时，尝试改变内心的负面自我对话，用更加积极和宽容的态度对待自己，给自己鼓励和支持，认识到每个人都有优点和不足之处，尝试接受自己的不完美和缺点，对自己的过错和失败给予宽容和理解。自我肯定和积极的行动，可使我们逐渐建立起对自己的信任和尊重，使我们更加从容与幸福。

4. 童年经历

心理动力学强调童年时期的经历对个体的发展和人际关系的形成有重要影响。如果一个人在童年时期缺乏安全感、得不到父母关爱、受到虐待或受到创伤，这些经历可能会影响个体对他人的信任，且难以建立安全的亲密关系。对于有不良童年经历者，应与信任的人分享自己的经历和感受，以减轻内心的负担，并尝试接受和包容过去的伤痛和不安全感，通过自我关怀与自我慈悲逐渐建立安全的、稳定的内在世界，而不是试图否认或逃避。与能够给予我们支持和安全感的人为伴，远离那些对我们造成负面影响或伤害的人。当然，也可以考虑寻求专业的心理咨询，心理咨询师可以帮助我们更深入地了解自己的心理问题。

5. 边界感

边界感是指我们在与他人互动时所设定的个人界限和限制，用于保护自己的身心健康，尊重自己的需求和价值观，以及与他人建立健康、平衡的互动关系。适当的边界感对建立健康、平衡的人际关系至关重要。举个例子，如果我们的朋友总是在我们需要私人空间的时候不停地打电话或发信息，而我们不断地忍耐着，就会感到非常不舒服。这种情况下，我们的边界被无视，我们会感到愤怒和不满，这可能会影响我们与朋友的关系，甚至会导致矛盾并彼此疏远。可以想一下自己是否有以下这些情况：经常以他人的感受为先，而忽视自己的需求，比如经常牺牲自己的时间、精力和资源，为他人提供帮助或满足他人的需求，而忽视了自己的需求和欲望；经常难以拒绝他人的请求或要求，甚至在对自己不利的情况下也不愿意拒绝，容易受到他人的影响和控制。以上这些情况都意味着我们的边界是模糊的，应该适当地维护自己的边界，并与他人建立起互相尊重和理解的关系，这是建立健康、亲密人际关系的重要前提。

6. 回应方式

人际交往中我们如何回应他人也很重要，我们要注意选择适当的回应方式。倾听、理解和支持性的回应可以帮助我们与他人建立信任和尊重的关系，而消极的或攻击性的回应，如批评、指责或无视他人的感受，则可能会伤害对方的自尊心，人际关系则变得紧张。因此，学会以积极、尊重的方式回应他人是维护良好人际关系的关键。下文将通过举例进行说明。

你的孩子这次月考的成绩有所下降，老师在班上说了这件事情，这让孩子感到很没面子，很生气。回家后他闷闷不乐，觉得老师不应该在班上这样说他，感觉自己很丢脸，然后对你抱怨说："不想上学了，上学实在是太烦了！"

听到孩子以上的话，你会怎么回应你的孩子呢？

（1）"老师对你们是很负责的，也很上心，他只是不太懂得说话的技巧，他不是故意让你没面子的，你不要太往心里去。"

（2）"你这次成绩下降了，被老师批评几句是正常的，老师也是为你好，希望你把成绩提上去！"

（3）"被说几句就不高兴了，你怎么这么脆弱。我们这代人从小被父母打到大，还不是好好的，你们这代人就是太脆弱了！"

（4）"你怎么能这么想呢？不上学你以后干什么，怎么生活？赶紧去写作业，别一天想这些没用的。"

不知道大家有没有对孩子说过类似的话，你可以回想一下这样回应后，孩子的反应是什么。或许孩子感受到了你的安慰，或许孩子很生气，或许孩子一句话都不说然后回到了自己的卧室，又或许引发亲子之间的冲突与争吵，以至于孩子现在已经不愿意和你说他们的心里话了。我们不妨思考一下，为什么这些回应没有安慰到他人，反而起了反作用呢？其实我们也可以设身处地地感受一下，如果我们自己有同样的遭遇，听到以上这些回应是什么感受，是平静、委屈、愤怒，还是不被理解呢？

第一种回应方式试图让孩子理解老师这样做不是故意的，但忽视了孩子的情感，告诉孩子不要往心里去可能会让他觉得自己的情绪被忽视了，增加了孩子的失望感。第二种回应方式强调孩子成绩下降被批评是正常的，这可能会让你的孩子感到更加沮丧和挫败，觉得自己的努力没有被认可。第三种回应方式可能会让孩子感到被责备和贬低，使孩子更加愤怒，可能还会引发更为激烈的冲突。第四种回应方式强调了孩子作为学生的责任和义务，却忽视了孩子的情绪和心理状态，这种方式可能会让孩子感到更加不被父母所理解。

那么，什么样的回应方式能够安抚到对方呢？可以首先倾听孩子的感受，理解他的困扰和担忧，然后给予支持和鼓励，共同探讨解决问题的方法和策略。这样的回应方式能够让孩子感到被尊重和理解，能帮助孩子增加自信心，有助于缓解他的负面情绪和焦虑感受。比如：

（1）倾听和理解："你在学校被老师说了感觉很难受，觉得自己在班上被冒犯了，对吗？"

（2）情绪支持："我知道这确实挺难受的，我会在你身边支持你，不论你遇到什么问题，我都会尽力帮助你。"

（3）共情和肯定："我知道你们现在压力很大，学习也很辛苦，我明白你是很想考好的。被老师在班上批评这事搁谁身上都会很不舒服的，但我相信你有能力克服这个困难，我为你感到自豪。来，我抱抱你。"

（4）探讨解决方案："要不我们吃完饭后去公园放松一下，你觉得呢？"

在人际关系中，我们可以试着去肯定对方，理解对方的情绪感受和需要，而不是评判对错或直接讨论解决方案。这样的回应方式能够使我们拥有良好的人际关系，因为给予肯定和理解对方的感受意味着我们能真正地尊重对方。

二、提升人际关系的技巧

以下是一些可以帮助我们提升人际关系的小技巧。

（1）学会赞美。我们可以用自己的语言和方式真诚地对他人表达赞美、鼓励和支持，让对方感受到我们的真诚和善意。

（2）表达感激。表达感激可以增进彼此之间的亲近感，当我们向他人表达感激时，他们会感受到被人重视从而感到愉悦和满足，会更愿意与我们合作。

（3）尊重他人的观点和感受。尊重他人的观点和感受，避免批评和指责，即使你不完全同意，表达尊重也能够促进良好的人际关系。

（4）尊重个人空间和边界。尊重他人的个人空间和边界，避免侵犯他人的隐私和自主权，给予他人适当的空间。

（5）学会处理冲突和分歧。冲突是不可避免的，重要的是学会有效地处理冲突和分歧，可尝试倾听彼此的意见，尊重彼此的感受，共同寻找解决问题的方法。

（6）保持联系和互动。经常与他人保持联系，定期进行沟通和交流，与他人分享生活中的喜悦和困扰。

（7）学会原谅和包容。每个人都会犯错，面对他人的错误和过失，我们可以选择宽容和谅解。

第三节　如何减轻压力与焦虑

一、运动

运动对促进我们的身心健康有非常大的帮助。第一，运动可以促进大脑释放内啡肽和多巴胺等化学物质，从而达到改善心情、减轻焦虑和抑郁情绪的效果。第二，定期运动可以增加我们的自信，并对自己的身体有更加积极的感受。第三，运动有助于改善睡眠质量，使我们有更充沛的精力，提高记忆力、注意力等认知功能，同时放松身心，减轻紧张和压力。第四，运动是挑战和坚持的过程，参与体育锻炼可以增强我们的毅力并提高心理韧性，更好地应对生活中的挑战和压力。第五，运动也可以促进社交互动。在运动过程中能够与他人互动，从而建立友谊关系。

运动的种类多种多样，有氧运动包括慢跑、快走、游泳和骑自行车等，这些运动可以促进身体的血液循环，提高身体的代谢水平，从而减轻焦虑和压力。参与团队运动如篮球、足球、排球等也是非常好的选择，团队运动更能加强彼此的情感支持，加深团队友谊，激励彼此进步。户外运动是当下非常流行的运动，如徒步旅行、登山、露营等，我们可以在户外享受大自然的美景，呼吸新鲜空气，放松身心。

根据世界卫生组织的建议，成年人每周应进行150~300分钟的中等强度有氧运动，或75~150分钟的高强度有氧运动，或者等量的中等与高强度运动的组合运动。相关研究表明，每周进行3~5次中等强度有氧运动，每次持续30~60分钟，非常有助于情绪调节。也有研究发现，即使是短暂的运动，也可以使我们产生积极的情绪，比如10分钟的散步或者跑步。我们可以根据自身的情况和需求调整运动的频率和时间，最重要的是找到适合自己的运动方式和节奏，并且坚持下去。无论是每天短暂的锻炼，还是每周几次较长时间的锻炼，都能给我们带来积极正向的影响。在运动的过程中，我们要注意身体的感受，不要过度运动，以免造成伤害。在运动过程中如果感到不适，请及时停止运动并休息。应享受运动的过程，以及运动带来的快乐，而不要把它看作是一种负担。

二、正念冥想

正念冥想是一种有意识的专注状态，指个体有意识地觉察、感知当下发生的一切，而不作任何评判。正念冥想能够缓解焦虑、抑郁，促进积极情绪，还可以降低血压，增加心率变异性。此外，正念冥想也有助于缓解疼痛。疼痛的体验包括身体和情感两部分，虽然我们无法避免疼痛对身体的影响，但可以通过正念冥想帮我们减轻疼痛，因为正念冥想可以改变我们对待疼痛的方式，从而减轻疼痛感受。例如，纤维肌痛等慢性疼痛疾病的患者可以学会观察和接受疼痛的感受，而不是试图避免或消除这些感受，逐渐地，他们会发现疼痛的感受并不会像他们想象的那样无法承受，从而减少过度反应。正念冥想是通过改变大脑对疼痛刺激的感知来达到缓解疼痛的作用的。

可以随时进行的正念冥想如下。

（一）呼吸冥想

找一个安静、舒适的地方坐下来，将眼睛闭上或保持微闭状态。将注意力集中在呼吸上，注意气流进入和离开鼻腔的感觉，并注意腹部或胸部的起伏。不加评判地接受每一次呼吸，不论深浅、快慢、均匀还是不均匀。当注意力开始转移时，轻轻地把注意力带回到呼吸上，重新专注于当下的呼吸感受，以此慢慢进入冥想。

（二）身体扫描

以舒服的姿势坐下，闭上眼睛，开始慢慢地将注意力集中在身体的不同部位。从头顶开始，逐渐向下扫描身体，依次注意头部、面部、颈部、肩部、背部、手臂、手指、胸部、腹部、骨盆、臀部、大腿、小腿、脚踝和脚底。注意每个部位的感受，包括紧张、放松、疼痛或舒适感。不加评判地接受每个感受，让身体逐渐放松。

（三）食物冥想

选择一个喜欢的食物，可以是水果、巧克力、果脯、蔬菜或任何我们感兴趣的食物。可以选择外观、质地和味道都比较独特的食物，这样能增加冥想的体验。

找一个安静、舒适的环境，将食物放在面前。仔细观察它的颜色、形状和质地，注意食物的每一个细节，从表面纹理到颜色变化，尽量将注意力集中在食物的视觉感受上。然后将食物靠近鼻子，深吸一口气，闻一闻食物的香味，感受食物散发出的香气，注意香味的浓郁程度和变化。再将食物放入口中，闭上眼睛，注意感受食物的质地、口感和温度，慢慢咀嚼食物，品尝食物的味道，感受食物的甜度、酸度、苦味和咸味，以及味道在口腔中的持续时间和变化。在品尝食物的过程中，尽量专注和放松，让自己全身心地沉浸在食物的味觉体验中。最后，感恩食物带给我们的美妙体验，感恩大自然给我们提供丰富的食物资源。

（四）步行冥想

在一个安静且安全的地方，站直，双脚平行放置，与肩同宽，身体放松但保持挺拔，双手自然放在身体两侧或轻轻放在腹部前方。先站立几分钟，关注自己的呼吸。感受每一次吸气和呼气，逐渐让自己的心情平静下来。接着缓慢而有意识地开始步行，步伐不需要太大，但要均匀和有节奏。在步行过程中，注重感受双脚与地面的接触，感受腿部和身体的运动，感受身体在空间中的平衡和移动。如果发现思绪飘散，可温和地将注意力带回到步行的感觉上，但不要批判自己。可以将呼吸作为锚点，将呼吸和步伐同步。例如，可以每吸气一次走三步，每呼气一次走三步。步行冥想也可以包括对周围环境的感受，我们可以注意周围环境的声音、气味、景象，但不要对这些事物进行评价或思考，只是简单地观察和感受。在步行冥想即将结束时，逐渐放慢步伐，最后停下来。站立几分钟，深呼吸几次，闭上眼睛，感受身体和内心的状态。

可以选择不同类型的正念冥想进行练习，一开始可能会感到注意力难以集中，但通过持续的练习，我们可以提高对内在体验的觉察和理解，长期的放松与冥想也可以减少我们对镇静类药物的依赖。

三、识别压力源

当我们感觉到焦虑、紧张时，注意觉察是否有特定的事件、人际关系或环境条件触发了自己的压力反应。我们可以通过向自己提问来帮助自己觉察，例如：我是否在特定的环境中感到更加紧张和有压力？是否有某些人际关系使我感到有压力？我的工作任务是否超过了我的能力或期望？我是否总在担心一些还没有发生的事情？

四、自我关怀

前面已经讲过，我们需要关心自己和照顾自己。每个人每天都需要有自我关怀的时间，这个时间段我们可以用来全然地放松身心、恢复能量，以保持内心平静和提升幸福感。我们可以做冥想和呼吸练习，可以享受大自然，也可以做任何我们喜欢的事情，如阅读、绘画、玩游戏、写作、听音乐、烹饪、玩乐器等。

第四节　失眠症的判断与治疗

有研究显示，2021年我国有超过3亿人存在失眠症，这表明失眠症在当下社会是一个广泛存在的问题，并涉及各年龄段和社会群体。社会节奏加快、工作压力变大、情绪问题的突显都影响着我们的睡眠。睡眠质量下降、失眠在当下社会环境中越来越普遍，因此越来越多的人开始关注睡眠问题，并希望改善自己的睡眠质量。

如果我们只是偶尔失眠，我们需要注意自己平时是否有一些不良的生活习惯，想要拥有更好的睡眠质量则需要逐渐建立健康的生活习惯。对于一些长期失眠的患者，需要判断其是否存在失眠障碍，并采用相应的方式及时干预，必要时寻求专业医生的帮助。

一、失眠症的判断

依据《失眠症国际分类》（第三版），失眠症可分为慢性失眠症、短期失眠症和其他类型的失眠症。

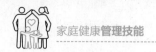

科普知识帖

建立健康的生活习惯

（一）保持规律的作息时间

尽量每天都在相同的时间段睡觉和起床。一个稳定的作息时间有助于调整身体的生物钟，帮助我们更容易入睡和醒来。

（二）创建一个舒适的睡眠环境

确保卧室安静、黑暗和温度适宜。使用舒适的床垫和枕头，确保房间的光线和声音不影响我们睡觉。

（三）避免刺激性物质

控制咖啡因和尼古丁的摄入。咖啡、茶、巧克力和某些饮料中含有咖啡因，香烟和某些药物中含有尼古丁。这些物质会刺激神经系统，影响睡眠。

（四）改善睡前习惯

睡前应避免剧烈的身体活动和心理刺激，可以尝试一些放松活动，如腹式呼吸、冥想、泡澡或听轻柔的音乐。

（五）避免午睡过长

午间可以小睡一会儿，但要控制在30分钟之内。

（六）运动

适度的身体运动有助于改善睡眠质量，但要注意运动的时间安排，避免在睡觉前进行剧烈的运动，否则会让我们感到兴奋而难以入眠。

（七）不强迫自己入睡

如果在床上超过20分钟还不能入睡，不要强迫自己一定要睡着，也不要因为无法入睡而过度焦虑不安。可以起床做一些轻松的事情，如阅读书籍或听轻柔的音乐，直到自己感到困倦。每个人的情况不同，最适合自己的方式也不一样。

1. 慢性失眠症的判断

（1）存在下述现象中的1种或以上：①入睡困难。②睡眠维持困难。③觉醒时间比期望的早。④到睡眠时间仍不肯睡觉。⑤无父母或照顾者干预难以入睡。

（2）存在下述夜间睡眠困难相关现象中的1种或以上：①疲劳或萎靡不振。②注意力、专注力或记忆力下降。③社交、家庭、职业或学业功能减退。④情绪不稳或易激惹。⑤日间瞌睡。⑥行为问题，如活动过度、冲动或具有攻击性。⑦动力、精力或工作主动性下降。⑧易犯错或易出事故。⑨对自身睡眠质量非常关注或不满意。

（3）上述睡眠/觉醒主诉不能完全由不合适的睡眠机会（如充足的睡眠时间）或环境（如黑暗、安静、安全、舒适的环境）解释。

（4）上述睡眠困难及相关日间症状每周至少出现3次。

（5）上述睡眠困难及相关日间症状至少持续3个月。

（6）上述睡眠困难及相关日间症状无法用其他失眠症更好地解释。

2. 短期失眠症的判断

短期失眠症的判断与慢性失眠症类似，但病程少于3个月，通常与特定的生活事件或压力有关。一旦事件过去或压力缓解，失眠通常会自行恢复正常。

引起失眠症的原因很多，如不健康的生活方式、环境因素、生理变化等，焦虑、抑郁等情绪问题也会导致失眠，所以如果出现以上症状，最好的方法是去医院就诊，寻求医生的帮助。

二、失眠症的治疗

失眠症的治疗包括非药物治疗和药物治疗两大类。患者可以先选择非药物治疗方法，必要时在医生的指导下进行药物治疗。

非药物治疗包括睡眠限制、刺激控制、松弛治疗（渐进式肌肉放松、腹式呼吸、正念冥想等）、物理治疗，也可以辅以心理治疗。如这些都难以奏效，则可以考虑药物治疗。

睡眠限制和刺激控制来自失眠的认知行为疗法，通常用于解决失眠问题。它们的目标是帮助建立更健康的睡眠习惯和改善睡眠质量。松弛疗法是指放松身体的肌肉，减少身体的紧张感和压力，帮助睡眠。下面详细解释它们的概念和操作方法。

（一）睡眠限制

睡眠限制指通过限制在床上的时间来提高睡眠效率和质量。这个方法的思路是减少卧床时间，使身体更有效地利用剩余的睡眠时间。以下是睡眠限制的具体操作方法。

（1）记录每晚的睡眠时间，包括入睡时间、醒来时间和中途醒来的次数。

（2）根据记录确定平均睡眠时间，这个时间即固定的卧床时间。例如，平均睡眠时间是6小时，那么限制自己在床上的时间为6小时，如果把晚上上床的时间定在12点，那么早上离开床的时间应定在6点。睡眠限制法设定的卧床时间不少于五个半小时。

（3）除了睡觉之外，不要在床上做任何其他事情，比如看电视、玩手机等。

（4）执行设定的上床和起床时间表一周后，根据这一周的睡眠情况，计算这一周的平均睡眠效率，根据平均睡眠效率来调整下一周的卧床时间。调整方案为：①如果睡眠效率＞90%，下周增加平均卧床时间15~30分钟。②如果睡眠效率在85%~90%，下周保持卧床时间不变。③如果睡眠效率＜85%，下周减少平均在床时间15~30分钟。④重复上述步骤，直到睡眠效率稳定维持在85%~90%。

（二）刺激控制

刺激控制可以帮助我们建立健康的睡眠习惯，并有助于消除与床的不良链接。刺激控制旨在强化床与睡眠之间的联系，建立起睡眠的条件反射，从而提高睡眠效率和质量。以下是操作方法。

（1）只在感到困倦的时候上床睡觉。

（2）只在床上进行与睡眠相关的活动。不要在床上做其他事情，比如看电视、玩手机等。

（3）如果在床上20分钟内无法入睡，不要强迫自己入睡，起床去另一间房间做一些轻松的事情，直到感到困倦再去床上睡觉。

（4）如果还是无法入睡，则重复第（3）步。如有必要，可整夜重复第（3）步。

（5）日间不补觉或打盹。

认知行为疗法中的睡眠限制和刺激控制是相辅相成的方法，将它们结合使用，可用来帮助我们建立更健康的睡眠习惯。只要坚持使用这些方法，就可以打破原来的恶性循环，形成良好的睡眠节律。

（三）渐进式肌肉放松

在焦虑状态下，我们的身体会产生应激反应，如肌肉收缩和紧张。长期处于这样的紧张状态可能会使我们的身体感到不适或疼痛，从而加剧焦虑感受。如果睡前处于这样的紧张状态，我们的思维也会变得紧张，会更容易在睡前胡思乱想——担心未来的事情、重温过去的经历或者纠结于各种问题，从而导致难以入睡。

渐进式肌肉放松可帮助我们有意识地放松身体各个部位的肌肉，从而减轻身体的紧张感，降低身体的应激反应，缓解焦虑和紧张的情绪。睡前进行渐进式肌肉放松可以帮助我们把注意力从脑海中的念头转移到对身体的感受上，这有助于减轻身体和心理的紧张感，帮助我们入睡。

我们可以从头部开始放松，逐渐放松脸部、颈部、肩部、背部、手臂、腹部、臀部、大腿、小腿、脚等部位的肌肉。放松每个部位时，我们先用力收缩该部位的肌肉10~15秒，然后慢慢释放并感受肌肉部位松弛和放松的感觉。

（四）关于睡眠的认知矫正

关于睡眠的负性思维模式和错误信念会对我们的睡眠造成很大的影响，识别和改变关于睡眠的不合理信念是改善失眠症的重要一环。以下是一些常见的影响睡眠的负性思维模式。

1. 灾难化

比如，"如果我今晚睡不着，明天我肯定会一整天都没精神，肯定啥都做不了！"我们要认识到，即使一晚睡不好，通常也能正常生活和工作，而过度担心会发生不好的事情反而会加重我们的紧张与焦虑。

2. 全或无

全或无指看待事情要么对，要么错；要么好，要么坏。比如有些人认为每晚必须睡够8小时，如果睡眠不足8个小时就认为像一晚上没睡那么严重。每个人的睡眠需求不同，每晚需要的睡眠时间没有统一的标准，对于某些人来说睡7个小时就够了，但是在全或无思维的影响下，会觉得自己睡得不够。

3. 过度泛化

过度泛化指在一件事情上经历了几次挫折后，觉得自己永远都做不好这件事情了。比如有些人一天或者连续几天没有睡好，就觉得自己有严重的睡眠问题，以后都很难再睡好了。我们要知道，一两晚的睡眠不好并不代表以后长期都会睡眠不好。

4. 以偏概全

以偏概全指用少数或单一的负面状况来概括整体。比如有些时候我们醒来觉得自己的状态不好，恰好晚上也没有睡好，就把所有的问题归因于睡眠。实际上，工作压力、人际压力、经济压力、天气变化等都可能会影响我们的状态和睡眠质量。如果只要觉得自己状态不佳就归咎于睡眠，会给自己带来很多睡眠压力。

5. 选择性注意

选择性注意指只关注某一方面的情况，没有看到其他方面的情况。比如，有时候我们会忽略睡得好的时候，而一直关注睡得不好的时候，从而觉得自己

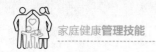

的睡眠问题很严重。再比如，在执行睡眠限制的过程中，因为某些原因没有办法执行睡眠限制，就觉得自己这一次尝试是失败的，而没有看到其他时候自己付出的努力和取得的进步，所以要全面看待自己的睡眠状况。

第五节　面对情绪变化，如何调整饮食

当感受到压力满满、情绪低落时，很多人会通过吃美食来缓解，特别是一些高能量的甜食，如薯片、冰激凌等，但研究显示，高糖饮食与抑郁症的发病率之间存在显著的相关性。

一、少吃让我们感到情绪低落的食物

（一）糖

长期摄入过多的糖可能会导致肥胖、糖尿病、心血管疾病等，这些疾病也会对情绪产生负面影响。尽量选择天然的、低加工的食物，减少含糖高的甜食、碳酸饮料和加工食品的摄入。

（二）高血糖负荷的碳水化合物

高血糖负荷的碳水化合物是指面包、面条和其他任何由精制面粉制成的高碳水化合物类食物，虽然我们不需要通过彻底戒掉碳水化合物来改善或避免抑郁等症状，但是需要注意在饮食结构中选择合适的碳水化合物并且确保合理的摄入量。可以选择低血糖负荷的碳水化合物，如全谷物、蔬菜和豆类。

（三）人造甜味剂

糖精、阿斯巴甜、三氯蔗糖和甜菊糖等是常见的人造甜味剂。人造甜味剂对情绪的影响是仍在研究的领域，虽然人造甜味剂被广泛用于代替糖以减少能量摄入和控制血糖水平，但其对情绪和心理健康的影响可能因个体差异和具体情况而有所不同。长期大量使用某些人造甜味剂可能对情绪和心理健康产生潜在影响，虽然这需要更多研究来进一步确定，但建议尽量不要摄入人造甜味剂。

（四）油炸食品

油炸食品缺乏必要的营养素，且含有大量反式脂肪酸和饱和脂肪酸，这些不健康的脂肪可能会导致体内炎症。此外，油炸食品常伴随高血糖负荷，可导致血糖水平的剧烈波动，引起情绪不稳定和易怒。消化不良和身体不适感也会因油炸食品的摄入而加重，进一步影响情绪和心理健康。

（五）含反式脂肪酸的食物

反式脂肪酸会导致体内炎症，并可能扰乱大脑中的神经递质平衡，导致情绪不稳定、抑郁和焦虑的风险增加。研究表明，反式脂肪酸的大量摄入与抑郁症的发病率增加有关，因此，为了预防抑郁症或降低患抑郁症的风险，建议避免食用所有含反式脂肪酸的食物。

二、多吃有利于情绪的食物

（一）富含ω-3脂肪酸的食物

富含ω-3脂肪酸的食物可以减轻抑郁、焦虑，改善认知功能，减轻炎症反应。ω-3脂肪酸的最佳来源是鱼，如三文鱼、鲭鱼、金枪鱼、鲱鱼和沙丁鱼，这几种鱼都含有大量的ω-3脂肪酸。

（二）富含叶酸和维生素B$_{12}$的食物

叶酸在身体内参与多种生理过程，包括参与DNA和蛋白质的合成以及促进神经递质的合成。补充叶酸可以帮助我们改善情绪和心理状态。维生素B$_{12}$在细胞合成和能量代谢中发挥作用，并参与神经递质的合成过程。维生素B$_{12}$和叶酸的缺乏可能导致脑细胞功能障碍，增加神经元损伤和神经退行性疾病的风险。要预防或治疗抑郁症，应多摄入维生素B$_{12}$和叶酸，多吃豆类、柑橘类水果、香蕉、油梨、绿叶蔬菜和十字花科蔬菜、芦笋、坚果，以及鱼和贝类。

（三）富含膳食纤维的食物

膳食纤维有助于稳定血糖水平，有助于改善焦虑和抑郁症状。豆类、糙米、浆果、麸皮都富含膳食纤维，也可以增加蔬菜、水果、全谷物、豆类、坚果等富含膳食纤维的食物的摄入。

除以上食物外，还应注意均衡饮食，确保我们摄入丰富多样的营养素。

（王晶、胥馨尹、梁开如、马建玲）

第五章

口腔健康管理

口腔健康管理包括养成良好的口腔卫生习惯、定期进行口腔检查和及时治疗口腔疾病等，它不仅可以维护口腔健康，保持口腔功能，预防口腔疾病的发生，还可以提升生活质量，节约医疗资源。

第一节　生活中的四个爱牙好习惯

生活中养成爱牙的好习惯对维护口腔健康具有重要意义。下面介绍生活中的四个爱牙好习惯。

一、每天有效刷牙两次

龋病和牙周病是两种最常见的口腔疾病，主要由附着在牙齿上的牙菌斑引起，因此清除牙菌斑是维护口腔健康的基础。刷牙能去除牙菌斑、软垢和食物残渣，保持口腔卫生，维护牙齿和牙周组织健康。刷牙清除牙菌斑数小时后，牙菌斑可以在清洁的牙面上重新附着，不断形成。特别是夜间入睡后，唾液分泌减少，口腔自洁作用差，细菌更容易生长。因此，每天至少要刷牙两次，晚上睡前刷牙更重要。坚持做到早晚刷牙，饭后漱口。

（一）提倡用水平颤动拂刷法刷牙

水平颤动拂刷法见图5-1，具体方法如下。

（1）先将刷头放于后牙牙齿与牙龈交界处，上牙向上，下牙向下，与牙齿大约呈45°，轻微加压，前后颤动10次左右，然后将牙刷向牙面转动，上下拂刷。

（2）按照上述方法，每次颤动刷2~3颗牙，刷牙范围应有所重叠。

（3）刷上前牙舌面时，将刷头竖放在牙面上，使前部刷毛接触牙龈边缘，自上而下拂刷。刷下前牙舌面时，自下而上拂刷。

（4）刷牙齿的咬合面时，刷毛指向咬合面，稍用力做前后短距离来回拂刷。

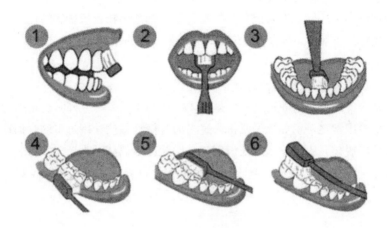

图5-1　水平颤动拂刷法

（二）提倡使用保健牙刷

保健牙刷的设计特点能够更好地满足口腔清洁的需求，并减少对牙齿和牙龈的损伤。以下是对保健牙刷特点的详细说明及关于牙刷使用和更换的建议。

1. 保健牙刷的特点

（1）刷头小，以便在口腔内转动自如。

（2）刷毛排列合理，一般为10~12束长，3~4束宽，各束之间有一定间距，既有利于有效清除牙菌斑，又使牙刷本身容易清洗。

（3）刷毛软硬适度，刷毛长度适当，刷毛顶端圆钝，避免牙刷对牙齿和牙龈的损伤。

（4）牙刷柄长度、宽度适中，并具有防滑设计，使握持方便、感觉舒适。

2. 牙刷使用及更换建议

刷牙后应用清水冲洗牙刷，并将刷毛上的水分甩干，刷头向上放在口杯中置于通风处。为防止牙刷藏匿细菌，一般应每3个月左右更换一把牙刷。若刷毛发生弯曲倒伏或沉积污垢，会对口腔组织造成损伤及污染，需立即更换。

（三）提倡使用牙线或牙间刷辅助清洁牙间隙

牙齿与牙齿之间的间隙称为牙间隙，牙间隙最容易滞留细菌和软垢。刷牙时牙刷刷毛不能完全伸及牙间隙，如果在每天刷牙后，能够配合使用牙线或牙间刷等帮助清洁牙间隙，可以达到彻底清洁牙齿的目的。

二、提倡使用含氟牙膏

使用含氟牙膏刷牙是安全、有效的防龋措施，3岁以上的儿童每次用量为黄豆粒大小，成人每次刷牙只需用0.5~1.0 g（长度0.5~1.0 cm）的膏体即可。在普通牙膏膏体中加入其他有效成分，如氟化物、抗菌药物、抗敏感的化学物质，则分别具有预防龋齿、减少牙菌斑和缓解牙齿敏感的作用。

三、健康饮食保护牙齿

糖是人类的主要营养素之一，是人体能量的主要来源，同时也是引起龋病发生的危险因素之一。如果经常摄入过多的含糖食品或饮用过多的含糖饮料，会导致牙齿脱矿，引发龋病或牙齿敏感。因此，提倡科学吃糖非常重要。吃糖次数越多，牙齿受损可能性越大，应尽量减少每天吃糖的次数，少喝碳酸饮料，进食后用清水漱口，晚上睡前刷牙后不能再进食。

四、定期进行口腔检查

龋病和牙周病等口腔疾病常是缓慢发生的。早期多无明显症状，一般常不易察觉，等到出现疼痛等不适症状时可能已经到了疾病的中晚期，治疗起来很复杂，患者也会遭受更大的痛苦，花费更多，治疗效果还不一定十分满意。因此，每年至少应进行一次口腔健康检查，以及时发现口腔疾病，早期治疗。女性在计划怀孕时，应主动接受口腔健康检查，及时发现并处理口腔内的疾病或隐患，避免在怀孕期间发生口腔急症，而因治疗不便带来风险；孕妇做到每隔3个月进行一次口腔健康检查；老年人、2~12岁儿童、口腔疾病易感人群则应每半年进行一次口腔健康检查。

最好每年进行一次洁牙（洗牙），保持牙齿坚固和牙周健康。洁牙过程中可能会有牙龈出血，洁牙之后也可能会出现短暂的牙齿敏感，但一般不会伤及牙龈和牙齿，更不会造成牙间隙变宽和牙齿松动。

应选择具备执业资质的医疗机构进行口腔保健和治疗，医生会根据个体情况需要，给予适当的预防措施，预防口腔疾病的发生和控制口腔疾病的发展。

第二节　口腔保健的几个重要阶段

不同生命阶段都有其特定的口腔保健重点，尤其是在孕产期、婴幼儿期、儿童期和老年期。通过关注并重视这些重点，我们可以有效预防口腔疾病的发生，维护口腔健康。

在孕期，孕妇的口腔健康对胎儿的牙齿发育至关重要。由于孕期激素水平的改变，孕妇容易患上牙龈炎等口腔疾病，这些疾病不仅影响孕妇自身的健康，还可能对胎儿的牙齿发育产生不良影响，孩子牙齿发育出现先天缺陷的概率增加，这些缺陷不仅可能给孩子带来终身的遗憾，还可能导致孩子在成长过程中面临更多的口腔健康挑战。因此，孕妇应特别关注口腔清洁，定期进行口腔检查，及时处理口腔问题，并避免在孕期进行不必要的口腔治疗。

婴幼儿期的口腔保健重点是培养良好的口腔卫生习惯，婴幼儿期的口腔卫生维护和全身谨慎用药非常关键。特别是生活在氟含量超标地区的人要注意用水安全，避免氟牙症甚至氟骨症。

儿童期的口腔保健重点是预防龋齿和牙周病。应教育孩子养成良好的口腔卫生习惯，如饭后漱口、使用牙线等。同时，家长应关注孩子的饮食习惯，避免孩子过多摄入糖分和碳酸饮料等易导致龋齿的食物。如果做到位了，牙齿一般不会出现太大问题。

老年期的口腔保健重点是保持牙齿功能，预防口腔疾病的发生。老年人随着年龄增长，伴随器官功能减退、基础代谢降低等，口腔也发生了明显的老龄化改变，加上牙齿磨损、牙周病等原因，牙齿功能逐渐下降，容易影响进食和消化。因此，老年人应定期进行口腔检查，及时发现并处理口腔问题。同时，老年人应注意口腔卫生，保持牙齿清洁，避免牙齿脱落。此外，老年人还应关注口腔健康与全身健康。

一、孕产期口腔保健

越来越多的证据显示，牙周病可能会导致早产和低体重出生儿。1996年，美国牙周病学会研究报告显示，患有严重牙周病的孕妇发生流产、早产或新生儿体重过轻的概率为口腔健康状况良好孕妇的7倍，所以孕妇千万不要忽视牙周病。

一旦妇女怀孕，那么在怀孕早期和晚期接受复杂口腔治疗，会因为紧张和疼痛等因素，增加胎儿流产或早产的风险。因此，女性在计划怀孕前就应主动接受口腔健康检查，及时发现并处理口腔内的疾病或隐患，避免在怀孕期间发生口腔急症，而因治疗不便带来风险。孕产期口腔保健内容如下。

（一）孕早期口腔保健

在孕早期，保证口腔环境健康尤为重要。

孕期的呕吐反应会使唾液pH值下降，引起牙齿酸蚀、脱矿、细菌增多，有些孕妇便因此停止刷牙或马虎刷牙，加上孕妇饮食次数增加、偏食，使孕妇对钙的摄取不足、吸收不良，进而导致龋齿的发生。因此，需要采取一些应对办法。譬如，选择小巧、平整及柔软的牙刷，以免刺激；及时清理口腔卫生；勤漱口；定期使用牙线清洁牙间隙；尽量控制摄入过甜的零食等。一旦有了龋齿，也不必过于紧张，不要讳疾忌医，怀孕第4~6个月是相对安全期，可以在此期间进行诊治。

（二）孕中期口腔保健

孕中期应注意饮食营养均衡，保证充分的睡眠和规律的生活，注意口腔卫生，预防牙周（龈）炎。怀孕期间，体内的雌激素、孕激素水平升高，牙龈毛细血管扩张，炎症细胞和渗出液增多，牙龈充血、肿胀，呈增生性炎症反应。如果在这个时候不注意口腔卫生，可形成大量牙菌斑，牙菌斑靠近牙龈时，细菌产生的毒素和其他有害物质会刺激牙龈，形成牙龈炎，长时间如此会引起牙槽骨吸收，形成牙周炎，引起不可逆病变。所以，在孕期更要注意口腔健康，保证每天刷2次牙，饭后漱口，注意口腔清洁。如有必要，在孕4~6个月时，请医生检查评估，做适当的治疗和处理。

（三）孕晚期口腔保健

孕晚期尽量避免吃含糖高的食物和饮料，应选择对牙齿健康有益的食物，如新鲜水果、蔬菜和高蛋白质食物。注意口腔疼痛和不适，如果出现牙痛、牙龈出血、口腔溃疡等问题，要及时就医并按医生建议进行治疗。孕晚期的口腔保健是非常重要的，良好的口腔健康有助于减少口腔疾病的发生，同时也有助于胎儿的健康发育。

（四）产褥期和哺乳期口腔保健

传统观念认为产褥期不能刷牙，否则会引起牙痛，甚至引起牙齿松动、脱落，这是错误的观念。产褥期妇女仍应坚持刷牙和餐后漱口，否则，可能会出现牙龈炎症加重，牙龈退缩，引起牙根暴露，对冷热酸甜敏感等症状。产褥期妇女身体比较虚弱，新陈代谢正处在调整阶段，对寒冷刺激比较敏感，因此，刷牙和漱口的方法与平时不一样，应使用温水刷牙和漱口。产褥期妇女若出现口腔疾病，其治疗以缓解急性症状、维持疗效为主。

哺乳期妇女可进行必要的口腔治疗，根据哺乳期用药原则给予全身用药。

二、婴幼儿期及儿童期口腔保健

（一）从出生开始，家长应为婴幼儿清洁口腔

婴儿出生之后，家长应每天用软纱布为孩子擦洗口腔。牙齿萌出后，可用纱布或软毛刷轻轻地为孩子擦洗口腔和牙齿。当多颗牙齿萌出后，家长可用指套刷或软毛刷为孩子每天刷牙2次，并确保清洁上下颌所有的牙面，特别是接近牙龈缘的部位。

（二）儿童学习刷牙，家长应帮助和监督

（1）0~3岁儿童的口腔护理由家长帮助完成，每日至少2次。

（2）3~6岁开始，家长和幼儿园老师可开始教儿童自己用最简单的"转圈法"刷牙。其要领是将刷毛放置在牙面上，轻压使刷毛屈曲，在牙面上画圈，每个部位反复画圈5次以上，前牙内侧需将牙刷竖放，牙齿的各个面均应被刷到。此外，家长还应每日帮孩子刷牙1次。

（3）6岁以后，儿童基本掌握了刷牙方法，但家长还要监督孩子，以保证刷牙的效果。

（三）帮助孩子尽早戒除口腔不良习惯

儿童口腔不良习惯有吮指、咬下唇、吐舌、口呼吸等，应尽早戒除，否则会造成上颌前突、牙弓狭窄、牙列拥挤等口颌畸形。如果3岁以上的儿童仍存在上述不良习惯，且不能通过劝导而戒除，应及时到医院诊治，通过适当的矫正方法，帮助其戒除不良习惯。

对有口呼吸习惯的孩子，应检查其上呼吸道是否通畅，积极治疗呼吸道疾病，及时纠正口呼吸。

（四）乳牙龋病应及时治疗

乳牙龋病可以引起孩子牙痛、牙龈和面部肿胀，甚至高热等全身症状。龋病长期得不到治疗可造成儿童偏侧咀嚼、双侧面部发育不对称，还可影响恒牙的正常发育和萌出。因此，"乳牙总是要换的，坏了不用治"的观点是错误的，出现乳牙龋病应及时治疗。

（五）为适龄儿童进行窝沟封闭

"六龄牙"是萌出时间最早的恒磨牙，其咀嚼功能最强大，也最容易发生龋病。窝沟封闭是预防恒磨牙窝沟龋的最有效方法。其原理是用高分子材料把牙齿的窝沟填平，使牙面变得光滑、易清洁，细菌不易存留，达到预防窝沟龋

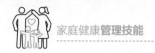
的作用。

并不是所有的孩子、所有的牙齿都需要做窝沟封闭，要由医生检查后，确认符合适应证的牙齿才需要做。做完窝沟封闭的儿童每天仍应认真刷牙。

三、老年期口腔保健

老年人易出现的口腔问题有牙周疾病、龋齿、口腔肿瘤、牙齿缺失等，其中以牙齿缺失最常见。牙齿具有咀嚼食物、辅助发音和维持面容形态的功能。牙齿缺失易导致咀嚼困难、对颌牙伸长、邻牙倾斜等。前牙缺失还会导致发音不准、面部形态发生变化，全口牙丧失后，咀嚼十分困难，面容明显苍老。近年来的研究发现，牙齿的缺失与心血管疾病之间有密切的联系。下文介绍老年人常见的口腔问题——牙齿缺失的危害及治疗。

（一）牙齿缺失的危害

1. 牙齿缺失不及时治疗会导致邻牙松动

牙齿缺失后，相邻的牙齿会因为没有固定的依靠而向缺牙间隙倾斜，时间长了会造成周围邻牙的松动，致使全口牙齿的正常功能遭受严重的破坏。

2. 牙齿缺失不及时治疗会导致对颌牙伸长

由于缺牙后的间隙不能及时修复，其对颌牙因无咬合会伸长。例如，下牙缺了一颗牙，若长期得不到修复，上牙相对应的那颗牙则会有伸长现象。严重时，伸长的对颌牙还能占据整个缺失的间隙，造成牙齿无法修复，导致咬合紊乱。

3. 牙齿缺失不及时治疗容易使食物嵌塞

正常牙齿之间排列得十分紧密，一旦邻近的牙齿移动或缺失，牙齿之间就会出现缝隙，容易使食物嵌塞到牙间隙里，从而引起口臭、龋齿、牙周病等。

4. 牙齿缺失会引发龋齿（蛀牙）

牙齿缺失会导致食物嵌塞，食物嵌塞到牙齿间隙里是很不容易被清洁干净的，时间一长就会形成牙菌斑，最终造成龋齿。

5. 牙齿缺失会导致牙周病

食物嵌塞、损伤性咬合、牙位伸长或咀嚼功能不足时，可使牙龈萎缩、牙根暴露、牙槽骨吸收、牙齿移动，导致牙周病。

6. 牙齿缺失不及时治疗会造成咬合创伤

牙齿缺失导致邻牙倾斜后，倾斜的牙齿一部分牙面降低，不能和对侧牙咬合，另一部分牙面因过高而产生过度的接触，形成过强的咬合力量，临床上称为损伤型咬合。这种情况可影响牙齿周围的支持组织，引起牙周病变，如牙周炎或牙龈萎缩。此外，伸长的对颌牙有时会咬在对侧的牙龈上，使对侧的牙龈发生溃疡或出血。

7. 牙齿缺失会影响面部美观和正常发音

前牙的缺失不仅会使面部显得苍老、不美观，而且影响唇齿音和舌根音的准确发音，讲话时出现"漏风"，口水四溅，影响患者与人的沟通，并给患者带来心理障碍。

8. 牙齿缺失会降低咀嚼效率，不利于食物消化

当食物进入口腔后，经过牙齿的咀嚼、磨碎，食物变成小颗粒，唾液中的酶才能渗入，对食物进行初步消化和分解。磨牙缺失或牙齿缺失较多时，咀嚼效率下降，食物不能被磨得很细，食物中的营养物质就不能很好地被人体吸收和利用。而且大块的食物加重了消化系统的负担，容易引起消化道功能紊乱。

牙齿缺失可对健康造成严重的影响，所以及时进行治疗是非常有必要的，专家提醒，在治疗时一定要选择正规医院。

（二）牙齿缺失的治疗

全国口腔健康流行病学调查显示，目前我国60岁以上老年人平均缺牙约10颗，其中全口无牙者约占总数的20%（农村比例高于城市）；而缺牙修复率只有18%（修复比例城市高于农村），大部分老年人长期处于缺牙或无牙状态。

牙齿一旦缺失，就会影响口腔的健康，所以一定要尽早治疗。牙齿缺失的治疗主要是牙齿修复，包括活动义齿修复、固定义齿修复、种植义齿。具体选择何种修复方法应依据患者的口腔条件和主观要求而定。

1.活动义齿修复（镶活动牙）

这种镶牙方式需要通过一些"钩子"将假牙卡在健康的牙上，基本上所有缺牙的情况都能够选择这种修复方式，其费用较低，是3种方法中最价廉物美的一种。

镶活动牙也有一些缺点，比如不美观，体积较大，刚戴上时常有恶心感，发音也会受到一些影响，咀嚼效率较差，义齿周围的缝隙里容易积存食物残渣等。

2. 固定义齿修复（镶固定牙）

这种镶牙方式需要先把缺牙两侧的健康牙齿磨小，之后在牙上做牙冠，使连着缺牙处的假牙形成一个3单位修复体，一起粘在两侧磨小的牙齿上。这种修复方式很像在两个桥墩上搭个桥，所以也叫固定桥。固定义齿不能取下，装好后比较舒适美观，发音基本不受影响，咀嚼效率更高。

镶固定牙也有一些明显不足。首先，将两侧健康牙磨掉一部分，可能会影

响牙髓健康；其次，只能在缺牙数目较少时才能应用；最后，在使用过程中，两侧健康牙齿负担逐渐加重，如果维护不当将导致修复失败。

3. 种植义齿（种牙）

它是将人工牙根植入缺牙部位的牙床内。人工牙根的材料一般为安全无害的钛金属，专业术语叫种植体。当种植体与牙床的骨头长牢后，再在种植体上制作牙冠，形成一个完整的牙。

与前两种修复方式比较，种植义齿的优点更多，如美观舒适，咀嚼效率高，不影响发音，缺多少牙都可以种植。如果自身条件满足要求，又可以接受种牙的价格和治疗时间，那它无疑是3种方法中最好的选择。

种牙再好也有缺点，主要表现为费用高、种牙的治疗周期长、技术要求高。种牙是一种门诊手术，不但难度较大，还存在一定风险，一般来说，只有经验丰富的医生，才能把种牙手术做得既好又规范。

第三节　口腔保健的误区

口腔健康对于每个人的整体健康都至关重要，但在日常生活中，我们经常会遇到一些关于口腔保健的误区，了解并避免口腔保健的误区，有助于我们更好地维护口腔健康。下面是四个常见误区。

一、误区1：使用牙线会加大牙间隙

随着牙齿清洁工具的增多，使用牙线的情况也有所增加，但还有很多人担心牙线是否和牙签一样，长期使用会加大牙间隙。其实，牙线外形薄扁，在使用中并不会增宽牙间隙。在普遍使用牙线的国家，他们的牙周炎以及龋齿发生率是有所降低的。

二、误区2：经常刮舌苔有益健康

大多数人认为口腔中有很多细菌残留在舌苔上，喜欢在刷牙时刮一刮舌苔。因此，现如今市面上刮舌苔的产品越来越多。根据专家研究，舌苔是不能够随意刮的，并不是每一个人都需要在刷牙的时候清洁舌苔。只有当舌苔发腻以及变厚，出现口腔异味时，才需要刮一刮舌苔，其余人在日常认真做好漱口和刷牙就可以了。

三、误区3：漱口水代替刷牙

口腔疾病的发生和不正确清洁、护理牙齿有一定的关系。现在有很多人喜欢用漱口水代替牙膏进行口腔清洁，但漱口水只能将牙齿表面的食物残渣去除，并不能将隐藏在牙间隙中的沉积物和食物残渣去掉，因此，不能用漱口水代替刷牙进行牙齿清洁。

四、误区4：频繁洗牙

在治疗和预防牙周病的手段中，定期洗牙是首选的治疗方案，但频繁洗牙可能会对牙周、牙骨质、牙本质造成一定损害。应根据每个人的口腔健康状况、卫生习惯、饮食状况，听取口腔医生专业的建议再决定洗牙频率。

（查雨欣、梁开如、何君、何予晋）

第六章

体重管理

第一节　体重管理的重要性

体重，并不仅仅是一个简单体现人体胖瘦的指标，它还反映出人体内各组织、各器官的代谢分泌情况，是体现个体健康状况的一面镜子。体重是客观评价人体营养状况与健康状况的重要指标，经大量研究表明，体重与各类慢性病及健康之间存在紧密联系。

当前，超重和肥胖问题已经成为一个日益严重的全球公共健康问题。近年来，随着国内经济的快速发展以及人民生活方式的转变，超重和肥胖率明显上升。我国超重和肥胖问题尤为突出，成为全球范围内超重和肥胖率较高的国家之一。2023年8月17日，《中国肥胖患病率及相关并发症：1 580万成年人的横断面真实世界研究》报告绘制了一幅数字版的"中国肥胖地图"。按照我国超重和肥胖的BMI分类标准，1 580万成年受试者中超重人群占34.8%，肥胖人群占14.1%。从所在地区来看，北方超重和肥胖的患病率普遍高于南方，内蒙古、山东、河北的超重和肥胖患病率最高，推测其原因，可能是由于南北方饮食习惯的差异，北方多食面食，碳水化合物摄入量较多，而新鲜蔬菜、水果占比较少；南方以米饭、肉、禽、鱼及新鲜蔬菜、水果为主，而且南方的饮食较北方更加清淡。从性别差异来看，男性的超重和肥胖率也高于女性，超重男性占比41.1%，超重女性占比27.7%；肥胖男性占比18.2%，肥胖女性占比9.4%。从年龄差异来看，超重和肥胖的患病率在不同年龄段的男性和女性之间存在差异，男性超重和肥胖的患病率高峰年龄通常较女性小。从并发症来看，超重和肥胖者的并发症患病率更高，超重和肥胖者最常见的并发症是脂肪肝、糖尿病前期、血脂异常和高血压。

现代人因饮食不规律及久坐少动，以腹型肥胖为主要特点的人群剧增。肥胖并不会直接导致死亡，但肥胖引起的一系列疾病会导致人体的各个器官功能异常。研究表明，肥胖患者较正常体重者更容易出现睡眠呼吸障碍，睡眠呼吸障碍是以睡眠时呼吸异常为主要特征的一类常见病、多发病的统称，其共同的临床表现是在睡眠过程中反复间断出现呼吸暂停或低通气、日间功能受损及继发全身性系统疾病。在成年人群中，阻塞性睡眠呼吸暂停是一种患病率较高的疾病，以40岁以后男性或绝经以后妇女好发。

近些年，体重管理这个名词逐渐进入大众视野，那究竟什么是体重管理呢？体重管理与传统的减肥方式有什么不同呢？体重管理是将合理的膳食营养、适当的运动和健康的生活方式结合起来，实时检测当天的饮食、运动指标，不过度节食、不剧烈运动、不手术、不使用药物，使体重达到健康水平并保持体重不反弹的方式。体重管理的理念是找到引起肥胖的原因，以营养干预为核心，提高基础代谢，增加人体能量的消耗，匀速持久地管理体重，从根本上解决肥胖问题，并帮助肥胖患者保持健康的生活习惯。

体重管理是一个人一生都需要做的事，需要在科学的基础上保持理想体重，并通过增强身体免疫力，达到控制体重的目的。不同人群体重管理的重要性介绍如下。

一、儿童和青少年体重管理的重要性

《中国居民营养与慢性病状况报告（2020年）》显示，中国居民超重和肥胖的形势严峻，6~17岁儿童和青少年超重率和肥胖率分别为11.1%和7.9%，6岁以下儿童超重率和肥胖率分别为6.8%和3.6%。

学习压力大，久坐时间长，多食油炸等高能量食物和甜品，体力劳动不足，饮用各类饮料等都是引起儿童和青少年肥胖的原因。儿童和青少年肥胖有较大的危害。第一，影响青少年的心理健康。肥胖的青少年可能会受到同龄人的嘲笑，从而不满意自己的外表而产生自卑心理，出现消极情绪，并进行自我否定，不愿面对同龄人甚至出现远离社会和厌食等异常行为，不利于青少年的心理健康和人格形成。第二，青少年在发育阶段过度肥胖会影响激素水平，可能导致性功能发育不良，甚至出现性功能障碍。女孩可能出现性早熟，初潮时间早并伴月经紊乱；男孩会出现性发育滞后。第三，关节退行性病变。青少年过度肥胖时，大量脂肪沉积，从而增加身体负担，走路、跑步时对下肢关节的负荷较大，长期下来可导致关节退行性病变，出现关节疼痛、僵硬，脊柱和椎间盘软骨损伤，行动迟缓，运动力较差。第四，增加慢性病风险。肥胖会使高血压、高脂血症、糖尿病的患病风险增加，肥胖青少年发生糖尿病的风险通常是正常体重青少年的3倍左右。肥胖青少年的血液内含脂质较多，易加速动脉硬化，降低血管弹性，使肥胖青少年在成年后患心脑血管疾病的时间提前。第五、过度肥胖还会影响智力的发育。相较于正常体重青少年，肥胖青少年的耗氧量高，肺活量小，氧气不足，可能导致脑部供血供氧不足，表现为注意力不集中、易疲劳、嗜睡、无精打采，影响学习和生活。

综上，儿童和青少年的体重管理不仅是确保他们身体各系统器官正常发育的基础，而且还关系到他们当前及未来的身体健康，是高血压、糖尿病、心脏病等慢性疾病的关键防线。同时，合理的体重管理对提升儿童和青少年的心理健康至关重要，应帮助他们建立积极的自我形象，增强其自信心，减少因体型问题导致的社交障碍和心理压力。此外，体重管理过程也是培养儿童和青少年良好生活习惯的重要契机。引导儿童和青少年养成均衡饮食、规律运动、充足睡眠等健康习惯，不仅能够有效控制体重，更将为他们一生的健康奠定坚实的基础。这些习惯的形成，将使他们受益终身，无论是在学业、工作还是在日常生活中，都能保持最佳的身体和精神心理状态。从社会层面来看，加强儿童和青少年的体重管理，对减少因肥胖问题带来的医疗支出和社会成本同样具有重要意义。通过预防和控制肥胖，我们可以为整个社会创造一个更加健康、活力四射的未来。因此，家庭、学校、政府以及社会各界应当共同努力，为儿童和青少年营造一个有利于其健康成长的环境，让他们能够在快乐中健康成长，迎接更加美好的未来。

二、孕妇体重管理的重要性

随着经济的发展和物质水平的提高，超重和肥胖孕妇的比例也增加。孕期体重增长是孕期女性和胎儿健康及营养状况的最直观标准，会影响母婴健康。

孕期体重过低或过高都会增加不良分娩结局的风险。许多人认为孕妇应多补充营养，一天多餐，体重过度增加也属于正常现象，甚至吃得越多、长得越胖，出生的宝宝也会更强壮。孕妇在孕期摄入过多的营养将会导致孕期营养过剩、超重和肥胖，增加孕妇和胎儿的患病率，还可能会导致分娩困难。其实孕妇的体重超过正常标准，对孕妇有很多危害。孕期体重增加过多会导致女性出现高血压，有可能会引发妊娠高血压综合征；还有可能会导致女性出现妊娠期糖尿病，在分娩后，还会变为持续性糖尿病疾病，需要终身检测血糖、注射胰岛素，还可能导致母婴都患糖尿病；孕期体重增加过快会导致肚子过大，对下肢压迫较大，影响血液循环，造成下肢水肿加重、下肢静脉曲张，还会加快妊娠纹的出现；母体产道内有骨性组织和软性组织，骨性组织固定，孕妇超重或肥胖时，可使胎儿过大，胎儿自然娩出的难度较大，增加剖宫产的概率；孕期体重过重还会造成其产后恢复困难，导致盆底肌松弛而出现漏尿。

一般来说，孕期妇女体重增加，胎儿的体重也会增加，胎儿越大，分娩就越困难，甚至导致新生儿缺氧；若出现巨大儿，还可能增加胎儿患先天性疾病的风险；体重过大的孩子成年后发生代谢性疾病的风险增加，如肥胖症、高血压、糖尿病等，成为心血管疾病的易患人群。研究表明，孕妇肥胖还可能增加婴儿肾脏及泌尿道先天性畸形的风险。

为了保证母婴健康，孕妇需要合理控制孕期体重。孕妇的体重管理是近些年倡导的健康孕育模式，孕妇的体重控制可以使得母亲、婴儿更健康；还可以有效避免妊娠期并发症；可以缓解孕期疲劳，尽快适应孕期反应，降低胎儿发生各种疾病的风险。近年来，我国"二孩""三孩"的政策相继出台，因此孕妇及产科医生应更加关注孕期体重增长问题，动态评估孕期体重管理的影响因素，开展孕期体重管理干预，使孕期体 重在合理范围内增长，积极改善母婴健康结局。

三、老年人体重管理的重要性

老话说，"千金难买老来瘦"，可真的是这样吗？老年人越瘦越有利于健康吗？我们知道，随着年龄的增长，身体机能下降，体内代谢越来越慢，老年人普遍面临体重增长带来的多种疾病问题。对于没有严重疾病的老年人来说，我们常采用BMI来判断，BMI≥24.0为超重，≥28.0为肥胖。老年人随着年龄增长，脊柱弯曲、变形，身高相对变矮，体内所囤积的脂肪增多，使得BMI相应升高。研究发现，如果老年人的 BMI≥27.0，则较容易患高血压、高脂血症、糖尿病和心血管疾病；如果BMI<21.0，则过于消瘦，身体状况较差，抵抗力不足。正常情况下，老年人的BMI在21.0~26.9最为适宜。

进入老年期后，身体分泌激素减少，易出现内分泌紊乱的情况，尤其是绝经期女性激素分泌减少，脂肪易囤积。此外，身体的各项机能也随之下降，基础代谢率降低，从而体重增加。同时，生活方式的改变，体力劳动的减少，久坐时间增加，睡眠时间减少，或者部分老年人不舍得浪费粮食而过量进食等都会导致身体能量堆积而无法消耗，从而转化为脂肪让人快速发胖。老年人体重过大会使得耗氧量较正常人增加30%~40%，常表现为阻塞性睡眠呼吸暂停、疲乏、嗜睡、睡觉时呈周期性呼吸，这可能会增加老年人在睡眠中发生猝死的风险。随着年龄增长，老年人左心室心肌细胞逐渐肥大，大量胶原蛋白沉积，共同导致心肌纤维化、心肌僵硬度增加，这种改变在病理上表现为心室壁厚度增加，心肌功能下降；而老年人超重则会使心肌细胞脂肪过度沉积，心肌功能受损更加明显，易发生心力衰竭，预后较差。肥胖者高血压发生率较高，是导致肥胖者死亡的重要原因之一。肥胖老年人易发生大脑动脉粥样硬化，容易导致突发性的脑血管疾病，严重时还会有生命危险。老年人过度肥胖会对骨骼造成较大的负担，使钙流失严重，甚至诱发骨折等情况。

部分老年人也会逐渐消瘦，一方面可能是生理因素引起，另一方面可能是由糖尿病、甲状腺功能亢进、结核病或恶性肿瘤等病理性因素所引起，可能会造成免疫力低下、骨质疏松症、低血糖、体质虚弱等危害。

综上所述，老年人进行体重管理的重要性不言而喻。老年人应该保持合理的体重，以利于降低患各种疾病的风险，减少医疗支出，延长寿命和提高生活质量。老年人体重管理不仅关乎个人的健康与福祉，更与家庭幸福和社会稳定息息相关。因此，老年人应高度重视体重管理，积极采取科学有效的措施来维护自己的身体健康。

第二节　如何科学地开展体重管理

俗话说："管住嘴，迈开腿。"体重管理难道就是简单的少吃多动吗？"管住嘴，迈开腿"只是传统的减肥方式，是简单的节食和大量的运动。科学的体重管理不同于传统的减肥方式，它不是一味地看重体重，关注食物的能量，从而达到制订的运动目标，而是从科学的角度均衡饮食营养，进行适当的运动，保持健康的生活方式。科学的体重管理是持续地保持理想体重的方法，它在瘦身的同时也能增强身体免疫力，达到长期控制体重的目的。

那么我们该如何进行科学的体重管理呢？我们可以通过科学均衡饮食、适当运动以及保证优质的睡眠等来改善。一方面要降低能量的摄入，另一方面要增加能量的消耗，使能量摄入低于能量消耗，达到能量负平衡。

一、科学均衡饮食

减能量不等于减营养，更不等于节食。我们要遵循均衡饮食的原则，保证各营养素的合理摄入和比例适当。每种食物均有独特的营养成分，通过科学饮食，人们能够更准确地认识和理解食物中的营养素，进而养成健康的饮食习惯。

均衡的营养是构建强健体魄的关键。人体每天需要摄入各种不同的营养素，故每天膳食必须由多种食物适当搭配。在食物种类上，建议每天摄入超过12种食物，每周不少于25种，以实现营养均衡的目标。在膳食结构上，应坚持以谷类为主，同时注重粗细粮的结合；每日膳食中不可缺少新鲜的蔬菜、水果，因其富含维生素、矿物质及膳食纤维；适量吃鱼、禽、瘦肉、蛋等动物性食物，这些食物是优质蛋白、脂类、脂溶性维生素、维生素B和矿物质的良好来源，也是平衡膳食的重要组成部分；此外，应摄入适量的奶类和豆类，其中奶类富含钙质及维生素B，有助于增加儿童及妇女的骨密度，豆类则富含不饱和脂肪酸和维生素E，有助于降低乳腺癌和心血管疾病的风险。

《中国居民膳食指南（2022）》建议餐餐有蔬菜，每天摄入不少于300 g的新鲜蔬菜，深色蔬菜应占1/2。保证每天摄入200~350 g的新鲜水果。每天摄入120~200 g的动物性食物。建议2岁及以上健康人群每天摄入300~500 g奶制品，25~35 g大豆及坚果类，同时每日食盐用量不宜超过6 g。每日饮酒量亦应严格控制在15 g以内。此外，要确保足量饮水，建议采用少量多次的方式，以满足身体需求。具体而言，低活动水平的成年男性每日应饮用约1700 mL水，而成年女性则为1500 mL。在饮水选择上，应优先考虑饮用白开水，尽量避免或减少含糖饮料的摄入，更不应以含糖饮料替代白开水，以保障身体的健康与平衡。与此同时，应避免过多摄入肥肉和荤油，因其高能量易导致肥胖及慢性病风险增加。《中国居民膳食指南（2022）》指出应避免暴饮暴食、偏食挑食、过度节食等不健康的饮食行为，并强调了规律进餐的重要性，并特别指出不应随意敷衍任何一餐，尤其是早餐，长期进餐不规律可能引发肥胖问题，并增加罹患糖尿病和胆囊炎的风险。

总之，食物多样、合理搭配和规律进餐是维持健康体重的关键。

二、适当运动

食物摄入量与身体活动量是保持身体平衡、维持健康体重的关键因素。如果食物摄入量超过身体活动量，则会使能量摄入量大于能量消耗量，导致体重增加。如果身体活动量大于食物摄入量，那么能量消耗量大于能量摄入量，则会导致体重过轻或过于消瘦。各年龄段的人群都应坚持日常身体活动，保持健康体重。推荐每周至少进行5天中等强度的身体活动，累计150分钟以上；主动身体活动最好每天6 000步；鼓励适当进行高强度的有氧运动，每周2~3天；减少久坐时间，每小时起来动一动。

现代社会，久坐的人群越来越多，久坐会对身体各项机能产生许多负面影响。久坐会加重腰椎负担，引发腰痛；会造成血液黏稠度增加，加重下肢静脉瓣的工作负荷，时间长了容易造成下肢深静脉血栓；久坐还会减缓肠道的蠕动，极易引发便秘，增加患大肠癌的风险；还会导致腰椎间盘突出；久坐还易诱发肥胖，进而增加患高血糖、高脂血症、高血压等疾病的风险。因此，应减少久坐时间，积极参与慢跑、骑车、游泳等运动，以维持健康的体重，保持身体健康。

三、保证优质的睡眠

目前，我国因失眠症带来的身心疾病日益突出。《中国睡眠研究报告2024》指出，2023年，62.6%的被调查者每晚平均睡眠时间不足8小时，而其中29.4%的被调查者平均每晚睡眠时间不足7小时。随着年龄的增长，人们的睡眠时间缩短，睡眠质量下降。

《健康中国行动（2019—2030年）》提倡成人每日平均睡眠时间为7~8小时。充足的睡眠时间不仅有助于身体恢复精力，还能提高白天工作和学习的效率。若长期睡眠不足，会增加患肥胖的风险，且会损害认知功能、记忆力和免疫系统。因此，为了实现有效的体重管理，调整睡眠习惯变得尤为重要。具体来说，可以通过以下几个方面来改善睡眠。第一，制订并遵守固定的睡眠时间表，确保每天都能获得足够的睡眠时间。第二，提高睡眠质量，比如通过睡前减少对电子设备的使用，避免摄入咖啡因和辛辣、油腻的食物，营造安静、舒适且黑暗的睡眠环境等方式，快速进入睡眠状态。第三，在睡前进行一些放松活动，例如冥想或深呼吸练习，帮助身心放松。第四，保持均衡的饮食，多吃富含维生素和矿物质的新鲜蔬菜和水果，以维持身体的整体健康。通过上述措施，不仅能改善睡眠质量，而且还有助于维持健康的体重，从而促进整体的健康水平。

第三节 体重管理的误区

由于超重和肥胖已成为全球性的健康问题，对个人健康、医疗系统和社会经济都造成了重大影响，所以正确的体重管理变得至关重要。然而，很多人在追求理想体重的过程中，可能会遇到各种误区，这些误区可能导致他们采取不正确的行为，甚至可能对身体和心理健康造成严重的负面影响。

通过对这些误区的深入剖析，我们可以更好地了解如何避免常见的体重管理误区，以制订科学合理的体重管理策略，促进健康生活方式的实施。体重管理的常见误区包含BMI误区、饮食误区、运动误区、心理误区和睡眠误区。

一、BMI误区

（一）BMI的定义和计算方法

BMI是一种常用的衡量个体胖瘦程度及是否健康的标准，是通过体重（kg）除以身高（m）的平方来计算的，即BMI=体重（kg）/身高的平方（m²）。根据BMI值，可将我国成年人体重分为以下几类：BMI<18.5为体重过低，18.5≤BMI<24.0为体重正常，24.0≤BMI<28.0为超重，BMI≥28.0为肥胖。

（二）常见的BMI误区

尽管BMI被广泛用于评估个体的体重水平，但它并不是完美的指标。有些人误认为BMI是体重健康的唯一标准，而忽视了其他重要因素，如肌肉质量、骨密度和体脂率。例如，某些人虽然BMI值正常，但实际上患有代谢性疾病或其他健康问题；相反，一些人可能被误认为超重或肥胖，但实际上拥有良好的肌肉质量和体脂率。

要避免BMI误区，我们需要采取综合性的方法来评估体重健康。除了BMI之外，还应考虑其他指标，如腰围、腰臀比、体脂率和肌肉质量等。此外，个体的整体健康状况、家族史和生活方式也应该纳入考虑范围。综合利用多种指标，可以更全面地评估体重健康，并制订个性化的体重管理方案。

二、饮食误区

（一）过度节食或限制饮食

在体重管理过程中，许多人倾向于采用过度节食或限制饮食的方法，包括少餐、减少食物摄入量或者采用极端的节食计划，如生酮饮食，常常将自己置于持续饥饿的状态中。尽管这些方法可能会导致短期体重减轻，但从长期来看，这些方法通常难以维持，并可能导致营养不良、代谢紊乱和身体功能受损。

（二）盲目追求低脂饮食

人们普遍认为脂肪是肥胖和心血管疾病的罪魁祸首，因此低脂饮食被视为健康的选择。然而，过度追求低脂饮食也可能会导致健康问题。首先，许多低脂产品往往含有大量的添加糖和加工成分，这些成分可能对健康造成更大的影响。其次，脂肪是身体所需的必需营养素，过度限制脂肪摄入可能导致营养不良。

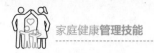

（三）超级食品和膳食补充剂的滥用

一些食物被冠以"超级食品"的称号，宣称其具有特殊的健康功效，例如抗氧化、抗炎和抗癌等，受到许多人的喜爱。然而，许多超级食品的功效尚未得到充分证实，过度依赖这些食物可能会导致营养不均衡。同样，滥用膳食补充剂也存在一定风险，滥用这些补充剂可能会掩盖营养不良的问题。

饮食均衡是指摄入足够数量的各种营养素，包括碳水化合物、蛋白质、脂肪、维生素、矿物质、膳食纤维和水，以满足生理需求。相比于过度节食或盲目追求某种特定的营养素，饮食均衡更有利于维持身体健康和理想体重。均衡的饮食应该包括各种不同类型的食物，如新鲜水果和蔬菜、谷类、薯类、动物性食物、大豆及其制品、奶及奶制品。过度限制饮食、盲目追求低脂饮食、超级食品和膳食补充剂的滥用都会影响健康。因此，重视饮食均衡是实现理想体重和维持身体健康的关键。

三、运动误区

运动在体重管理中起着至关重要的作用，可以帮助人们消耗能量、增强代谢、提高心肺功能，从而促进体重的减轻和维持。然而，一些人可能对运动在体重管理中的作用存在误解，认为只要进行大量运动就能有效减肥，而忽视饮食的重要性。实际上，饮食和运动之间的平衡是实现体重管理的关键。常见的运动误区如下。

（一）高强度训练

在快速减肥或塑造理想体型的过程中，一些人可能倾向于采用高强度训练，如长时间的有氧运动或极端的重量训练。虽然这些训练方法可以带来明显的身体变化，但也存在一定风险，如过度疲劳、肌肉拉伤、关节损伤等。过度的高强度训练可能会导致身体的不适和受伤，从而影响体重管理的长期效果。

（二）忽视身体信号的过度运动

在运动过程中，身体可能会发送以下信号，如疲劳、饥饿和疼痛等，一些人可能会无视身体的需要和信号而仍过度运动，以达到快速减肥的目的。然而，长期过度运动可能会导致身体的疲劳和损伤，甚至造成严重的健康问题。因此，重视身体信号并适当调整运动量至关重要。

（三）未寻求专业的指导

日常运动中若缺乏专业的指导，可能引发多重问题：增加运动损伤风险，如因错误的动作或姿势导致肌肉拉伤、关节扭伤；影响运动效果，如因训练计划不合理或方法不科学而难以达到预期目标；心理健康受损，如因动机不明确或训练不当导致兴趣丧失；缺乏急救知识，若出现运动损伤不能及时进行急救。因此，专业的指导对确保运动安全、有效尤其重要。

为了实现体重管理目标，人们应该正确认识运动的作用，重视身体信号，避免过度运动和高强度训练，并在制订运动计划时寻求专业的指导和建议。合理的运动和饮食相结合，可以更好地实现体重管理的目标，并促进整体健康和幸福感。

四、心理误区

（一）情绪饮食和压力性进食

情绪饮食是指在情绪受到影响时，通过食物来缓解情绪或填补心理上的空虚感。许多人在面对压力、焦虑、抑郁或孤独等负面情绪时会倾向于暴饮暴食，这种现象被称为压力性进食。虽然食物可暂时缓解情绪，但从长期来看，情绪饮食和压力性进食可能会导致体重增加和形成不健康的饮食习惯。

（二）不满意外在形象

个体对自己的形象和外貌有着重要的认知和情感反应。当今社会，大众对美的标准可能导致部分人群对自己的身体产生不满，进而影响到自尊心和自我接受程度。那些不满意自己的外在形象的人，可能会采取极端的减肥方法或过度运动，以追求所谓的"完美身材"，而忽视自己的健康和幸福。

（三）忽视心理健康在体重管理中的作用

虽然体重管理往往被视为生理层面的问题，但心理健康同样在体重管理中扮演着重要的角色。许多人在体重管理的过程中，往往忽视心理健康的作用。心理健康问题，如抑郁、焦虑、压力和自尊心问题，可能会影响个体对饮食和运动的态度和行为，从而影响到体重的管理和调节。因此，重视心理健康问题，并寻求必要的支持和帮助，对实现体重管理目标至关重要。

因此，在进行体重管理时，不仅需要关注身体健康，还需要重视心理健康，并采取综合性的措施来促进整体健康的提升。

五、睡眠误区

在体重管理的众多要素中，睡眠的重要性往往被低估甚至被忽视。实际上，睡眠不仅仅是身体恢复和"充电"的方式，还深刻影响着我们的体重调控机制。当睡眠不足时，体内的激素平衡会受到干扰。胃饥饿素水平上升，促使我们产生更强的饥饿感，尤其是对高能量食物的渴望；而瘦素水平则下降，减轻我们的饱腹感。这种激素失衡很容易导致过量进食，最终致使体重增加。此外，睡眠不足还会减慢新陈代谢速度，减少身体在休息时消耗的能量，进一步阻碍体重的有效管理。更糟糕的是，睡眠不足还会对情绪行为产生负面影响，增加压力感和焦虑情绪，从而更容易引发情绪饮食和压力性进食，导致肥胖。因此，为了有效地管理体重，我们必须充分认识到睡眠的重要性，并采取积极的措施来改善睡眠质量。

每个人都应成为自己健康的第一责任人，让我们从科学的体重管理开始，迈向健康！

（王卓、刘雅琪、袁芝佩、董婷）

第七章

儿童健康管理

第一节　体格生长规律及评价

一、体格生长的一般规律

体格生长是一个连续的过程，即体格生长贯穿于整个儿童期，但不同年龄阶段生长速度不同。体格生长将经历两个高峰——出生后第一年是第一个生长高峰，青春期是第二个生长高峰。在体格生长的同时，各系统器官持续发育，其中发育最早的是神经系统，而发育最晚的是生殖系统。

体格生长的常用指标包括体重、身高（长）、头围、胸围等，以下重点讲解体重、身高（长）。

（一）体重

根据世界卫生组织的统计，出生时男婴平均体重为3.3 kg，女婴平均体重为3.2 kg。由于胎粪排出及水分丢失等，出生后数天内部分新生儿可能出现体重的暂时性下降，称为生理性体重下降。一般下降值为原有体重的3%~9%，多在生后3~4日降至最低点，生后7~10日恢复至出生体重。正常足月儿出生后第1个月体重增长1.0~1.7 kg，3~4个月婴儿体重约为出生体重的2倍；出生后前3个月体重增长约等于后9个月体重增长，即12月龄时体重约为出生体重的3倍；2岁时体重约为出生体重的4倍，2岁后至青春前期体重的年增长值为2~3 kg。

（二）身高（长）

身高（长）是指头顶至足底的垂直距离。3岁以下儿童卧位测量，称为身长；3岁以上儿童站立位测量，称为身高。出生时身长平均为50 cm，3月龄时身长为61~63 cm，1岁时身长约75 cm，2岁时身长85~87 cm。2岁以后身高增长速度趋于平缓，2~6岁每年增长6~8 cm，6岁到青春前期每年增长5~7 cm。青春期的到来使身高增长再次迎来加速期，女童以乳房发育、男童以睾丸增大为进入青春期的标志，此后1~2年达到身高增长加速期，持续约1年。青春期男童身高增长约28 cm，女童身高增长约25 cm。

二、体格生长评价

在了解体格生长的一般规律之后，定期进行生长发育监测，正确评价其体格生长状况，并给予适当的指导和干预，有助于促进儿童的健康成长。

（一）评价方法

体格生长评价的方法包括标准差法、百分位数法及曲线图法。

1. 标准差法

标准差法适用于体格生长状况呈正态分布的情况。具体方法为以平均值（$\bar{x}$）加减标准差（s）来评价体格生长，可采用五等级划分法和三等级划分法。具体划分方法见表7-1。

表7-1　标准差法体格生长评价结果等级划分

等级	$<\bar{x}-2s$	$\bar{x}-2s\sim\bar{x}-1s$	$\bar{x}\pm1s$	$\bar{x}+1s\sim\bar{x}+2s$	$>\bar{x}+2s$
五等级	下	中下	中	中上	上
三等级	下		中		上

2. 百分位数法

体格生长状况呈正态分布或非正态分布都可使用百分位数法。当数据为正态分布时，第3百分位数值（P_3）近似于标准差法的$\bar{x}-2s$，第97百分位数值（P_{97}）近似于标准差法的$\bar{x}+2s$。具体评价方法为以参照人群的第50百分位数值（P_{50}）为基准值，P_3以下评价为下，P_{97}以上评价为上，$P_3\sim P_{97}$评价为中（表7-2）。

表7-2　百分位数法体格生长评价结果等级划分

等级	$<P_3$	$P_3\sim P_{97}$	$>P_{97}$
三等级	下	中	上

3. 曲线图法

曲线图法可以使用标准差法或百分位数法的等级划分法，只是在数据的展示上不是以表格的形式，而是以儿童的年龄为横坐标，以生长指标（身高、体重等）为纵坐标，绘制成曲线图，从而能直观、快速地了解儿童的生长情况。

（二）评价内容

1. 生长水平

将儿童某一年龄所获得的某一项体格生长测量值与参考人群值比较，得到该儿童在同质人群（同年龄、同性别）中所处的位置，即为该儿童生长的现实水平。例如，年龄别体重即将儿童的体重与同年龄、同性别儿童的体重进行比较，得出相应的等级。

2. 生长速度

生长速度是对某一项体格生长指标定期连续测量（纵向观察），所获得的该项指标在某一年龄阶段的增长值。将其与参考人群值比较，得出正常、下降、不增、增长不足或加速的结果（表7-3）。

表7-3　生长速度评价结果

评价结果	含义
正常	两次测量数据差值=参考人群值
下降	两次测量数据差值为负数
不增	两次测量数据差值=零
增长不足	两次测量数据差值<参考人群值
增长加速	两次测量数据差值>参考人群值

3. 匀称度

匀称度是对体格生长指标间关系的评价，包括体型匀称度、身材匀称度。

（1）体型匀称度：常以身高／体重（W/L）与参考人群值比较，反映一定身高的相应体重增长范围。也可以用BMI／年龄表示。

（2）身材匀称度：用坐高（顶臀长）与身高（长）的比值反映儿童下肢发育情况。坐高（顶臀长）／身高（身长）正常，为身材匀称；反之则为不匀称。

三、体格生长偏离

体格生长受到遗传和环境的双重影响。常见的体格生长偏离包括蛋白质–能量营养不良以及超重／肥胖。

（一）蛋白质–能量营养不良

蛋白质–能量营养不良又称营养不良，是由于蛋白质和（或）能量长期摄入不足，不能维持正常的新陈代谢而导致自身组织消耗的营养缺乏症，多见于3岁以下婴幼儿。

1. 临床表现

蛋白质-能量营养不良的早期表现是体重不增。随营养不良的加重，体重逐渐下降，生长速度减慢，继而身高逐渐低于正常。在营养不良的早期一般食欲正常，病情加重后食欲变差，腹泻与便秘交替发生，甚至呈现迁延性腹泻，可伴脱水和电解质紊乱。重度营养不良可有重要脏器功能损害，如心脏功能下降，甚至发生心力衰竭等。严重营养不良还可影响大脑发育，损害患儿认知、运动、语言、社交、思维等能力，如能及早干预，大多脑发育受损可以得到改善，但若持续存在严重营养不良，可能出现精神发育迟滞等后遗症状。

营养不良常见并发症包括营养性贫血、多种维生素缺乏、免疫力低下、自发性低血糖以及感染。

2. 诊断

蛋白质-能量营养不良分别以体重/年龄、身高（长）/ 年龄和体重 / 身高（长）为评估指标，采用标准差法进行诊断（表7-4）。

表7-4　蛋白质-能量营养不良诊断

指标	测量值标准差法	诊断
体重/年龄	$\bar{x}-3s \sim \bar{x}-2s$	中度低体重
	$<\bar{x}-3s$	重度低体重
身高（长）/年龄	$\bar{x}-3s \sim \bar{x}-2s$	中度生长迟缓
	$<\bar{x}-3s$	重度生长迟缓
体重 / 身高（长）	$\bar{x}-3s \sim \bar{x}-2s$	中度消瘦
	$<\bar{x}-3s$	重度消瘦

3. 治疗

（1）深入了解儿童喂养史、生长发育史和疾病史，判断体重不增或下降的原因。

（2）积极治疗原发病，如治疗感染和腹泻，纠正消化道畸形等。

（3）高蛋白、高能量的饮食与喂养指导。强调个体化原则，按病情轻重、消化功能强弱，循序渐进地增加能量和蛋白质的摄入。世界卫生组织建议3岁以下营养不良儿童的能量补充分三步进行。第一步：需要根据现有体重，将患者的摄入能量提升到现有体重对应的能量需求量。第二步：逐渐增加能量，使体重达到实际身高别体重的均值。第三步：按照实际年龄段体重的均值计算能量需求量。

（4）控制并发症。及时纠正贫血及水、电解质紊乱。

（5）根据患儿情况适当补充维生素和微量元素。

（6）必要时，在补充足量能量和蛋白质的基础上使用苯丙酸诺龙等蛋白质合成促进剂。

（二）超重／肥胖

超重／肥胖指由多因素引起能量摄入量超过消耗量，导致体内脂肪积聚过多，体重超过参考值范围的营养障碍性疾病。

1. 诊断

超重／肥胖的临床诊断在不同年龄段的诊断标准有所差异。

（1）年龄＜2岁的婴幼儿使用身长别体重来诊断。根据世界卫生组织2006年的儿童生长发育标准，参照同年龄、同性别和同身长的正常人群相应体重的平均值，计算标准差分值（或Z评分），大于参照人群体重平均值的2个标准差（Z评分＞+2）为超重，大于参照人群体重平均值的3个标准差（Z评分＞+3）为肥胖。

（2）2～5岁儿童可参考《中国0～18岁儿童、青少年体块指数的生长曲线》中制定的中国2～5岁儿童超重和肥胖的BMI参考界值点。

（3）6～18岁儿童可参考《学龄儿童青少年超重与肥胖筛查》中6～18岁学龄儿童超重与肥胖筛查的BMI参考界值点。

（4）18岁以上人群以大于24.0和28.0分别作为超重、肥胖的BMI参考范围。

2. 治疗

（1）饮食疗法是治疗超重／肥胖的最基本方法之一。一般以标准体重来决定合适的能量摄入量，在不影响儿童基本能量和营养素的原则下，逐步减少能量供给。

（2）有氧运动和抗阻运动。以个体最大有氧能力的50%为平均训练强度，每日训练1～2小时，每周训练5天，把减脂任务平均分配到3个月内。

（3）行为矫正。利用正强化、负强化的方法对超重／肥胖儿童摄入过多或运动不足等不良行为进行矫正。

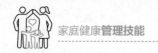

第二节　神经心理发育及评价

一、神经心理发育的一般规律

在儿童体格不断生长的同时，感知觉、运动、语言、注意、记忆、思维等都按照程序有条不紊地进行着连续性、阶段性的发育。

（一）感知觉

感觉是人脑对事物个别属性的反映。知觉是在感觉的基础上发生的对事物整体属性的综合反映。

1.视觉发育

刚出生的婴儿已有视觉感应功能，瞳孔有对光反应。第2个月起可协调地注视物体，开始有头眼协调；3～4个月时头眼协调较好；6～7个月时目光可随上下移动的物体垂直方向转动；8～9个月时开始出现视深度感觉，能看到小物体；5岁时已可区别各种颜色；6岁时视深度已充分发育。

2.听觉发育

刚出生时婴儿听力差；生后3～7日听觉已较好；1个月时突然有声响会觉醒或哭泣；2个月时会高兴地发出"啊"或"哦"声，3～4个月能够将脸转向声源；5～6个月对各种新奇的声音都很好奇，会定位声源；9个月对细小的声音敏感，对重的语气也会有反应；12个月能够听懂几个简单的指令，并做出回应；2岁时能更好地理解指令；4～5岁时能辨别语音的微小差别；6岁能够熟练辨别母语所包含的各种语音。

3.知觉发育

儿童在2～3岁时已出现空间知觉。把物体放在不同的距离，他们知道哪个近、哪个远；把他们常用的玩具改换存放地点，他们也会在原来的地方去寻找。3岁时能够辨别圆形、方形和三角形，能够辨别上、下；4岁能辨别前、后；5岁能够辨别以自我为参照的左、右。4～5岁开始有时间概念，能区分今天、明天、昨天；5～6岁逐渐掌握一周内的时序、一年四季。

（二）运动

运动发育包括大动作发育和精细动作发育。运动发育遵循普遍的规律：①由上到下，即头部的运动先发育，躯干和腿部的运动后发育，如先学会抬头，然后学会坐，最后学会直立。②由近到远，即离躯干近的运动先发育，而离躯干远的运动后发育，如先能抬起手臂，然后能以手掌抓物，最后能以手指拈取物品。③从泛化到集中，由不协调到协调，如婴儿面对胸前悬吊的红环时，先只会手舞足蹈，然后能用手追逐悬环，最后能够用手准确地拿到悬环。④先正后反，即身体正面的动作先发育，身体反面的动作后发育，如先学会从仰卧位翻到俯卧位，后学会从俯卧位翻到仰卧位。大动作及精细动作发育的具体过程介绍如下。

1. 大动作

1）抬头

婴儿最先出现的大动作是俯卧位抬头。新生儿俯卧位时能抬头1~2秒，2~3个月时俯卧可抬头约45°，5~6个月时俯卧可抬头约90°。4个月时抬头很稳并能自由转动。

2）翻身

4~5个月时能从仰卧位翻到俯卧位，但无身体转动。5~6个月时能从俯卧位翻到仰卧位。7~8个月时可有意从仰卧位翻至俯卧位，再翻回仰卧位。

3）坐

婴儿3个月扶住坐时腰呈弧形。4个月扶住婴儿双手或髋骨时能坐。6个月时能双手向前撑住独坐。8个月时独坐很稳。

4）爬行

新生儿俯卧位时已有反射性的匍匐动作。2个月时取俯卧位能交替踢腿。3~4个月时可用手支撑上半身数分钟。7~8个月时能用手支撑胸腹，使身体离开床面或桌面，有时能在原地转动。8~9个月时能用双上肢向前爬。约1岁手膝并用爬行。15个月后能爬阶梯。

5）立、走、跳跃

新生儿直立时，两下肢稍能负重，出现踏步反射及立足反射。5~6个月扶立时，两下肢能负重，并能上下跳动。8~9个月时能扶立片刻。9个月时能扶着栏杆站起来。10个月时能推着推车走几步。11个月时拉着一只手能走。11~12个月时会站立。12~14个月自己会走。15~18个月走路较稳。2岁时能跑和双足并跳。3岁时能单足跳，两脚交替上下楼梯。

2. 精细动作

精细动作是手及手指等部位小肌肉或肌肉群的运动。

新生儿两手握拳很紧，2个月时两手握拳力量减弱，3个月时握持反射消失，能有意识地全手掌抓握物体。4个月时能握住玩具，握物时大拇指参与。5~6个月时能主动伸手抓物。6~8个月时能独自摇晃或玩弄小物体，开始双手配合，并出现换手及捏、敲等探索性动作。8个月时用拇指、示指平夹取物。

9~10个月时开始试用拇指、示指指端取物。10个月时能将手中的物体放下。12个月时能用拇指、示指端捏起细小物体。15个月时能用匙取物，能几页几页地翻书。18个月时能叠2~3块方积木，会拉脱手套、袜子。2岁时能叠6~7块方积木，一页一页地翻书，模仿画直线和圆。3~4岁时会使用一些"工具性"玩具，如用小锤子敲打小柱子、玩黏土，开始用筷子进餐，叠9~10块方积木。

（三）语言

1. 发音与语言的表达

婴儿1个月以内已会哭叫，由各种原因引起的哭声在音调、响度上有区别。3~4个月时能咿呀发音。7~8个月能够发"baba"或"mama"的音。8~9个月时能模仿成人的口唇动作练习发音。12个月能够说第一个"爸爸""妈妈"以外的词语。1岁半时能够用单词表示需要。2岁时能够说简单句，指出简单的人、物品和图片。2岁半时不再说难懂的句子，说的话几乎都能被听懂。2岁以后的语言大部分是完整句，表达的形容词、代词、连接词也逐渐增多，能逐渐说出结构严谨的句子。3岁会说短歌谣。4岁能讲述简单的故事情节。

2. 语言的理解

婴儿6~7个月时能够听懂自己的名字。9个月左右能听懂简单的词义。1岁时能够听懂"不"。1岁半时能够按名称指出物品并且能够听从指令。2岁时能够理解"大小"。2岁半能够理解方位词，理解数字"2"。

（四）注意

注意是心理活动对一定对象的指向和集中。注意可分为无意注意和有意注意。无意注意是指自然发生的、不需要任何努力而参与的注意过程。比如，在走路时，路边的摊贩发出吆喝声，人会转头看向摊贩，这就是无意注意。有意注意指有目的的、自觉参与的注意过程。比如，看书学习时的注意活动就是有意注意。新生儿已有无意注意，婴儿时期以无意注意为主，随着年龄的增长逐渐出现有意注意。幼儿期注意的稳定性较差，容易分散、转移，且注意的范围不大，任何新奇的刺激都会引起他们兴奋，分散他们的注意。研究发现，5~7岁儿童注意力集中时间约为15分钟，7~10岁约为20分钟，10~12岁约为25分钟，12岁以后约为30分钟。

（五）记忆

记忆是人脑对经历过的事物的识记、保持、再认或重现。它是进行思维、想象等高级心理活动的基础。新生儿出生后第2周对哺乳姿势的条件反射就是最早的记忆；3~4个月开始出现对人与物的认知；5~6个月婴儿能够再认妈妈；1岁时能够再认10日前的事物，开始出现重现；3岁时可再认几个月前的事物；4

岁时可再认1年前的事；3岁时开始出现有意记忆，如在成人的要求下背儿歌。儿童的记忆特点是记忆的精确性差，记不住主要的本质内容，但对情绪色彩浓厚的内容记得很牢。

（六）思维

思维是客观事物在人脑中概括的、间接的反映。婴儿期的思维与其手部动作的发展分不开，婴儿摆弄物体的方式反映其理解世界的过程。婴儿分不清自我与客体，只认为自己看到的东西才是存在的，在8～12个月客体永存的概念初步形成，标志着思维的萌芽。婴儿表现为寻找在其面前藏起来的物体，表明物体消失后婴儿依然会认为它是存在的。在1岁左右，儿童展示出对物体社会功能的最初理解，比如铃铛是被摇响的。学龄前期儿童思维的特点是具体形象思维，表现为具体形象性和进行初步抽象概括的可能性。也就是说，此时的思维主要依赖事物的具体形象或表象以及它们的彼此联系来进行，并不依靠对事物内部或本质的理解，不凭借概念、判断和推理来进行。例如，儿童看到比他年龄小的叔叔，他不肯叫，因为在他的思维中比他年龄小的是弟弟、妹妹，而叔叔的年龄比他大。在学龄前期的后阶段逐渐出现抽象概念思维，并在以后的年龄阶段不断发展与提高。所谓抽象概念思维，是运用概念，通过判断、推理的思维形式认识事物本质、特征和联系的过程。此后，在此基础上逐步发展独立思考的能力。

二、神经心理发育评价

儿童神经心理发育评价分为筛查性测验和诊断性测验两类。

1. 筛查性测验

1）新生儿20项行为神经测定方法（NBNA）

NBNA分为行为能力、被动肌张力、主动肌张力、原始反射和一般评估5个部分。每项评分为三个分度，即0分、1分和2分，满分为40分，35分以下为异常。NBNA只适用于足月新生儿，早产儿需要等胎龄满40周后测验。

2）丹佛发育筛查测验（DDST）

国内修订的DDST共104项，分为个人-社会、精细动作-适应性、语言、大动作4个能区。DDST适用于2个月至6岁儿童。

3）0～6岁儿童智能筛查测验量表（DST）

DST正式测验部分包括运动能区、社会适应能区和智力能区，共有120个项目。DST适用于0～6岁儿童。

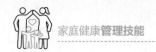

4）Peabody图片词汇测验（PPVT）

PPVT由120张图片组成，每张印有4幅不同的图画，用于测试儿童听觉、视觉、知识、语言词汇、注意力及记忆力等。因其不需要用语言表达，特别适用于有语言障碍、脑损伤伴运动障碍的儿童。PPVT适宜年龄为4~9岁。

5）瑞文智力测验（RIT）

RIT可以测量人解决问题的能力、观察力、思维能力、发现和利用自己所需的信息的能力及适应社会生活的能力。RIT适用于幼儿和智力水平较低的人。

6）早期语言进程量表（ELMS）

ELMS测试内容共59个项目，分3个部分。A部分为语音和语言表达部分，B部分为视觉、听觉感受和理解部分，C部分为异常表现部分。ELMS适用于0~35月龄的正常儿童，也可用于语言发育水平在0~35个月的语言发育迟缓的儿童。

7）婴幼儿孤独症筛查量表（CHAT）

CHAT由两部分组成。A部分询问父母，共有9个项目，全部由父母或主要监护人回答"是"或"否"；B部分为评定者观察，共5个项目，全部由专业人员观察或测试后回答"是"或"否"。CHAT用于筛查婴幼儿有无孤独症谱系障碍，适宜年龄为18个月左右。

8）孤独症行为量表（ABC）

ABC共有57个项目，归纳为感觉、交往、躯体运动、语言、生活自理5个因子。用于孤独症儿童的筛查和辅助诊断。ABC适用年龄为8个月至28岁。

9）儿童心理行为发育问题预警征象

儿童心理行为发育问题预警征象可早期筛查神经心理问题（表7-5）。

表7-5　儿童心理行为发育问题预警征象

年龄	预警征象	年龄	预警征象
3月龄	对很大的声音没有反应	18月龄	不会有意识地叫"爸爸"或"妈妈"
	不注视人脸，不追视移动的人或物品		不会按要求指人或物
	逗引时不发音或不会笑		不会独走
	俯卧时不会抬头		与人无目光对视
6月龄	发音少，不会笑出声	2岁	无有意义的语言
	紧握拳不松开		不会扶栏上楼梯/台阶
	不会伸手及抓物		不会跑
	不能扶坐		不会用匙吃饭

续表

年龄	预警征象	年龄	预警征象
8月龄	听到声音无反应	2岁半	兴趣单一、刻板
	不会区分生人和熟人		不会说2~3个字的短语
	不会双手传递玩具		不会示意大小便
	不会独坐		走路经常跌倒
12月龄	不会挥手表示"再见"或拍手表示"欢迎"	3岁	不会双脚跳
	呼唤名字无反应		不会模仿画圆
	不会用拇、示指对捏小物品		不能与其他儿童交流、游戏
	不会扶物站立		不会说自己的名字

当在相应年龄出现以上预警征象时请务必转诊至上级医院，进行进一步评估。

2. 诊断性测验

1）盖瑟尔发育量表（GDS）

GDS测验内容包括适应性行为、大动作、精细动作、语言和个人–社会性行为5个方面。用于评价和诊断婴幼儿神经系统发育及功能成熟情况。GDS适用于4周至6岁儿童发育水平的评估与诊断，GDS也是用于评定4周至6岁儿童智力残疾的标准化方法之一。

2）韦氏学龄前和学龄初期儿童智力量表（WPPSI）

WPPSI根据年龄分为两个量表：①用于2岁半至3岁11个月儿童的量表，由言语理解、知觉推理和工作记忆3个主要指数，语言接收、非语言和一般能力3个辅助指数以及总智商构成。②用于4岁至6岁11个月儿童的量表，除①中的内容外，还包括流体推理、加工速度及认知效率指数。WPPSI用于智力诊断，适用于2岁半至6岁11个月儿童的智力测试。

3）韦氏儿童智力量表（WISC）

WISC中国修订版分语言量表、操作量表两部分，共12个分测验。用于测试儿童的总体智力水平，并了解儿童在不同领域的认知能力，用于智力评估和智力发育障碍的诊断，也适用于学习障碍儿童的评估。适宜年龄为6~16岁。

4）婴儿–初中生社会适应量表（S–M）

S–M量表共有132个项目，包括6种行为能力，即独立生活能力、运动能力、作业操作能力、交往能力、参加集体活动能力及自我管理能力。S–M是我国儿童社会生活能力评估、智力低下诊断和分级必备的量表之一。适用年龄为6

月龄至15岁。

三、神经心理发育偏异

常见的家长最关心的神经心理发育偏异主要包括注意缺陷多动障碍（ADHD）、孤独症谱系障碍和智力障碍，以下简要介绍这三种疾病的临床表现。

（一）注意缺陷多动障碍

临床上，注意缺陷多动障碍表现为持续存在与年龄不相称的注意力不集中、多动、冲动，可造成儿童学业成就、情感、认知功能、社交等多方面的损害。

1.注意力不集中

注意缺陷多动障碍患儿注意力的特点是无意注意占优势，有意注意减弱。注意缺陷多动障碍患儿注意力集中的时间短暂，注意强度弱，注意范围狭窄，不善于分配注意。因此，常常表现为在课堂上发呆、走神，做作业时常常粗心大意，他人与之谈话时发现患儿经常似听非听，东西丢三落四，做事没有计划性。有家长会提出，孩子看电视、玩游戏的时候注意力非常集中，是不是就不属于注意缺陷多动障碍？其实不然，注意缺陷多动障碍患儿注意力的特点是有意注意减弱，即需要付出努力集中注意力的任务中表现出注意力不集中，而无意注意在注意缺陷多动障碍患儿中是占优势的，也就是看电视、打游戏以及看漫画等易引起患儿无意注意，患儿通常注意力比较集中。

2.多动

注意缺陷多动障碍患儿自我控制能力差，行为常呈现活动过度的现象。注意缺陷多动障碍患儿的多动通常表现为躯体活动过多（在不适宜的场合爬上爬下、上课跑下座位等）、手部活动过多（手部小动作多）、语言活动过多（说话喋喋不休，爱插嘴、抢答问题等）。这些过多的活动往往不分场合发生，且无目的性。

3.冲动

注意缺陷多动障碍患儿常对不愉快的刺激反应过度，易兴奋和冲动，会不分场合、不顾后果做出冲动行为甚至伤害他人，如喜欢爬到高处、翻越围栏、横穿马路等。

（二）孤独症谱系障碍

孤独症谱系障碍是以社交障碍、兴趣狭隘和重复刻板行为为主要特征的一系列表现各不相同的神经系统发育障碍性疾病的总称。其主要表现为语言交流和社交障碍、兴趣狭隘和重复刻板行为、感知觉异常、智力异常。

早期孤独症谱系障碍可能出现以下五种异常行为，简称"五不"行为，可以作为孤独症谱系障碍筛查的参考。

（1）不（少）看，指对有意义的社交刺激注视缺乏或减少，尤其是与他人眼部的注视减少。

（2）不（少）应，指孩子对父母和他人的呼名反应不敏感。

（3）不（少）指，指孩子不会有目的的指向，无法对感兴趣的东西提出要求。

（4）不（少）语，这是门诊就诊时家长最关注的问题，指存在语言发育迟缓。

（5）不当，指不恰当地使用物品，如将玩具排成整齐的一排，旋转物品并持续注视等。

（三）智力障碍

根据智力（IQ）水平，智力障碍可分为四级。轻度智力障碍：IQ值为50~69；中度智力障碍：IQ值为35~49；重度智力障碍：IQ值为20~34；极重度智力障碍：IQ值<20。

1. 轻度智力障碍

早期不易被发现，在婴幼儿期可能有语言发育迟缓，较复杂语言的表达能力困难以及运动发育较迟。除复杂动作协调困难外，其躯体和神经系统发育无明显异常迹象。多在幼儿园或入学后发现有学习困难，在学龄期可发现逐渐出现学习困难，勉强可达小学毕业水平。语言发育虽稍落后，但社交用语尚可，个人生活尚能自理，成年后具有低水平的职业适应能力、社交能力及社会其他能力，但对环境变化缺乏应对能力。

2. 中度智力障碍

在婴幼儿期语言和运动发育明显落后；在学龄前期学习能力低下，可学会说话，进行较简单的语言表达，但不能表达较复杂的内容。多与明显小于同龄的儿童玩要。学习能力差，很少能升到三年级。生活自理困难，需别人的监护，部分伴有躯体发育缺陷和神经系统异常特征。

3. 重度智力障碍

在生后3~6个月发现精神障碍和运动发育明显落后，可有躯体先天畸形和神经系统异常（脑瘫、癫痫等），运动和语言能力差，愚钝面容。学习困难，理解能力差。

4. 极重度智力障碍

出生时即有明显的躯体畸形和神经系统异常，完全无语言表达能力，不能

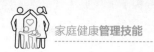

识别亲人，一般不能学会走路和说话，理解能力差，缺乏生活自理能力，生活完全需要他人照顾和完全依赖他人。

第三节　儿童喂养

一、各年龄阶段儿童喂养

儿童健康的体格生长和充分的神经心理发育离不开正确的喂养。那么如何通过提供充足的营养食品，保障儿童健康的生长发育呢？以下分不同年龄阶段向大家介绍儿童正确喂养方式。

（一）小于6月龄

（1）建议婴儿出生后至6月龄纯母乳喂养，从出生时每天8~10次，频率逐渐减少至每天6次，母乳不足时可采用婴儿配方奶补充。

（2）足月新生儿出生后数日即开始补充维生素D，每天400 IU，无须补钙。

（3）识别婴儿饥饿及饱腹信号，及时应答。

（4）定期评价婴儿营养状况。

（二）6月龄

（1）母乳仍然是这一阶段婴儿最主要的营养来源。每天乳类哺喂4~6次，总量800~1 000 mL，逐渐停止夜间哺乳。

（2）引入辅食。先从含铁米粉开始添加，再到菜泥、果泥等。添加辅食的原则为由一种到多种、由少量到多量、由细到粗，辅食单独制作，按需喂养、积极喂养。

（3）每天继续补充维生素D 400 IU。

（三）7~9月龄

（1）每天乳类哺喂3~4次，共700~800 mL。

（2）辅食的质地开始从泥状向末状转化，每日添加2次辅食，每日添加含铁米粉、粥、烂面、米饭等30~80 mL[①]，菜末80 mL，水果泥或碎末80 mL。

（3）开始添加蛋白质类食物，每天添加蛋类、肉类、鱼、豆腐等30~40 mL。

（4）植物油每天限制在10 g以内，不加盐。

（5）每天仍需补充维生素D 400 IU，保证每天奶量的条件下无须补充

---

① 此处及后文提及辅食量时，可用10 mL瓷勺和250 mL直口碗来计量。

钙剂。

（四）10~12月龄

（1）坚持母乳喂养，哺喂频率减少到每天2~3次，共600~700 mL。

（2）食物质地过渡到碎块状、指状。每天添加辅食2~3次，面条、软饭、小馒头、面包等每天120~180 mL，碎菜120 mL，水果120 mL。蛋类、肉类、鱼、豆腐等40~60 mL。

（3）植物油每天限制在10 g以内，不加盐。

（4）每天继续补充维生素D 400 IU，保证每天奶量的条件下无须补钙。

（五）1~2岁儿童

（1）可坚持母乳喂养到2岁，每天哺喂2次，共400~600 mL。

（2）逐步过渡到与成人食物质地相同的米饭、面条等，每天3次正餐，各种谷物每天160~250 mL，蔬菜120~160 mL，水果120~160 mL。蛋类、肉类、鱼、豆腐等60~80 mL。

（3）植物油每天限制在5~15 g，盐<1.5 g。

（4）每天补充维生素D 400~600 IU，膳食钙摄入充足的条件下无须补钙。

（六）3~6岁儿童

（1）每天3餐主食，加1~2次点心。保证早餐丰富。幼儿园一般晚餐比较早，儿童常进食不足，或者容易在晚间产生饥饿感，建议在家中补充晚餐量或睡前一个小时进食牛奶。

（2）保证每天摄入奶制品500 mL，鸡蛋1个，动物性食物60~90 mL，以及足量的蔬菜、水果、谷类。

（七）学龄期儿童、青少年

尽可能提供丰富的食物和含足够膳食纤维的食物，保证奶制品不少于500 mL/d，最好课间能提供点心。青少年，尤其是女性要注意从膳食中补充铁剂和钙质。

二、零食如何选择

儿童难免会出现吃零食的情况，那么如何选择适合儿童的健康零食呢？

首先我们需要知道零食的定义，零食是指正餐以外，用于补充营养（或平衡营养）的食品。区别于普通零食，儿童零食指适合3~12岁儿童食用的零食。

不同年龄阶段的儿童选择零食的种类和原则不尽相同。

（一）3~5岁儿童

①吃好正餐，适量加餐，少吃零食。②零食优选水果、奶类和坚果。③少

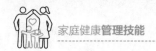

吃高盐、高糖、高脂肪零食。④不喝或少喝含糖饮料。⑤零食应新鲜、多样、易消化、营养、卫生。⑥安静进食零食，谨防食物误入呼吸道。⑦保持口腔清洁，睡前不吃零食。

（二）6~12岁儿童

①正餐为主，早餐合理，零食少量。②课间适当加餐，优选水果、奶类和坚果。③少吃高盐、高糖、高脂肪零食。④不喝或少喝含糖饮料，不喝含酒精、含咖啡因的饮料。⑤零食新鲜、营养、卫生。⑥保持口腔清洁，睡前不吃零食。

第四节　眼保健

一、儿童近视防治

小眼睛，大问题。近年来，由于手机、电脑等带电子屏幕产品的普及，中小学生课内外负担加重等因素，我国儿童青少年近视率居高不下，成为重大的公共卫生问题。要做好儿童青少年的近视防控，家庭扮演着重要的角色。

（一）近视的基本知识

1.近视的定义和分类

近视是一种眼睛看不清远处物体，但可以看清近处物体的症状。儿童近视是屈光不正的一种类型，是指人眼在调节放松状态下，平行光线经眼球屈光系统后聚焦在视网膜前方的病理状态，其表现为远视力下降。

近视有多种分类方式，其中常见的一种分类是根据散瞳后验光仪测定的等效球镜（SE）度数判断近视度数，将近视分为近视前期、低度近视、高度近视三类。

近视前期：$-0.50\,D < SE \leqslant +0.75\,D$（近视50度以下）。

低度近视：$-6.00\,D < SE \leqslant -0.50\,D$（近视50~600度）。

高度近视：$SE \leqslant -6.00\,D$（近视600度以上）。

2.近视的成因

眼科学从用眼习惯、遗传因素以及生物机理等方面对近视的成因进行了解释，在近视防控方面发挥了一定的指导作用。

从用眼习惯方面而言，近距离用眼时间过长是近视发生的主要原因。遗传方面的解释认为，一部分高度近视或病理性近视原因在于家族遗传性。我国人民在农耕时代很少有近视的发生，所以普遍来说我们抗御近视的遗传能力是很好的，只是近些年来眼睛的近距离用眼负荷超出了我们的遗传承受能力。生物机理方面的解释认为近视的原因是眼轴、晶状体、角膜及巩膜等发生变化，导致眼睛屈光系统以及视网膜接收光信息的状况发生变化，使得眼睛看远距离目标的影像模糊从而形成近视。

减轻儿童近距离用眼负荷，纠正儿童读写姿势，可以改善儿童近距离用眼习惯，防止近视的发生。来自北京大学人民医院团队初步公开的研究显示，特殊光学设计镜片可改变眼内光线的聚焦，对延缓远视储备不足儿童的眼轴增长有一定效果。例如棱透复合镜，它可以改变近距离用眼的光路模式，在多年运用中表现出良好的减缓近视发展的效果。

周翔天教授的一项研究成果认为：在单细胞水平上，异常视觉信号造成脉络膜变薄和脉络膜血流量减少，从而引起巩膜缺氧，激活缺氧诱导因子1（HIF-1）信号通路，促使成纤维细胞分化为肌成纤维细胞，使胶原蛋白合成减少，导致巩膜变薄、眼轴延长，最终导致近视发生。根据这项研究成果的指导，改善脉络膜血流量，可以防止巩膜变薄、眼轴延长，进而防止近视的发生。

3.远视储备

每个孩子婴幼儿时期一般都是远视眼。孩子的这种远视是生理性的，随着生长发育，视力逐渐趋于正常，7~8岁眼球的大小基本定型，眼轴的大小已接近成人水平，至此这种生理性的远视就基本消失了，这一过程被称为"正视化过程"。正视化前的远视大多为生理性远视，是一种远视储备，可理解为"对抗"发展为近视的"缓冲区"。儿童远视储备值简明参考对照表见表7-6。

表7-6　儿童远视储备值简明参考对照表

年龄	远视度数
3~5岁	<200度（+2.00 D）
6岁	150度（+1.50 D）
7岁	125度（+1.25 D）
8岁	100度（+1.00 D）
9岁	75度（+0.75 D）
10岁	50度（+0.50 D）

资料来源：《中国实用眼科杂志》（作者：石一宁、孙烨）。

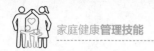

（二）儿童近视早发现、早干预

由于近视是一种没有疼痛、不易察觉的症状，家长常常忽视近视对孩子视觉的损害，真性近视一旦形成无法治愈，从预防医学方面采取干预措施至关重要。家长要未雨绸缪，定期带领孩子进行专业的、精准的视力检查，早发现、早干预，控制近视的发生与发展。

1.儿童近视早发现

进行精准的视力检查、建立精准的视力档案以及细心的日常观察，是儿童近视早发现的三个主要措施。

1）进行精准的视力检查

每个孩子的视力情况具有个性化特点，建议家长每年带孩子到专业机构至少进行2次视力检查。在各种视力检查项目中，至少要做屈光检查和远视力检测（包括精准的五分制视力值检测）两项，这是早发现近视最直观、准确的两种检查项目。利用精准视力检测数据对孩子的视力状况做分析判断时，可参考以下参数。

近视界定：睫状肌麻痹后SE≤−0.50 D为近视状态。

近视前期：睫状肌麻痹后−0.50 D＜SE≤+0.75 D为近视前期状态。

远视储备：5岁、6岁儿童应具有+1.0~+2.0 D的远视储备（远视力五分制视力值≥5.066），此为视力安全状态；7岁以上儿童应具有+0.5~+1.0 D的远视储备（远视力五分制视力值≥5.223），此为视力安全状态。

2）建立精准的视力档案

从孩子3岁开始，应尽早到正规机构为孩子建立眼视光发育档案，及早发现是否有眼疾以及屈光异常，如高度远视、近视、散光、弱视、圆锥角膜等。以后每半年检查一次，形成连续性的档案记录。精准视力档案的主要数据组成见表7–7。

表7–7　精准视力档案的主要数据组成

数据类型	组成
眼屈光数据	裸眼视力精准值、屈光度、眼轴长度、角膜曲率、眼压、远视储备
视功能数据	眼位、对比敏感度、色觉、视野、暗视力、立体视
干预数据	屈光变量、视功能变量、其他变量
其他数据	视疲劳、干眼、眼动异常、其他眼疾

　　3）细心的日常观察

　　家长在日常生活中通过细心的观察，可以发现孩子在近视前期会出现一些异常迹象：眯眼、揉眼、眨眼、歪头、出错（黑板上老师的板书会抄错，常须借别人的笔记来抄写）、凑近（看电视、看教室黑板时往近处凑，尽量靠近电视机、靠近黑板）、扳眼、斜眼、抱怨（由于视力不稳定，一些孩子会抱怨教室光线太暗，或说因黑板反光看不清）、皱眉、视疲劳。

　　孩子近视前期视力出现的异常迹象，一般会持续1年左右，家长有充分的时间观察孩子的视力状况。当发现孩子出现近视前期的征兆，应当及时带领孩子到眼科医疗机构或门诊进行检查，并遵从医嘱进行科学的干预和近视矫治。

　　2. 儿童近视早干预

　　如何有实际效果地保护孩子的眼睛，这是家长最为关心的事情。早干预是儿童青少年近视防控最重要的措施。切实做到早干预，杜绝"近视苗头"的发生与发展，是"早监测、早发现、早预警、早干预"取得实际成效的核心环节。

　　研究表明，我国处于近视前期的儿童约有2 000万人。处于近视前期状态的儿童中超过半数在两年内发生近视。近些年，儿童近视前期预防医学干预措施的科研活动在国内兴起，科研人员在中西医一体化视力干预技术方面取得关键性技术进展，针对儿童近视前期的量化干预取得了显著成效，可实现在一定累计干预时间量之内，将近视前期的孩子恢复到安全视力状态。

　　中西医一体化视力干预可有效保护儿童青少年的眼睛，主要包括中医理疗技术、重复低强度红光疗法、视觉训练等。

　　1）中医理疗技术

　　中医对近视有千余年的认识，中医强调治疗近视的重点在于预防，中药及中医适宜技术在不同近视阶段的防、控、治方面疗效显著，在覆盖近视防控全周期过程中具有独特优势。在中医理论指导下，调节眼部气血的运行，增强脏腑精气对眼睛的濡养，运用无针针灸、艾灸、耳穴压豆、推拿按摩、梅花针、中药敷贴等中医疗法在近视防控中发挥着不可替代的作用。

　　2）重复低强度红光疗法

　　重复低强度红光疗法是一种采用低强度红光对双眼进行非接触性反复照射的近视治疗方法，曾广泛用于儿童弱视的治疗且效果明显。重复低强度红光疗法须在专业机构由医生指导实施。

　　3）视觉训练

　　视觉训练是通过增强视功能以及增强眼睛与大脑的配合来提高视力、改善

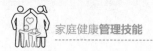

视觉质量的方法。视觉训练在儿童近视前期量化干预中具有显著效果。

（三）养成良好的用眼习惯，抵御近视风险

中西医理论都认为，85%的近视由环境因素造成，是可防可控的。在首先做好"早发现、早干预"的前提下，家长要帮助孩子培养良好的用眼习惯，全方位抵御近视风险。

1.保持正确的阅读和写作姿势

保持正确的阅读和写作姿势对预防近视和保护眼睛健康非常重要。以下是一些建议，可帮助儿童养成良好的阅读和写作习惯。

1）调整屏幕和书本的距离

无论是阅读书本还是使用电子设备，都应该保持适当的距离。对于书本，理想的阅读距离是30~45 cm；对于电子设备，如手机和电脑，建议将屏幕放置在眼睛水平线稍下方的位置，并保持一定距离，减轻眼睛疲劳。

2）控制用眼时间

长时间连续用眼容易造成眼睛疲劳，增加近视的风险。在阅读和写作时可遵循"20—20—20"法则：每20分钟将目光从屏幕或书本上移开，注视20英尺（约6 m）外的地方，持续至少20秒。通过定期将目光移开并注视远处，可以让眼睛肌肉放松，缓解疲劳并降低近视的风险。

3）保持正确的姿势

阅读和写作时应该保持正确的姿势，包括坐直、挺胸、双脚平放在地面上。使用电子设备时，建议将设备放置在平稳的桌面上，避免过度低头或抬头，以减轻颈椎和眼睛的压力。

4）使用适当的照明

眼睛的进化就是和太阳光相适应的过程，太阳光是最适合人类、最健康的光。家庭健康照明应该选择柔和、均匀的光线，避免过强或过弱的光线，以免对眼睛造成刺激。孩子的书桌摆放应使其长轴与窗户垂直，白天学习时自然光线从写字手对侧射入，避免阳光直射书本，桌面的平均照度值不低于300 lx。

5）保持良好的心态

阅读和写作时应该保持轻松、自然的心态，避免过度紧张或焦虑。可以尝试深呼吸、放松肌肉等方法，以缓解身心压力，有助于保护眼睛健康。

2.控制儿童使用电子产品的时间

控制儿童使用电子产品的时间对保护他们的视力和眼睛健康非常重要。以下是一些建议，可帮助家长有效地控制儿童使用电子产品的时间。

1）设定明确的使用时间

家长应该与孩子约定每天使用电子产品的时间，并尽量将时间控制在1小时以内。同时，应该避免让儿童在睡前1小时内使用电子产品，以免影响睡眠质量。

2）制订使用规则

家长应该制订使用电子产品的规则，如不在用餐、睡觉等时间使用电子产品，以及不在暗光或晃动的环境下使用电子产品等。同时，家长也应该自觉遵守这些规则，树立良好的榜样。

3）提供替代活动

家长可以鼓励孩子参与户外活动、体育运动、阅读等有益身心健康的活动，以替代使用电子产品。这样可以分散儿童的注意力，减少他们对电子产品的依赖。

4）监督使用情况

家长应该时常监督孩子使用电子产品的情况，确保他们遵守规定和时间限制。同时，家长也应该关注孩子在使用电子产品时的姿势和环境，及时纠正不良习惯。

5）增强儿童自我管理能力

家长可以通过教育和引导，帮助孩子增强自我管理能力，让他们学会自我控制和规划电子产品的使用时间。这样可以让孩子更好地掌控自己的使用时间，避免过度依赖电子产品。

3. 鼓励孩子参加户外活动

鼓励孩子参加户外活动对他们的整体健康和视力保护都非常重要。以下是一些建议，可帮助家长鼓励孩子更多地参与户外活动。

1）提供多样化的户外活动

家长可以为孩子提供丰富多样的户外活动选择，如球类运动、骑自行车、徒步等。这样不仅可以满足孩子的好奇心和探索欲望，还能让他们在运动中锻炼身体、提高体能。

2）创造户外游戏环境

家长可以在家中或社区为孩子创造户外游戏环境，如安装秋千、滑梯等游乐设施，或者组织亲子户外游戏。这样可以激发儿童对户外活动的兴趣，让他们在游戏中享受阳光和新鲜空气。

3）鼓励探索自然

家长可以带领孩子去公园、森林、动物园等自然环境中探索，让他们接触大自然，观察生物，学习科学知识。这样的活动不仅能培养孩子的观察力和想象力，还能让他们更加热爱大自然。

4）设定户外活动时间

家长可以与孩子约定每天固定的户外活动时间，确保他们有足够的时间在户外进行运动和游戏。这样可以培养孩子的运动习惯和规律的生活方式。

5）提供户外玩具和装备

家长可以为孩子准备户外玩具和装备，如足球、篮球、滑板车等，让他们在游戏中锻炼身体、提高技能。

6）树立榜样

家长自己也要积极参与户外活动，树立榜样，让孩子看到其家长也在享受户外活动的乐趣。这样可以激发孩子对户外活动的兴趣，并促使他们更加积极地参与。

4. 充足睡眠，均衡饮食，保证营养

充足的睡眠和均衡的饮食对儿童的视力和整体健康都至关重要。以下是一些建议，可帮助家长确保孩子的饮食均衡，从而保护他们的视力健康。

1）保证充足的睡眠

充足的睡眠有益于孩子的视觉健康，要保障孩子的睡眠时间，确保小学生每天睡眠10个小时，初中生每天睡眠9个小时，高中阶段学生每天睡眠8个小时。

2）摄入丰富的维生素A和胡萝卜素

维生素A和胡萝卜素对眼睛健康至关重要，家长应鼓励孩子多食用含有这些营养素的食物，如胡萝卜、菠菜、柑橘类水果等。这些食物有助于维护视网膜的健康，促进夜间视力。

3）增加锌和硒的摄入

锌和硒是眼睛所需的微量元素，对保护视网膜和防止眼睛疾病具有重要作用。家长可以引导孩子食用瘦肉、海鲜、豆类等富含这些元素的食物。

4）保持适量的脂肪摄入

适量的脂肪摄入对眼睛健康也是有益的。特别是富含 ω−3 脂肪酸的食物，如鱼类、坚果和橄榄油等，它们对眼睛的健康和视力具有重要作用。

5）多食用抗氧化食物

抗氧化食物可以帮助抵抗自由基对眼睛的损害，从而保护视力。家长可以鼓励孩子多食用蓝莓、草莓、绿茶等抗氧化食物。

6）控制糖分摄入

过多的糖分摄入可能对眼睛健康产生负面影响，增加患近视等眼病的风险。家长应限制孩子食用高糖食品，如糖果、甜饮料等。

7）均衡搭配各类食物

家长在安排孩子的饮食时，应注重各类食物的均衡搭配，确保儿童摄入足够的蛋白质、碳水化合物、脂肪、维生素和矿物质等营养素。

8）鼓励儿童多喝水

保证充足的水分摄入有助于维持身体的正常代谢和眼睛的健康。家长应鼓励孩子多喝水，少喝饮料。

（四）科学诊疗与矫治

1. 框架眼镜

1）正确佩戴眼镜

对已经近视的孩子，佩戴框架眼镜是矫正屈光不正的首选方法，家长应及时带孩子到专业机构检查、配制合适度数的眼镜，并进行定期随访。

框架眼镜镜片的种类很多，家长可以根据医生和视光师的建议，正确选择适合孩子的镜片。尽量选择通光率高、光学性能稳定、视觉清晰的优质镜片，避免选择透光率低、表面不耐脏、经常出现油污的劣质镜片，劣质镜片可能导致孩子眼睛疲劳、度数上涨加快。

2）框架眼镜的日常维护

框架眼镜使用时需保护镜片，宜洗不宜擦。灰尘中的坚硬小颗粒易在擦拭时划伤镜片，划痕累积可使镜片模糊。可用洗洁精或洗手液轻涂在眼镜上，冲洗后抖落水珠，自然风干即可。

2. 功能性眼镜

功能性眼镜对控制儿童近视度数的增长具有一定作用。目前常见的功能性眼镜有离焦镜、渐近镜、棱透镜等，功能性眼镜需要在专业机构验配。

3. 低浓度阿托品

低浓度阿托品对儿童近视的进展具有一定的抑制作用。低浓度阿托品属于神经麻痹类药物，应当到正规医疗机构由医生开具，并在医生指导下按照医嘱使用。

4. 角膜塑形镜（OK镜）

角膜塑形镜对儿童近视的进展有一定的控制作用。在验配角膜塑形镜时，建议到正规医疗机构，并在医生指导下按照医嘱使用。佩戴角膜塑形镜时操作不当会导致角膜感染，应当严格按医嘱进行佩戴并对镜片做精心的清洗护理。

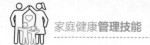

5.隐形软镜

为儿童设计的隐形软镜也具有减缓近视进展的作用。建议到正规医疗机构配镜，并在医生指导下按照医嘱进行使用。良好的隐形软镜可以活化黄斑中央凹，分担黄斑中央凹的工作量，从而减轻近距离用眼时的视觉疲劳。学龄前儿童每3个月或者半年，中小学生每6~12个月到医疗机构检查裸眼视力和戴镜视力，如果戴镜视力下降，则需在医生指导下确定是否需要更换眼镜。

（五）树立正确的观念与信心

面对儿童近视防控的严峻态势，家长不可心存侥幸，误以为近视这件事是别人家孩子的事，自家孩子好好的，不会有近视这回事；也不可失去信心，误以为孩子早晚都要近视。

总之，家长要拥有正确的观念，树立战胜近视的信心，积极主动为孩子进行中西医一体化视力干预，切实做到"早发现、早干预"，避免近视的发生。对于已经近视的孩子要加倍呵护，加强保养护理，加强干预与矫治，避免高度近视的发生，保障孩子的视觉健康。

二、儿童弱视防治

弱视是一种严重危害儿童视功能的眼病，如果发现得晚，治疗不及时，其影响几乎是不可逆的，这意味着孩子可能会永远失去部分或全部的视力。

儿童视觉发育的关键期是0~3岁，双眼视觉在6~8岁发育成熟。如果儿童在该时期内发生视觉发育的异常，就容易出现弱视。弱视问题比近视更棘手，而且在儿童中患病率很高，中国有超过1 200万的儿童患有弱视。

（一）弱视的定义

弱视是指在视觉发育期，由单眼斜视、未矫正的屈光参差、未矫正的高度屈光不正、形觉剥夺引起的单眼或双眼矫正后视力低于相应年龄的视力的现象，若双眼视力相差2行及以上，则视力较低眼为弱视。

根据儿童视觉发育规律，3~5岁儿童视力的正常值下限为0.5 D，6岁及以上儿童视力的正常值下限为0.7 D。

（二）弱视的检查

孩子在幼儿时期要做好眼科检查，弱视是一项重要检查，常用的弱视检查方法如下。

1.视力测试

使用视力表来评估儿童的远视力和近视力，这可以帮助确定儿童的弱视程度。

2. 目视检查

医生会使用放大镜、裂隙灯等工具来检查儿童的眼球结构、眼睑位置以及瞳孔反应等。

3. 眼底检查

通过放大镜或专业仪器观察儿童的眼底，以检查视网膜的情况，包括血管、神经纤维层等。

4. 弱视评估

通过一系列的测试，评估儿童对不同大小、亮度和对比度的物体的识别能力、空间感知能力以及眼球协调性。

5. 电生理检查

例如视觉诱发电位检查和电视觉图像检查，用于评估视觉系统的功能。

6. 询问家族史

了解家族中是否有其他人患有弱视或其他眼部问题，以便进行遗传咨询和评估。

幼儿时期是弱视检查的重要关口，婴幼儿、低龄儿童不同弱视类型的评估方法和判断标准见表7-8。

表7-8 婴幼儿、低龄儿童不同弱视类型的评估方法和诊断标准

弱视类型	评估方法和指标	判断标准
单眼弱视	单眼遮盖试验	双眼抗拒反应不对称
	注视偏好反应	单眼不能注视或不能持续注视
	选择性观看	双眼相差≥2个倍频
	最佳矫正视力	双眼相差≥2行
双眼弱视	最佳矫正视力	①年龄3~4岁，视力<0.4 D ②年龄4~5岁，视力<0.5 D ③年龄5岁以上，视力<0.6 D

（三）弱视的治疗

弱视一旦确诊，应立即治疗，治愈后仍需追踪观察2~3年。常见治疗方法如下。

1. 屈光矫正

屈光矫正可以使视网膜上形成清晰的像，刺激儿童视网膜发育，能起到改善以及治疗弱视的作用。

2. 遮盖疗法

对正常眼进行遮盖，可对弱视眼进行适当的视觉刺激，重新调整和建立双眼正常视网膜对应，提高视力，促进视功能恢复。

3. 压抑疗法

利用欠矫或者过矫的镜片，以及睫状肌麻痹药物阿托品，对主眼的视功能进行一定程度的压抑，可促进弱视眼发育，改善视功能。

4. 药物治疗

常见的药物有左旋多巴、胞磷胆碱、盐酸氟西汀等。左旋多巴作为多巴胺的前体，可以透过血-脑屏障，对视网膜和视觉中枢功能具有重要的调节作用。

（四）弱视的预防

（1）应进行广泛的宣传教育，让更多人了解斜视和屈光参差是弱视的主要危险因素。使家长及托幼工作者认识到弱视早期诊断和治疗的意义，积极筛查弱视，以便早期发现弱视危险因素，实现早期干预。

（2）定期进行视力评估。0~6岁儿童应定期筛查和评估视力，若有异常，应进行规范诊断和尽早治疗。对于具有会导致弱视的危险因素（主要指远视眼和散光眼）家族史的婴幼儿，更应及早进行检查，尤其是发现斜视或注视行为异常时，应及时进行专科检查。

（3）可采用选择观看法、Lea Symbols图形视力表或其他方法评估儿童视力，以此结果作为诊断弱视的参考指标。若发现单眼或双眼矫正后视力低于相应年龄的正常视力，或双眼视力相差2行及以上，应及时就诊。

第五节　伤害预防控制

一、居家环境伤害预防控制

儿童的健康成长受到多方面的影响，其中，儿童伤害是一个不容忽视的问题。令人震惊的是，超过一半的儿童伤害事故发生在家庭环境中，这一数据揭示了一个不容忽视的现实：对于许多儿童来说，家并不是一个绝对安全的地方。

相关研究分析发现，1岁以下及1~4岁的儿童是居家环境伤害事故的高发群体。其在家中发生的伤害事故，分别占该年龄段儿童伤害事故总数的82.68%和75.63%。这些数字背后，反映出了一个事实：对于这些年幼的儿童来说，看似温馨、舒适的家，实际上充满了各种潜在的危险。

以四川省为例，儿童伤害监测数据进一步证实了家是儿童伤害事故高发的地点。遗憾的是，全球儿童安全组织（中国）《儿童居家安全现状调研报告》显示：仅有38.05%的看护者认为"家里"是儿童伤害的主要发生地点。这一现象应引起社会各界的关注。《中华人民共和国未成年人保护法》第十八条明确指出，未成年人的父母或者其他监护人应当为未成年人提供安全的家庭生活环境，及时排除引发触电、烫伤、跌落等伤害的安全隐患。然而，目前居家环境大多是根据成人身体条件和活动习惯进行设计的，存在不适合儿童的问题。因此，对于有儿童的家庭，建议在有条件的情况下创造安全的居家环境（图7-1、图7-2）。

儿童天性喜欢探索，但对伤害的识别和防范能力差，故在居家环境中，几乎所有类型的伤害都有可能发生在儿童身上。儿童居家环境伤害预防控制是一个系统的过程，需要家长细心规划、持续关注和不断学习，以确保儿童在一个安全的家庭环境中健康成长。这一过程涉及家长对家中潜在的危险因素的识别、评估和控制，以及对儿童进行有关安全知识的教育。

居家环境儿童伤害预防策略主要包括：①有效看护（近距离、不间断、专

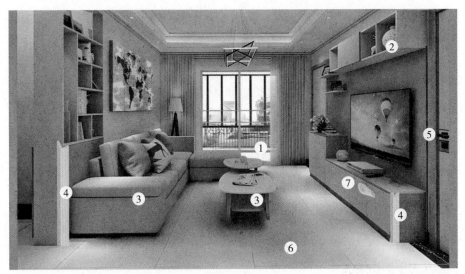

①阳台、窗户旁不摆放可攀爬的家具，窗户有护栏；②危险物品（如打火机、刀具、药品等）存放在儿童接触不到的地方；③无锐角、边缘柔软的家具或圆角家具；④家具、墙角等锐利尖角处有防护措施；⑤所有电源插座有防护盖；⑥地面平整、无杂物；⑦储物柜、抽屉安装儿童安全锁。

图7-1　安全的居家环境（一）

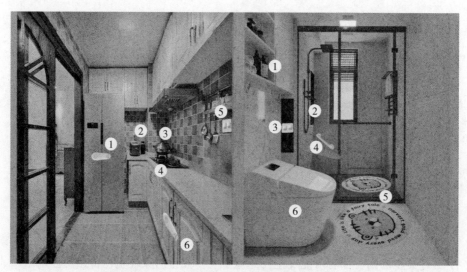

厨房：①冰箱要安装儿童安全锁；②电饭煲等电器使用后要拔掉电源；③不做饭、炒菜时锅把手朝内放置；④燃气灶加装开关保护罩，不用时关闭总阀；⑤易碎物品放置在儿童接触不到的地方；⑥刀具、叉子、碗筷等不用时放置在储物柜中，加装儿童安全锁。

浴室：①洗涤剂、电吹风、刀具等危险品放置在儿童接触不到的地方；②热水器不用时把调温把手放置在凉水侧；③使用防水插座并有防水盖；④安装安全扶手；⑤铺设防滑垫；⑥马桶盖随时处于关闭状态。

图7-2 安全的居家环境（二）

注地看护）。②学会识别危险源（针对看护者、儿童）。③规避/隔离危险源（针对看护者、儿童）。④储备正确的知识与技能（针对看护者、儿童）。⑤第一时间正确急救（针对看护者）。

居家环境儿童伤害预防的具体措施如下。

（一）防锐器/钝器伤

桌子、茶几、柜子等家具以及墙的尖锐处应有防护措施；家电及家具应安放牢固，不易倾倒；易碎品（如玻璃制品）、刀具等危险物品应放在儿童接触不到的地方。

（二）防跌倒/坠落

窗户应有防护装置或限位器；阳台、窗户旁不摆放可攀爬的家具或物品；地板上没有杂物、玩具等物品；楼梯安装扶手。

（三）防热烧伤

炉子、电热炉等热源应有防护装置；电源插座应有防触电装置；电线应无裸露，固定牢固；打火机、热水壶、暖瓶、热水杯、热烫食物应放在儿童接触不到的地方；电暖气、电热炉、热水袋、电热宝、电热毯等取暖设备不用时切断电源，放到儿童不易接触的地方。

（四）防中毒

药品、农药、日用化学品（洁厕灵、消毒水等）等危险物品应放在儿童接触不到的地方或加锁放在专用箱体内保存；及时清理家中不必要的有毒物质；优先购买有儿童安全包装的产品。

（五）防溺水

可蓄水的浴盆、水桶、水缸等应及时清理积水或加盖。

（六）防犬抓伤、咬伤

教育儿童不招惹、挑逗犬类；远离正在进食、睡觉或照料幼崽的犬类，远离无主犬及流浪犬；被犬类抓伤、咬伤后应及时送医并按照接种程序接种狂犬疫苗。

注意事项

被犬抓伤、咬伤后，有条件时尽量先冲洗伤口再立即送医。伤口冲洗：用肥皂水（或者其他弱碱性清洁剂、专业冲洗液）和一定压力的流动清水交替彻底冲洗所有咬伤和抓伤处约15分钟，然后用生理盐水将伤口洗净，最后用无菌脱脂棉将伤口处残留液吸尽，避免在伤口处残留肥皂水或者清洁剂。冲洗较深伤口时，可用注射器或者专用冲洗设备对伤口内部进行灌注冲洗，做到全面彻底冲洗。

（七）防异物伤害

及时收纳可能被儿童放入耳、鼻、口等腔道中的小件物品（如硬币、电池、纽扣、笔帽及小块玩具等），使用儿童接触不到的专用箱柜进行储存；选择适龄、安全的玩具，不提供含小块零件的玩具；使用玩具、儿童用品等前后，及时检查是否有零件或小件物品等脱落；不向婴幼儿提供容易导致异物伤害的食物（如含鱼刺、小块骨头的食物）；发现儿童耳、鼻、口中有异物应及时清理，必要时送医。

二、溺水预防控制

溺水，也称淹溺，全球复苏联盟将其定义为一种于液态介质中而导致呼吸障碍的过程。这个概念并不是强调某一特定时间点的事件，而是强调气道入口形成了一个液–气界面，这个界面会阻止个体进行正常的呼吸。无论个体在这个过程中是存活还是死亡，都属于淹溺的范畴。

人体的呼吸被阻断，会在很短的时间内对机体产生严重的影响。研究表明，溺水2分钟后，人会失去意识，而在4分钟后，神经系统会受到不可逆的损伤。因此，如果儿童溺水后没有被及时发现，或者在被发现后没有得到科学的救治，他们的死亡风险非常高。

值得注意的是，儿童在溺水时，由于呼吸障碍等原因，往往无法发出求救声音，这种情况被称为无声溺水。这种情况可能会让人误以为儿童在游泳或玩水，从而忽视了溺水的可能性。

全球范围内，溺水是儿童伤害事故致死亡中的第二大死因。在我国，根据2000—2007年的统计数据，溺水是儿童伤害死亡的首要原因。在0~17岁的中国儿童中，每年有超过1.7万人死于溺水，其中1~4岁的儿童溺水死亡率最高，而且死于溺水的人数中男童是女童的2.4倍。

不同年龄段的儿童，溺水的高发地点也不同。1~4岁的儿童，溺水高发地点主要是脸盆、浴盆/浴缸、室内水缸；5~9岁的儿童，溺水高发地点主要是水渠、池塘；而10岁以上的儿童，溺水高发地点主要是水库、江河、湖泊。

《中华人民共和国未成年人保护法》第十八条中提出，未成年人的父母或者其他监护人应当增强户外安全保护意识，避免未成年人发生溺水等事故。国内外的研究都表明，儿童溺水是可以预防和控制的，这需要多个部门共同参与，采取综合性的措施。儿童溺水的主要预防策略和措施如下。

（一）加强照护

在预防儿童溺水的措施中，强化成年人的监护是至关重要的一环。由于儿童对溺水风险的识别和判断能力相对有限，这就使得家长和其他监护人对儿童进行监护以确保他们的安全，变得尤为重要。这一点对于年幼的儿童更为关键。

为了确保儿童的安全，我们应当为他们提供安全的活动场所，并且这些场所需要有专人进行监护。例如，幼儿园、托管班等机构，都是可以提供此类服务的理想场所。在这些地方，儿童可以在成人的监护下玩耍，避免了他们在危险的水体附近游玩。

此外，我们还需要注意，不能将低龄儿童单独留在卫生间和浴室，或者是开放的水源边。因为在这些地方，儿童容易发生溺水事故。因此，儿童一定要在成人的监管下活动，而不能交给未成年人看护。

在看护低龄儿童时，监护人与儿童的距离应该是伸手可及的，以便在儿童遇到危险时，能够及时伸出援手。同时，监护人还需要专心看管儿童，不能分心。因为一旦分心，就可能会错过儿童遇到危险的时刻。

需要注意的是，我们这里强调的照护，是指近距离、不间断、专心地看护。只有做到这三点，我们才能有效地预防儿童溺水事故的发生。

（二）隔离儿童和危险水体

为了有效减少儿童接触危险水体的机会，采取隔离措施至关重要。在家庭环境中，应当对家中的蓄水容器如水缸等进行安全加固，确保这些容器都有合适的盖子。卫生间的坐便器使用后应及时盖好，同时卫生间的门应该上锁，以防止儿童自行进入，这样可以有效避免儿童在无人监护的情况下接触到危险的水体。使用澡盆或浴缸后，应立即将水倾倒干净，以消除潜在的溺水风险。

在家庭周边环境中，水井等蓄水设施也应当加以覆盖，或者安装汲水泵和水管等设备，以减少儿童接触这些危险水体的机会。如果家中有5岁以下的儿童，并且房屋距离池塘、小溪等自然水体25 m以内，那么在院子或通向室外的房门处安装门栅栏是非常必要的，这样可以有效阻挡婴幼儿自行外出，防止他们接近自然水体。

（三）技能掌握与健康教育

除了物理隔离措施外，教授儿童游泳技巧和水上安全技巧也是预防儿童溺水的重要手段。由专业游泳教练教授儿童系统性游泳课程，不仅可以让他们学习到游泳技能，而且还可以让他们在安全的环境下学习水上安全技巧。在学习游泳的过程中，应确保每个儿童都能得到足够的监护，即有足够的专业游泳教练在场，以保证每个儿童的安全。

在儿童乘船、嬉水、学习游泳时，家长应该为儿童准备并使用合格的水上装置。这些装置可以帮助儿童在水中保持浮力，防止他们溺水。

家长或监护人在教授儿童救助落水同伴的知识和技巧时，应该首先强调穿戴合格的个人漂浮设备（如救生衣）的重要性，儿童在参与任何水上活动时必须穿戴合格的个人漂浮设备，其次才是教授正确的救援方法。例如，当同伴落水时，儿童应该大声呼救，并使用树枝、木棍等物品进行施救，而不是盲目下水或拉手进行救援，这样不仅无法有效救助落水者，而且还可能增加更多的伤亡。此外，家长自身也应该掌握安全救援知识和心肺复苏技巧，以便在儿童发生溺水事故时，能够及时有效地进行救援，从而提高儿童的生存率。

（四）儿童溺水应急处置

溺死过程极短，如果溺水者呼吸、心跳已停止，建立有效通气才是急救的首要措施。无论是现场第一目击者还是专业人员，初始复苏都应该从开放气道和人工通气开始。先进行心肺复苏，即口对口或口对口鼻人工呼吸及胸外心脏按压。然后迅速测量患儿的生命体征，当温度低于30℃时要积极进行复温治疗，可迅速脱去患儿全身的湿衣服，用毛毯或棉被包裹，有条件的换上干燥衣物。

1. 救援

在发现儿童溺水的紧急情况下，我们应该迅速而有序地进行救援，遵循以下原则可以确保救援的有效性和安全性。

（1）保持冷静：首先，我们需要保持冷静，以便能够清晰地思考并采取正确的救援措施。

（2）大声呼救：应该第一时间大声呼救，以引起周围人的注意，寻求他们的帮助。

（3）寻求成年人帮助：寻找附近的成年人，他们可能有更多的经验和力量来救援。

（4）拨打救援电话：立即拨打119或120求助，通知专业的救援人员，以便他们能够尽快到达现场。

（5）不要盲目下水施救：避免盲目地跳入水中进行救援，因为这可能会增加危险。

（6）递竹竿施救：如果溺水者离岸边不远，可以将竹竿递给落水者。在此过程中，要确保自身安全，递竹竿时要趴在地上，降低重心，以免被拖入水中。

（7）利用漂浮物：如果现场能找到泡沫块、救生圈、木块、密封的塑料空桶等漂浮物，可以抛给溺水者，帮助他们保持在水面上，避免沉入水中。

（8）制作临时救援绳：若现场无竹竿、漂浮物等可利用的物品，可以将衣物脱下，连接在一起当绳子，然后抛给溺水者。在此过程中，切记要趴在地上，确保自身安全。

（9）避免多人手拉手下水救援：避免多人手拉手下水救援，因为这样做可能会导致更多的危险。

（10）避免将头扎进水中：避免跳水时将头扎进水中，以免发生意外。

总之，在面对儿童溺水的紧急情况时，我们应该迅速行动，同时保持冷静，遵循上述原则进行救援，以确保救援的有效性和安全性。

2. 急救

当发现有儿童溺水时，首先应迅速拨打120急救电话。在等待救援人员到达的过程中，可以在120调度员的指导下，对溺水儿童的生命体征进行初步判断，如果发现儿童失去意识、停止呼吸或仅有微弱的呼吸，可以在120调度员的指导下进行徒手心肺复苏。

开放气道是急救过程的关键步骤。由于溺水者的核心问题是缺氧，因此尽早开放气道和进行人工呼吸是非常重要的，其优先级高于胸外心脏按压。

当将溺水者救上岸后，应立即清理患者口鼻部的泥沙和水草，以便开放气道。开放气道的方法如下：用手下压患者的额头，同时用另一只手抬起下颌，使头部向后仰，帮助气道畅通。

在进行人工呼吸之前，先用5~10秒的时间观察患者的胸腹部是否有起伏。如果发现患者没有呼吸或仅有微弱的呼吸，应尽快给予5次人工呼吸。具体操作方法是：捏住患者的鼻子，用嘴全包住溺水者的嘴，然后吹气。每次吹气持续1秒，确保能看到患者胸廓有明显的起伏。

接下来进行胸外心脏按压。如果溺水者对初次通气无反应，应将其放置在硬平面上，开始进行胸外心脏按压。胸外心脏按压的速度应保持在100~120次/分，深度为5~6 cm，按压的位置是胸骨中下1/3。按压方法为将一只手的掌根置于胸骨中下1/3，另一只手与下方手指交叉，抬起手指，按压时双肘关节伸直，肩手保持垂直用力向下按压，按压期间应保证胸廓完全回弹，按压放松时掌根不要离开胸部。

对于小儿患者，按压深度为胸廓前后径的1/3，大约为5 cm，不可用力过猛；对于婴儿，按压部位在两乳头连线之间稍下方的胸骨处，按压深度大约为4 cm。

胸外心脏按压与人工呼吸次数的比例为30∶2，即进行30次胸外心脏按压后，再进行2次人工呼吸。如此循环进行，尽量不要中断或减少中断时间。通过这样的操作，可以最大限度提高溺水者的生存机会，直至专业救援人员到达现场。

三、热烧伤预防控制

热烧伤是一种热力作用于人体引起的组织损伤。这种伤害可以涉及皮肤或其他机体组织，包括部分或全部细胞的损害。造成热烧伤的物质多种多样，包括热的液体（如烫伤）、热的固体（如接触热烧伤）、火焰（如烧伤）等。此外，热烧伤还可以由放射性物质、电能、摩擦或接触化学物质等因素造成。

全球每年有近18万人死于热烧伤。儿童是热烧伤的高发人群，尤其是5岁以下的儿童。据统计，中国每年有超过700名0~17岁的儿童因热烧伤而死亡，而且死于热烧伤的儿童中男童是女童的1.3倍。这一数字令人震惊，突显了热烧伤对儿童健康的巨大威胁。

儿童的皮肤相对较薄嫩，这使得他们更容易受到热烧伤的影响。与成年人相比，儿童的生理损伤往往更为严重。此外，儿童的各系统器官正处于生长发育阶段，热烧伤可能对其相关器官和系统的发育产生不良影响，进而影响其一生的身体健康。

除了生理上的影响，热烧伤还可能对儿童的心理和精神健康造成伤害。失能和残疾可能导致儿童在心理和精神上受到长期甚至终身的影响。这些影响可能会在儿童上学、就业以及社会适应等多个方面产生负面影响，可能会使儿童面临社会的歧视与排斥，这无疑加重了他们的心理负担。因此，了解热烧伤的成因并采取预防措施显得尤为重要。

热烧伤在儿童中的发生并非偶然，我们可以从多个角度来探究其成因。

（1）儿童个体因素。儿童天生具有探索世界的欲望，他们好奇心旺盛，行为冲动，缺乏危险识别和自我保护的能力。这使得他们更容易接触到热源，如火、热水等，导致热烧伤。由于身心发育未成熟，儿童对风险的感知和反应速度都不如成人，一旦遇到危险情况，他们可能无法及时做出正确的判断和反应，从而增加了受伤的风险。此外，儿童的身体组织相对娇嫩，一旦发生热烧伤，后果往往比成人更为严重。

（2）成人看护因素。儿童的安全很大程度上依赖于成人的看护。即使是短暂的疏忽也可能导致不幸的发生，所以有效的看护应包括近距离、不间断以及专注的监护。此外，让未成年的大孩子负责照看小孩子是不明智的，因为他们自己处理紧急情况的能力尚不足。因此，看护者需要具备预防和应对热烧伤的基本知识和技能，这对减少热烧伤的发生和减轻伤害程度至关重要。

（3）环境因素。环境中潜在的热源是热烧伤的重要诱因。例如，烹饪区域未与儿童活动区域隔离，容易使儿童接触到热汤、热水等。不正确存放的热器皿、易燃物品和不当使用的电器都可能成为危险源。此外，洗澡时先放热水再放凉水的习惯，也可能在不经意间造成儿童烫伤。

（4）不安全的产品因素。市面上存在一些设计有缺陷或质量不合格的产品，它们可能在使用过程中对儿童构成烧伤威胁。这些产品的存在增加了儿童受伤的风险。

尽管热烧伤的危害严重，但值得庆幸的是，它可以通过一系列预防措施得到有效控制。增强公众意识、确保家庭和公共场所的环境安全、加强监护人的教育和培训，可显著降低儿童热烧伤的发生率，保护儿童免受这些可避免的伤害。

（一）加强儿童监护的重要性不容忽视

儿童，尤其是低龄儿童或那些尚未具备自主行为能力的儿童，是热烧伤的高危人群。因此，对于这些儿童来说，加强照看和监护是预防和控制热烧伤的关键。为了确保儿童的安全，我们需要采取一系列措施来加强对他们的保护。

为儿童提供安全的活动场所是至关重要的。这些场所应该有专人监护，如幼儿园、托管班等，以确保儿童在玩耍和学习时得到适当的监督和照顾，有效地减少儿童接触热烧伤危险因素的机会，从而降低热烧伤的风险。

加强儿童监护，最重要的是监护人对儿童的监护。监护人不应将儿童单独留在厨房等热烧伤高危地点，因为这些地方存在许多潜在的危险因素，如热水瓶、明火等。为了避免低龄儿童单独活动，监护人应该时刻保持警惕，并确保他们不会接触到这些危险因素。

此外，对儿童的监护必须由成年人来承担，不能交给未成年人。成年人具备更多的经验和责任感，能够更好地应对突发情况，并采取适当的措施来保护儿童的安全。

当看护低龄儿童时，监护人与儿童的距离应该保持在伸手可及的范围，这样可以确保在紧急情况下，监护人能够迅速采取行动。同时，监护人在看管儿童时应该专心致志，不能分心。分心可能导致监护人无法及时发现和处理潜在的危险，从而增加儿童受伤的风险。

总之，加强儿童监护是预防和控制儿童热烧伤的重要措施。提供安全的活动场所、确保监护人的责任心和专注力，可以最大限度地保护儿童免受热烧伤。

（二）远离火源

在儿童的成长过程中，他们对各种事物都充满了好奇心，其中包括火源。然而，儿童对热烧伤的风险识别和判断能力相对有限，这使他们在面对火源时容易受到伤害。因此，为了有效预防儿童热烧伤的发生，我们需要为他们创造一个安全的环境，并采取一系列措施来确保他们远离火源。

（1）教育儿童不要玩弄火柴、打火机、煤气炉、酒精炉等明火器具。这些器具在成人的监管下使用是安全的，但在儿童手中可能会引发火灾或造成热烧伤。因此，家长和监护人应该教给儿童正确的用火知识，让他们了解这些器具的危险性，并教导他们在必要时如何正确使用。

（2）在使用蜡烛、蚊香等物品时，应将其放置在平稳的地方，远离其他易燃易爆物品。不使用时应及时熄灭并妥善保存，以防止发生火灾。

（3）我们应该养成良好的生活习惯，如不乱扔未熄灭的烟头和其他火种，不在床上或沙发上吸烟，以及避免酒后吸烟。这些不良习惯都可能增加火灾发生的风险，从而危及儿童的安全。

（4）确保家庭燃气安全也是预防儿童热烧伤的重要环节。应定期检查燃气设备，确保家庭燃气使用安全，并确保儿童远离炉灶。家长和监护人应该教育儿童正确使用燃气设备，并告诉他们在没有成人监管的情况下不要靠近炉灶。

（5）相关部门还应该定期进行公共场所用火安全隐患排查和专项检查，及时清除公共场所中潜在的危险因素。这样可以减少儿童在公共场所接触到火源的机会，从而降低他们受伤的风险。

（三）隔离热源

在家庭和儿童活动的环境中，烫伤是一个不容忽视的安全隐患。尤其是由高温液体、气体和固体所引起的烫伤，它们是最常见的热烧伤类型。为了有效地预防儿童烫伤事故，我们需要对环境中存在的热源进行细致的排查，并采取相应的预防措施，确保儿童不会与热源发生直接接触。

对于那些高温容器或装有高温液体的容器，如暖水瓶、保温壶、电饭煲等，我们应当将它们放置在儿童难以触及的地方。这些地方不仅要远离儿童的活动区域，还应该是平稳的，以防止容器意外掉落。特别需要注意的是，这些容器不应放置在桌子的边缘，也不应放在垫有桌布的桌上，因为这样会增加容器掉落的风险。对于带把手的容器，我们应该将把手向内放置，以减少儿童碰触的机会。

在移动装有高温液体的容器时，我们必须保持警惕，确保儿童不在附近，以防止高温液体不慎外溢、喷洒或泼溅，造成不必要的烫伤事故。

对于那些装有热水的容器，如桶、盆等，我们应该及时遮盖封闭，防止低龄儿童不慎跌入，导致严重的烫伤。

在为儿童梳洗时，我们应该养成先放冷水、再放热水的习惯。在使用热水之前，成人应该先用手臂内侧的皮肤试水温，确保水温适宜后再让儿童使用。这样的小细节可以大大降低儿童被烫伤的风险。

对于那些同时供应热水和冷水的水龙头，我们在使用完毕后，应将其调到冷水开关方位，以防儿童使用时放出热水造成烫伤。

对于供应热水的管道或水龙头，我们应该进行适当的包裹或设置警示标志，以提高人们对热源的警觉性，进一步减少烫伤事故的发生。

（四）排查用电安全隐患

在我们的日常生活中，特别是在儿童活动的场所，存在着一些容易被忽视但又可能导致热烧伤的用电安全隐患。因此，我们需要高度重视安全用电问题，定期排查各类潜在的用电危险因素，并及时进行改进，以有效预防儿童热烧伤的发生。

在使用家电时，我们应该确保有完整安全的电源插头，与导线连接处接触牢固，避免使用裸露的电线代替电源插头。此外，电源附近不要堆积易燃物品，以防止火灾事故的发生。

为了确保用电安全，我们不应该私接电源、违章用电、擅自修改线路。在睡前或长时间外出时，应切断电源，以降低火灾发生风险。

在使用电暖设备时，我们需要注意不要长时间持续使用，并应注意通风散热，以免设备过热引发火灾。同时，不要用电暖设备烘烤衣物，且使其远离易燃物品，以确保用电安全。

在使用电热毯时，注意不要折叠电热毯，电热毯不要直接与身体接触，以免造成局部热烧伤。入睡前应切断电热毯电源，确保安全。

（五）正确购买、使用烟花爆竹

燃放烟花爆竹，作为传统节日和庆典活动中常见的娱乐项目，其璀璨的火光和震耳欲聋的响声为人们带来了欢乐。然而，这些美丽的背后，隐藏着对儿童安全的巨大威胁。烟花爆竹的不慎使用，往往是导致儿童热烧伤的一个危险因素。为了保障儿童的安全，家长和监护人必须采取一系列的预防措施。

1. 购买合格的产品

购买烟花爆竹时，一定要选择合格的产品。合格的烟花爆竹产品通常会有明确的生产厂家、使用说明和安全警告标签。这些信息可以帮助消费者了解产品的性质和正确的使用方法，从而减少因操作不当导致的事故。

2. 正确燃放

正确使用烟花爆竹至关重要。在规定的场所和时段内燃放烟花爆竹是基本的安全准则。避免在高层阳台、封闭场所、加油站以及易燃易爆物品堆放处附近等地方燃放烟花爆竹，因为这些地方极易引发火灾或爆炸，会对儿童和周围人员造成极大的安全风险。

3. 儿童不能单独燃放

儿童由于缺乏必要的安全意识和自我保护能力，不能单独燃放烟花爆竹。家长和监护人应始终在场监督，确保烟花爆竹的正确使用，防止意外发生。

4. 正确存放

储存烟花爆竹也是一个重要的环节。避免将大量的烟花爆竹集中存放在一起，因为一旦发生燃烧或爆炸，后果将不堪设想。同时，切勿将烟花爆竹随意扔进下水道或其他封闭空间，因为这样极易引发可燃气体爆炸，造成严重的安全事故。

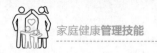

（六）使用安全产品及配备和使用消防设施

1.使用安全的电子电气产品

在当今社会，电子电气产品已成为我们日常生活中不可或缺的一部分。然而，随着这些产品的普及，其潜在的安全隐患也日益凸显，尤其是对儿童这一特殊群体。因此，使用安全的电子电气产品显得尤为重要。

使用安全的电子电气产品可以在很大程度上保护儿童免受伤害。一方面，这些产品通常经过严格的安全测试和认证，在使用过程中不会因为产品自身的缺陷导致热烧伤等事故。另一方面，具有防护功能的电子电气产品还可以保护儿童免受热烧伤风险或减轻伤害的严重程度。

例如，使用专为儿童设计的防护电子打火机，可以有效避免儿童在玩耍时不慎引发火灾或热烧伤。这种打火机通常配备特殊的安全装置，确保只有在特定条件下才能点火，从而大大降低了意外事故发生的可能性。儿童安全电气插座也是保护儿童免受电灼伤的有效工具。这种插座采用特殊的设计，可以防止儿童将手指或其他金属物件插入插孔，从而避免了触电事故的发生。此外，家用燃气报警器和烟雾报警器也是保障家庭安全的重要设备。它们能够及时检测到燃气泄漏或火灾烟雾，并发出警报，提醒家庭成员采取紧急措施，避免悲剧的发生。

为了保证公众的安全，有必要加强宣传教育工作，倡导公众选择符合安全标准的产品。同时，政府和相关部门也应对专为儿童设计的电子电气产品的质量安全进行专项监督检查，加强对相关产品的质量监管，确保市场上销售的每一款产品都符合安全要求。

2.配备和使用各类消防设施

配备和使用各类消防设施是一项至关重要的任务，它对预防和减少由火灾引起的热烧伤具有重要的现实意义。为了确保家庭和公共场所的安全，我们需要正确地配备和熟练地使用各类消防设施。

在居家环境中，我们应该配备必需的消防设施，如家用小型灭火器、防火毯、逃生绳和强光手电等。这些设施可以在火灾发生时，帮助我们迅速扑灭火源或保护自己免受伤害。例如，家用小型灭火器可以用于扑灭初期的小火，防火毯可以覆盖在燃烧物品上以阻止火势蔓延，逃生绳可以帮助我们安全地从高处逃生，强光手电则提供了光照，使我们能够看清周围环境并找到安全出口。

在公共场所，如学校、商场和办公大楼等，应配备更全面的消防设施，包括灭火器、消防栓和应急照明灯等。这些设施能够在火灾发生时提供更大的保护范围和更有效的灭火手段。有条件的场所还应该配备防火门、烟雾报警器和自动喷淋系统等高级消防设施。防火门可以阻止火势蔓延到其他区域，烟雾报警器可以使我们及时发现火灾并发出警报，而自动喷淋系统可以快速扑灭大面积的火源。

除了正确配备消防设施外，定期对消防设施进行检查、维护和更新也是非常重要的，这可以确保消防设施的完好性和有效性，以便在紧急情况下能够发挥作用。同时，我们也应该掌握常用消防设施的正确使用方法，以便在需要时能够迅速地采取行动。

（七）健康教育

对幼儿的健康教育是一个至关重要的措施。在对幼儿进行教育时，我们必须充分考虑到他们的认知和行为能力，以确保教育内容既适合他们的年龄阶段，又能有效地帮助他们理解和应对各种情况。

从幼儿开始学会说话的那一刻起，我们就可以开始教育他们关于火、热源、温度等基本概念，以及这些概念对他们的意义。这不仅可以帮助他们理解这些物品，而且还可以帮助他们认识到这些物品可能带来的风险。

例如，我们可以教育幼儿如何识别热烧伤的风险，包括了解哪些物品可能会引发火灾，以及如何识别危险物品的标识。这样，他们就能在遇到这些物品时，知道应该如何避免接触，从而降低热烧伤的风险。此外，我们还应该教育幼儿一些应对火或热的基本技能，包括如何正确使用灭火器，如何在火灾发生时保持冷静，以及如何安全地逃离火灾现场。通过这些教育，幼儿可以在遇到火灾时，知道如何保护自己，从而降低受伤的风险。同时，我们也应该教育幼儿一些基本的逃生技能，包括知道逃生路线，以及基本的逃生要求。这样，他们在遇到紧急情况时，就能够迅速地找到安全的出口，从而最大限度地保护自己的安全。

家长也应该掌握热烧伤的急救技能，以便降低儿童热烧伤的严重程度。这些急救技能包括处理热烧伤，正确地冷却烧伤区域，以及寻求专业的医疗帮助。健康教育是一个复杂而重要的过程，需要我们充分考虑到幼儿的认知和行为能力，只有这样，我们才能确保幼儿在面对火灾和其他危险情况时，能够做出正确的反应，从而保护他们自己的安全。

（八）正确急救，降低伤害

不仅要了解预防热烧伤发生的方法，而且还要掌握正确的热烧伤急救技能。一旦儿童发生热烧伤，应按照以下步骤进行急救：冲—脱—泡—盖—送。

1. 冲

一旦发生热烧伤，应立即用洁净的冷水轻轻冲洗或浸泡创面一段时间。这一步骤的目的是迅速释放皮肤的热量，减少热量向深层组织的扩散，从而减轻局部渗出，并起到镇痛和清洁作用。冷水冲洗和浸泡的时间一般为10~30分钟。在此过程中，切勿使用所谓的偏方，如涂抹牙膏、蛋清、盐、酱油、醋等物质，以免引起感染。

2. 脱

如果烫伤的部位有衣物包裹，千万不要强行脱下，这时候要小心地脱掉衣服。如果是比较紧的衣服，那就把粘在或者贴在皮肤上的那一部分保留下来，把其他的部分用剪刀剪掉，尽量不要弄破烫伤部位的皮肤。

3. 泡

如果烫伤部位仍然疼痛，就要继续浸泡在冷水中一段时间，浸泡15~30分钟会减轻疼痛。若是大面积热烧伤，应避免长时间用冷水冲洗，否则可能有导致体温过低的危险。

4. 盖

如果烫伤面积比较大，或者皮肤已经破损了，那么在前三步的基础之上，还要用清洁的布单或者纱布来覆盖伤口。

5. 送

及时将受伤儿童送往具备热烧伤急救能力的医疗卫生机构。如果热烧伤状况已危及生命，如患儿出现呼吸困难、心跳停止等情况，应尽早实施心肺复苏等急救措施。这里再强调一下，切忌去涂抹牙膏、酱油等用品，因为这样会导致创面损伤加重和感染，从而影响医生的判断和治疗。

这五步是减轻热烧伤病情最直接有效的方法，有一个原则必须坚持，那就是一定要先紧急处理再去医院。

四、道路交通伤害预防控制

道路交通伤害是道路交通碰撞造成的致死或非致死性损伤。道路交通碰撞是指发生在道路上、至少牵涉一辆行进中车辆的碰撞事件，可能导致损伤，也可能不导致损伤。

全球每年死于道路交通伤害的儿童人数超过26万，而且每年因道路交通事故遭受非致死性伤害的儿童人数估计为1 000万以上。93%的儿童道路交通事故所致死亡发生在中、低收入国家。道路交通伤害是我国1~14岁儿童第二位死因，是15~19岁儿童青少年第一位死因，步行及乘坐机动车时发生交通事故致死是我国儿童道路交通伤害最主要的死亡原因。除了死亡外，道路交通伤害还伴随着大量的致伤、致残事件，给儿童所在家庭带来了沉重的经济负担和精神创伤。

　　儿童由于其生理特点，是道路交通系统中的弱势群体，也是道路安全重点关注的人群。因此，儿童道路交通伤害问题已经不容忽视，尤其是在当前我国城镇化加速，机动车保有量和公路里程迅速增长的情况下，我们面临的挑战将更为严峻。

　　然而，我们需要明确的是，多数道路交通伤害是可以预防和预测的。通过加强交通安全教育、改善交通基础设施、加大执法力度和建立应急救援体系等措施，我们可以共同努力保护儿童的道路安全，减少道路交通伤害的发生，为儿童提供一个安全、健康的出行环境。

（一）加强照护

　　由于儿童对交通环境中的风险识别和判断能力有限，他们需要家长和其他监护人的密切关注和保护。为了确保儿童在道路环境中的安全，以下几点措施应当被认真考虑和执行。

　　1. 监护不可替代

　　任何技术和措施都不能取代成人的监护。家长和其他监护人应当避免让低龄儿童独自参与交通活动，无论是步行、骑行还是乘坐交通工具。

　　2. 确保有成人监管

　　儿童的交通安全不能依赖于未成年人的看护。家长和其他监护人应当加强对儿童的监管，并增强自身的交通安全意识，以身作则，为儿童树立正确的交通安全观念。

　　3. 保持近距离监管

　　当看护低龄儿童时，监护人应与儿童保持伸手可及的距离，全神贯注地看管，避免因分心而导致意外发生。

　　4. 提供安全的活动场所

　　为儿童提供安全且有专人监护的活动场所，如幼儿园、托管班等，以确保他们在玩耍时不会接触到道路或车辆，从而降低道路交通伤害的风险。

　　5. 鼓励校车服务

　　鼓励有条件的地区配备校车，接送学生上下学。这不仅能够减少学生独自上学而带来的道路交通伤害的发生，而且还能依据相关法律法规加强校车管理，进一步保障学生的交通安全。

（二）使用安全防护产品

　　1. 提高显眼性

　　要提高儿童在道路交通中的安全性，有两个基本条件至关重要：一是提高儿童的显眼性，二是增强儿童识别危险的能力。这两个条件确保了儿童在出行

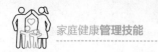

时既能被其他道路使用者清晰地看到，同时也能够让儿童清楚地看到周围的道路环境并及时识别潜在的危险。

为提高儿童的显眼性，我们可以采取以下措施。

（1）当儿童步行或骑乘非机动车时，应穿戴醒目的衣物，如黄色或亮色系的服装，或者佩戴带有反光效果的背包。这些醒目的颜色和反光材料能够在光线不足的情况下增加儿童的可见度，从而降低道路交通事故的风险。

（2）对于骑乘自行车的儿童，应确保他们的自行车配备有前灯、前后反光片以及车轮反光片等安全设备。这些设备不仅能够在夜间或低光照条件下提高儿童的显眼性，而且还能帮助其他道路使用者及时发现并避让儿童。

2. 使用安全座椅

确保儿童在乘车时的安全是每位家长和其他监护人的重要责任。《中华人民共和国未成年人保护法》第十八条中提出，未成年人的父母或者其他监护人应当采取配备儿童安全座椅等措施，防止未成年人受到交通事故的伤害。为了最大限度地降低道路交通事故中儿童受伤的风险，使用儿童安全座椅/安全带是至关重要的。选择和使用儿童安全座椅/安全带时应遵循以下原则。

（1）根据儿童的年龄、体重和身高选择合适的安全座椅：对于新生儿和婴儿，应使用反向安装的安全座椅，这可以更好地保护他们的头部和颈部。随着儿童的成长，他们可以使用正向安全座椅或带靠背的增高垫，以适应他们不断变化的体格需求。

（2）对于身高在1.45 m以上的儿童，成人安全带可以提供足够的保护。然而，在此之前，儿童安全座椅是必不可少的。

（3）在选择儿童安全座椅时，务必购买正规厂家生产的产品，并确保它们通过了国家的3C认证，这是对产品质量和安全性的基本保证。

（4）注意儿童安全座椅的安装固定方式必须与车辆的接口系统相匹配，以确保座椅能够稳固地安装在车内。

（5）儿童安全座椅应按照产品和车辆说明书的指示安装在车辆后排位置，并确保正确安装及牢固固定，以避免在行驶过程中发生移位。

表7-9提供了一个关于不同组别、体重相对应的座椅类型。

表7-9　不同组别、体重相对应的座椅类型

组别	体重	座椅类型	座椅示例
0/0+组	<13 kg	反向安全座椅	
Ⅰ组	9~18 kg	正向安全座椅	
Ⅱ组	15~25 kg	带靠背的增高垫	
Ⅲ组	22~36 kg	增高垫	

3.佩戴头盔

在我国，法律规定骑、乘摩托车时必须佩戴头盔，否则将被视为违法行为。这一规定不仅适用于成年人，也同样适用于儿童。当儿童乘坐摩托车、骑乘电动自行车或自行车出行时，佩戴头盔能够有效降低头部受伤的风险，从而保护儿童的安全。

为确保头盔的有效性，要选择质量合格、类型和规格适用的头盔并正确佩戴。佩戴头盔时应调整好头盔的带子，确保头盔紧密贴合头部，使其既不过紧也不过松。头盔应覆盖头部的大部分区域，以提供最大限度的保护。

（三）避免违规行为

家长在携带儿童出行时，应注意严格遵守道路交通安全法规，避免超速、酒驾等危险行为；儿童骑乘非机动车出行时，应遵守交通法规。

（四）健康教育

《中华人民共和国未成年人保护法》第十八条中提出，未成年人的父母或者其他监护人应当采取教育未成年人遵守交通规则等措施，防止未成年人受到交通事故的伤害。针对不同年龄段儿童，应教授相应的交通安全知识，帮助他们识别并规避道路交通危险。

①根据儿童的年龄段，教授他们相应的交通安全知识，包括识别交通标志、了解交通规则以及规避道路交通危险的方法。通过这种方式，儿童能够更好地理解交通环境，并学会如何在道路上保持安全。②重点教育儿童在步行时

不要追逐打闹，骑行时不要并排行进，不要分心，以减少意外事故的发生。应特别向儿童强调在道路上应集中注意力，不要玩手机，时刻留意来往车辆，以确保自己的安全。

在做好健康教育的同时，家长应掌握正确的道路交通安全知识，做好示范作用，帮助儿童从小养成安全的行为习惯。看护者（包括家长和教师等）不仅应掌握基本的急救技能，而且还应知道如何正确评估儿童的伤势，如何与急救人员有效沟通等，以提高现场急救处置水平。

（敬存婷、李尤、周静、谭大华、易光辉、郭毅）

第八章

老年人健康管理

第一节　老年人饮食习惯管理

　　老年人群是一个庞大而有特殊生理特点的群体，随着年龄增长，老年人各器官功能衰退。消化系统方面，咀嚼和消化能力下降，消化酶活性下降，味觉功能减退，都可能影响老年人的消化与吸收。老年人存在不良饮食习惯，这些不良饮食习惯会影响老年人的健康，故应从老年人的饮食习惯着手进行健康管理。

一、老年人常见不良饮食习惯

（一）吃素不吃荤

　　有些患有"三高（高血脂、高血压、高血糖）"的老年人担心吃肉类会加重三高症状，因此不吃荤菜而只吃素菜。素食虽可提供一定的蛋白质和能量，但易致ω-3脂肪酸等营养素缺乏，饮食中缺乏健康脂肪会降低高密度脂蛋白胆固醇，增加心血管疾病风险。

（二）喝果汁等于吃水果

　　老年人牙口不好，更喜欢以喝果汁替代吃水果，甚至还加糖。完整的水果会保留可溶性膳食纤维，膳食纤维可减缓糖分吸收，具有调节血糖的作用。而果汁中基本不含膳食纤维，大量喝果汁会导致血糖升高速度加快，时间一长就容易引起糖尿病。长期只喝果汁不吃水果，会使体内糖分过高，过多的糖分会转化为脂肪储存在体内，导致体重增加。除了缺乏膳食纤维，在果汁加工的时候，还会导致一部分营养素流失。

（三）营养都在汤里

　　有一句老话叫"精华都在汤里"，好多老年人都经历过吃不饱饭的年代，所以保留着吃完菜要把菜汤喝了的习惯。这种不浪费的做法已不适合现在这个

"营养过剩"的时代。汤里面油、盐含量都很高，尤其烧菜的菜汤里油、盐含量更高，长期喝菜汤的饮食习惯很容易导致肥胖，使人易患高血压、高脂血症，增加心脑血管疾病的患病风险。此外，虽然汤中有部分营养成分，但大部分蛋白质等成分仍在食物中，偶尔喝汤可提供一定的营养，但过量饮用会引发高尿酸血症甚至痛风等问题，若只喝汤而不吃菜，还会导致营养摄入不足。

（四）喜油炸、腌制等重油重味食物

食物腌制或油炸后不但存放时间会延长，而且重油重味的食物可以当作下饭菜，而老年人经历过物资匮乏、体力劳动量大、食品不易保存和运输的年代。虽然现在获取物资方式丰富，不再需要通过腌制或油炸食物的方式来长期储存食物，但许多老年人仍然保留这些习惯。油炸、腌制食物摄入过多会导致盐和脂肪等的摄入增加，可增加相关疾病的患病风险。

二、解决措施

针对老年人以上不良饮食习惯，以及身体不易吸收营养的现状，可以有以下解决措施。

（一）鼓励老年人多种方式进食

老年人应该努力做到餐餐有蔬菜，尽量吃不同种类的蔬菜，特别注意多选择深色蔬菜，如油菜、菠菜、紫甘蓝等；尽可能选择不同种类的水果，每种吃的量少一些、种类多一些，不能用蔬菜代替水果；畜肉、禽肉、鱼虾类要换着吃；主食应多样化（米、面、杂粮、杂豆、薯类换着吃或混合着吃）。家属应多陪老年人一起进餐，提供家庭情感支持，帮助他们积极参与社会交往；对于不能自理的高龄老年人，其进餐时则需要加强陪护，并细心观察老年人的进食状况，保障用餐安全。

（二）选择质地细软、能量和营养素含量多的食物

高龄老年人咀嚼和吞咽能力下降，身体较为虚弱，消化和吸收功能减退，应优选质地细软、能量和营养素含量多的食物。高龄老年人的食物重在细软，在制作菜品时，可采用合理的烹饪方法，使食物尽量细、软、烂。比如制作鱼类要去掉鱼刺，肉类可制成肉糜、肉丸，黄豆可加工成豆腐、豆浆等。

（三）多吃富含蛋白质的食物，适量吃蔬菜和水果

对于高龄老年人，建议多吃鱼类、畜禽肉类、蛋类、奶制品及大豆类等营养价值和生物利用率高的食物，同时配以适量的蔬菜和水果。保证每日摄入畜禽肉40~50 g、水产品40~50 g、蛋类40~50 g。建议每天饮用300 mL以上液态奶，也可以选用酸奶、奶粉或其他奶制品。根据具体情况，采取多种措施鼓励

高龄老年人进食，减少不必要的食物限制。

（四）关注体重变化，定期营养筛查评估

高龄老年人更需要关注体重变化，因为体重下降是高龄老年人营养不良和健康恶化的重要信号。如果老年人在没有刻意减肥的情况下短期内大幅消瘦，要考虑病理性因素，如糖尿病、肿瘤等。家中可备体重秤，或定期带老年人做全面体检。由于生理功能衰退，消化、吸收能力减弱，高龄老年人营养不良、贫血、肌肉衰减、骨质疏松症和衰弱等发病率很高，需要带老年人定期做营养筛查、评估，以预防营养不良。

（五）适时合理使用营养素补充剂

老年人受到生理功能减退和疾病的影响，更容易出现维生素和矿物质等营养素的缺乏。经研究发现，我国老年人缺乏维生素A、维生素B、铁、钙更常见。营养素补充剂可作为饮食的一种辅助手段，用来补充人体所需的营养素。营养素补充剂应在专业人员的指导下合理补充。每位老年人应根据检测结果选择适合自己的营养素，既要确保补充足量，又不补充过量。也可合理使用营养素强化食品，如选择强化维生素D的奶制品、强化钙的麦片。

第二节　如何选择老年人保健品

我国《保健食品管理办法》把保健品定义为：具有特定保健功能的食品，即适宜于特定人群食用，具有调节机体功能，不以治疗疾病为目的的食品。我国保健品主要分为两类：营养补充剂和传统的中草药、滋补类保健品。

现代医学的营养学和预防医学认为，营养素摄入不足和营养不均衡是各种慢性病和亚健康的主要原因，需要服用营养补充剂来改善身体状况。营养补充剂的主要原料是维生素、矿物质和动植物提取物。其中营养补充剂又分为膳食营养补充剂、营养素补充剂等几大类。

传统的中草药、滋补类保健品是针对特定范围人群使用的保健品，具有调节身体机能功能的作用，这些产品大都依据中医理论研制，以中草药和动植物提取物为主要原料。

目前市场上保健品种类繁多，为老年人挑选保健品的具体方法如下。

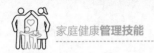
一、老年人保健品选择原则

1. 安全第一

安全是选择保健品的首要原则。老年人身体机能脆弱，对保健品的质量要求高，因此应选择经国家批准、质量可靠、无不良反应记录的保健品。

2. 按需选择

根据老年人的健康状况和营养需求，选择适合自己需求的保健品。例如，有三高的老年人可选择深海鱼油、大豆卵磷脂、牛初乳、维生素C、液体钙类的保健品；骨质疏松症者可选择钙剂和维生素D；免疫力低下者可选择蜂胶、螺旋藻等增强免疫力的产品。

3. 注重吸收与利用

老年人对营养物质的消化、吸收能力有限，因此应选择易于消化和吸收、利用率高的保健品。如选择软胶囊、口服液等剂型，避免选择大颗粒、难消化的片剂。

4. 认清体质，适量补充

判断老年人是否属于保健品所列举的特定人群。如传统中草药、滋补类保健品有补气、补血、补阴、补阳等分类，要在充分了解老年人体质的情况下选择，如辨清老年人体质属于气虚、血虚、阴虚或阳虚等证型中的何种证型。保健品虽好，但不可过量，过量摄入不仅浪费资源，还可能对身体造成负担。应按照说明书或医生建议的剂量服用。

二、保健品类型

1. 钙剂与维生素D

钙是构成骨骼的主要成分，补充维生素D有助于钙的吸收。老年人患骨质疏松症的风险随年龄增加而增加，适量补充钙剂和维生素D尤为重要。推荐选择含有维生素D的复合钙剂，如碳酸钙D_3制剂。

2. 鱼油

鱼油富含 ω-3脂肪酸，其具有调节血脂、预防心脑血管疾病、保护视力等多种功效。老年人适量补充鱼油有助于维护心脑血管健康。

3. 益生菌与益生元

随着年龄的增长，老年人肠道菌群平衡易被打破，可导致便秘、腹泻等肠道问题。补充益生菌和益生元有助于恢复肠道菌群平衡，改善肠道功能。

4. 复合维生素和矿物质

老年人由于饮食结构单一、消化吸收能力下降等，容易出现维生素和矿物质缺乏。选择含有多种维生素和矿物质的复合产品，可补充老年人所需的维生素和矿物质。

三、注意事项

1. 咨询医生

在选择和使用保健品前，最好咨询医生的建议。医生会根据老年人的具体情况给出专业的建议。

2. 辨别有效成分，警惕虚假宣传

市场上存在一些夸大宣传、虚假承诺的保健品。辨别产品中的有效成分即功效成分，能避免因为夸大宣传而被误导。市场上有很多调节睡眠的保健品，名称各不相同，但其实该类产品有效成分大多相同，消费者应保持警惕，选择有信誉的品牌和渠道购买。

3. 查看产品说明书

选择保健品时要认真阅读产品说明书，查看有无适宜人群标注，如无这类标注，需谨慎购买。另外，部分保健品会列举出不适宜人群，在购买时需仔细阅读对照。除此之外，还要查看保健品是否属于正规厂家生产，是否有批准文号和健字号。通常保健品的标志是"蓝帽子"标志，为天蓝色，呈帽形，业界俗称"蓝帽子"，也叫"小蓝帽"。

4. 定期监测

使用保健品期间，应定期监测老年人的身体状况和营养水平。如发现老年人出现不适或异常变化，应及时就医并调整保健品使用方案。

5. 均衡饮食

保健品不能代替正常饮食。老年人应保持均衡的饮食结构，多吃新鲜蔬菜、水果和富含优质蛋白的食物。

为老年人选择保健品需遵循安全、按需选择、注重吸收与利用和认清属性、适量补充等原则。在了解老年人生理特点和需求的基础上，结合医生建议和自身情况，科学合理地选择和使用保健品，才能更有效地维护老年人的健康与幸福。

第三节　阿尔茨海默病的预防

痴呆是一组慢性获得性、进行性智能障碍综合征，临床上以缓慢出现的智力减退为主要特征，伴有不同程度的人格改变。它是一组临床综合征，而非一种独立的疾病。痴呆的分类见表8-1。阿尔茨海默病是老年期痴呆最常见的一种类型。阿尔茨海默病是一种起病隐匿、进行性发展的神经系统退行性疾病，临床上以记忆障碍、失语、失用、失认、执行功能障碍以及人格和行为改变等全面性痴呆表现为特征，病因迄今未明。阿尔茨海默病的预防见下文。

表8-1　痴呆的分类

分类	常见类型
变性病痴呆	阿尔茨海默病、路易体痴呆、额颞叶痴呆、帕金森病痴呆
非变性病痴呆	血管性痴呆，正常颅压性脑积水，由感染、肿瘤、中毒和代谢疾病等引起的痴呆

一、营养预防阿尔茨海默病

流行病学调查结果显示，饮食结构、膳食构成对预防阿尔茨海默病具有重要作用。比如，足量摄入新鲜的蔬菜、水果、全谷物、豆类食物，限量摄入肉类、高脂肪食品、高糖食品等，可在一定程度上避免认知能力下降。以下营养素有利于预防阿尔茨海默病。

（一）卵磷脂、不饱和脂肪酸

脂肪摄入过量不利于健康，可能引发多种慢性病，但脂肪是人体不可或缺的重要营养素，中老年人如果为了避免健康问题拒绝所有脂肪，可能损伤免疫系统功能。卵磷脂是存在于蛋黄、花生等食物中的一组黄褐色的油脂性物质，可保护细胞膜，延缓大脑衰老。每天吃一个鸡蛋、适当食用花生油，对预防阿尔茨海默病有一定益处。EPA、DHA等不饱和脂肪酸有利于保护大脑细胞。富含以上不饱和脂肪酸的食物有深海鱼，开心果、腰果等坚果。需要注意的是，无论哪种脂肪，摄入过量都不利于人体健康。因此，健康脂肪也要节制摄入。

（二）B族维生素

B族维生素有利于蛋白质代谢，保护细胞膜，改善大脑功能，防止过氧化损伤。有研究显示，人体长期缺乏B族维生素可能导致神经系统病变。全谷物、绿叶菜、菌菇、酸奶等均含有较为丰富的B族维生素。

（三）蛋白质

蛋白质对人体的意义重大，是人体组织生长修复的必备物质，可维持机体的正常代谢，保证机体良好的抵抗力。大脑中蛋白质占比为30%~35%，饮食中缺乏优质蛋白类食物，会严重限制智力活动，可能加速认知功能障碍的发生与发展。瘦肉、鱼虾、蛋、奶等均为富含优质蛋白的食物。

二、运动预防阿尔茨海默病

（一）运动对预防阿尔茨海默病的重要性

运动可以降低阿尔茨海默病的发生风险。一项为期3年，针对639名平均年龄为74岁的有自理能力的老年人的研究，其研究内容为"体育活动能否影响认知功能障碍和阿尔茨海默病的发生"。研究结果显示，有氧运动（如快走、慢跑、游泳、骑自行车等）能够改善心肺功能，促进心血管健康。运动可刺激大脑中的神经干细胞增殖，促进新神经元的生成，从而促进大脑健康和维持正常功能。运动还能够促进神经生长因子的释放，调节心理健康，从而有效地降低认知功能障碍和阿尔茨海默病的风险。

（二）适合预防阿尔茨海默病患者的运动项目

1. 有氧运动

有氧运动如快走、慢跑、游泳、骑自行车等，能够显著提高心肺功能，促进全身血液循环，增加大脑的氧气和营养供应。每周进行150~300分钟的中等强度有氧运动，或75~150分钟的高强度有氧运动，对预防阿尔茨海默病具有积极作用。

2. 力量训练

力量训练可以增强肌肉力量和耐力，提高身体的稳定性和协调性，从而在日常生活中降低跌倒等意外伤害发生的风险。力量训练还能促进骨骼健康，预防骨质疏松症。建议使用哑铃、弹力带等器械进行力量训练，每周进行2~3次，每次8~12个重复动作，分1~3组完成即可。

3. 柔韧性训练

柔韧性训练如瑜伽、打太极拳、拉伸等，可以增加关节的灵活性和运动范围，缓解肌肉紧张和僵硬，提高身体的舒适度。这些运动还能促进身心放松，缓解压力，对预防阿尔茨海默病具有一定的辅助作用。

4. 手指活动

手指活动如打字、弹琴、编织等，可以刺激大脑皮质的多个区域，增强神

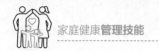
经元的连接和突触可塑性。研究表明，经常进行手指活动的人患阿尔茨海默病的风险较低。因此，鼓励老年人多参与这类活动，以保持大脑活力。

（三）运动注意事项

1. 量力而行

在选择运动项目和强度时，应根据个人的身体状况和兴趣爱好进行调整。避免过度运动导致身体损伤或疲劳累积。

2. 持之以恒

运动效果需要时间的积累才能显现。因此，建议将运动纳入日常生活中，坚持长期锻炼，以达到最佳效果。

3. 安全第一

在运动过程中要注意安全，避免在恶劣的天气或环境下进行运动。有运动禁忌证的老年人应在医生的指导下进行运动。

4. 多样化运动

不同的运动类型可以刺激大脑的不同区域和功能。因此，建议将多种运动方式结合起来进行锻炼，以达到全面促进大脑健康的目的。

第四节　骨质疏松症的营养管理

骨质疏松症因其初期常常无明显症状，也被称为"寂静的杀手"。随着疾病进展，患者逐渐出现腰背、全身疼痛，跌倒、摔落时很容易发生骨折；严重的骨质疏松症可以导致身高变矮、驼背等；当影响其他器官时会造成身体不适，如常伴发心悸、胸闷、气短等；如果骨折后长期卧床，容易导致压力性损伤、肺部感染等。

骨质疏松症的预防方法主要是调整饮食和运动，必要时可遵医嘱使用药物。

一、增加奶及奶制品的摄入

奶制品（牛奶、酸奶）、蔬菜、坚果以及豆制品等食物中均含有钙。奶及奶制品中钙含量较为丰富。蔬菜和坚果中的钙含量比奶制品中钙含量低得多，因此需增加奶及奶制品的摄入。推荐从膳食中摄取尽可能多的钙（至少一半），必要时可添加补充剂。此外，补钙的同时还应注意补磷，钙、磷摄入比例最好保持在推荐的水平。

二、减少浓茶、咖啡的摄入

浓茶、咖啡中的咖啡因会促使钙随尿液排出，减少钙的吸收。摄入过多咖啡因会打破钙平衡，增加骨质疏松症发生的风险。健康成年人可适量喝咖啡，单次摄入咖啡因不超过200 mg，全天摄入咖啡因不超过400 mg。

三、补充足量的维生素D

钙和维生素D对骨骼十分重要，维生素D能促进钙和磷酸盐在肠道吸收。绝经后女性建议每日摄入维生素D 800 IU和钙1 200 mg，男性和未绝经女性推荐每日摄入钙1 000 mg。1~18岁儿童及年龄小于70岁成人推荐每日维生素D摄入量为600 IU，年龄大于70岁者每日摄入量为800 IU。维生素D含量较高的食物有鱼类、鱼肝油、蛋类、坚果类。

四、科学的烹饪方式

（一）焯水

蔬菜中的草酸较为丰富，草酸易与钙结合形成不溶性钙盐，从而降低钙的吸收。菠菜、苋菜、韭菜等含草酸较高的蔬菜建议焯水后再进行烹饪。

（二）控制盐的摄入

过多的钠会影响钙的吸收，研究显示，肾脏每排出2 300 mg钠（相当于6 g盐），同时会损失40~60 mg钙。因此，烹饪时应控制盐的用量，普通人群每日盐摄入量应小于5 g，患有高血压的人或老年人群更应减盐。同时，应当重视生活中"隐形"的盐，如酱油、豆瓣酱、豆腐乳、泡菜等，其盐含量较高，应少用或不用。

五、保持健康的生活方式

①接受充足的日照。②规律进行科学且适合个体的体育锻炼（每周锻炼3次，每次30分钟）。③戒烟、限酒、避免过多饮用碳酸饮料及咖啡。④尽量避免或少用影响骨代谢的药物。

六、遵医嘱用药

老年人骨质疏松症可根据严重程度遵医嘱选择食补、口服钙剂、静脉用药。有效的抗骨质疏松药物可以增加骨密度，改善骨质，显著降低骨折的发生风险。绝经后女性发生骨质疏松症，可遵医嘱使用双膦酸盐（包括阿仑膦酸钠和利塞膦酸钠）、密固达（唑来膦酸注射液）。专业医生会根据患者的检查结

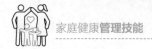

果来判定是否需要静脉滴注药物。

第五节　半失能、失能老年人如何预防跌倒

随着人口老龄化趋势的加重，老年人半失能、失能状况不断增多。临床研究指出，多数失能老年人易发生跌倒，而跌倒不仅会加重老年人失能程度，而且还是导致失能老年人死亡的重要原因。老年人跌倒后的躯体功能下降、日常活动受限等问题更为突出，给家庭、社会及国家的医疗资源造成很大的负担。跌倒可造成老年人生活自理能力缺失、生活信心丧失、抑郁、生活无助和社会隔离，使得老年人的生活品质更趋恶化。因此，做好半失能、失能老年人跌倒的预防尤为重要。

一、适度有效的力量训练

有效的力量训练不仅能够增加失能老年人的肌肉力量，而且可以提高其身体控制能力，对预防失能老年人跌倒有较好的效果。

（一）评估与咨询

在进行任何形式的训练之前，家属首先应对失能老年人进行全面的健康评估，了解其身体状况、疾病史和药物使用情况。在此基础上，咨询医生或专业的康复治疗师，制订适合老年人的训练计划。专业的评估和指导可以确保训练的安全性和有效性，避免不必要的伤害。

（二）选择适合的训练方式

1.抗阻训练

抗阻训练是提升肌肉力量的重要手段。对于失能老年人来说，可以使用小重量的哑铃、弹力带或者利用自身重量进行锻炼，如墙壁俯卧撑、坐姿腿举等。应遵循"小重量、多次数"的原则，逐渐增加难度。

2.平衡训练

失能老年人往往伴随着平衡能力的下降，这增加了跌倒的风险。因此，在进行力量训练的同时也应进行平衡训练，如单脚站立、脚跟碰脚尖等动作，以提高身体的稳定性。

3.功能性训练

功能性训练旨在提高日常生活活动能力，如坐站转换、上下楼梯等。模拟日常生活中的动作，可以增强相关肌肉群的力量和耐力，提高老年人生活质量。

（三）注意细节

1. 热身与拉伸

每次训练前后都要进行充分的热身和拉伸活动，以降低肌肉拉伤和关节损伤的风险。

2. 循序渐进

训练时要遵循循序渐进的原则，从低强度、低难度的动作开始，逐步增加强度和难度。切勿急于求成，以免对身体造成过大的负担。

3. 呼吸配合

在训练过程中要注意配合呼吸，避免屏气。正确的呼吸方式可以提供更多的氧气给肌肉，有助于提高训练效果。

4. 监测身体反应

训练过程中要密切关注身体的反应，如出现不适或疼痛应立即停止训练，并及时就医。

（四）持续性与规律性

力量训练的效果需要时间的积累才能显现。因此，失能老年人应该保持训练的持续性和规律性，将训练融入日常生活中去。建议每周至少进行3次力量训练，每次训练时间不少于30分钟。

失能老年人进行力量训练需要综合考虑其身体状况、训练方式、训练细节以及持续性和规律性等多个方面。在专业人员的指导下，通过科学合理的训练计划，有效提升肌肉力量、改善身体功能、提高生活质量。

二、饮食护理

饮食上保证蛋白质的摄入量充足。具体可以这样安排：每天120~200 g动物性食物，奶及奶制品300~500 g，每天1个鸡蛋（胆固醇高的老年人视情况定）。此外，还可以在医生建议下增加蛋白质补充剂。

注意补充维生素D，如每天晒太阳15分钟，光照可以增加人体内维生素D的合成。多吃富含ω–3脂肪酸的海产品，如海鱼和海藻等ω–3脂肪酸可以促进肌肉蛋白质合成，改善骨骼肌力量。

三、生活和环境护理

为老年人选择合适的衣裤和鞋袜，老年人使用的床和坐具不要过软，高度

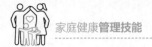

应合适，并保持过道通畅，家具摆放和空间布局合理。夜间为老年人开启床头灯，卫生间设置扶手，安装紧急呼叫器，告知老年人湿滑地面绕道而行，避免高处取物。行动能力下降或行动不稳者应借助辅助器具。

四、遵医嘱用药

有的药物可能会引起老年人意识、精神、视觉、步态、平衡等方面出现异常而导致跌倒。可能引起跌倒的药物主要包括：作用于中枢神经系统和心血管系统的药物、降糖药等。另外，多重用药也是引起跌倒的重要原因。服用相关药物后尽量卧床休息，减少活动。使用易导致直立性低血压的药物后，起床时需静坐片刻方可站立行走。

第六节　老年人健康状态监测

随着老龄化问题的加剧，可穿戴健康状态监测设备技术的逐渐成熟及广泛应用，使我国步入智慧养老的新阶段。智能可穿戴设备能够实时监测老年人的健康状况（其中包括与老年人常见疾病诊断有密切关联的各项指标，如血脂、骨密度、血压、心率等），设备终端将数据传输到健康数据服务系统进行储存和分析，进而传输给监护人和所在地的社区卫生服务中心，以便为老年人提供个性化的健康指导，帮助老年人更好地了解自己的身体状况。

智能可穿戴设备多具备部分计算功能，且多以可连接手机及各类终端的便携式配件的形式存在，主流的产品形态包括以手腕为支撑的手上用品类（包括手表和腕带等产品），以脚为支撑的脚上用品类（包括鞋、袜子），以头部为支撑的头部用品类（包括眼镜、头盔、头带等），以及智能服装、书包、拐杖、配饰等各类非主流产品形态。

一、智能手环

智能手环可记录老年人日常生活中的活动量、睡眠质量、生命体征等实时数据，并将这些数据与手机、平板同步，子女可及时获取父母的基本健康数据。

二、髋关节保护器

髋关节保护器采用了先进的人体工程学设计，紧密贴合老年人的髋部结构，以为老年人提供全方位的保护。其核心在于智能材料的应用，这些材料具备非牛顿流体特性，常态下柔软舒适，一旦遭遇高速冲撞或挤压，能够迅速变硬并缓解大部分冲击力，有效减轻跌倒时对髋部的伤害。保护器内部设有多个传感器，能够实时监测老年人的运动状态及健康状况，为及时干预提供数据支持。髋关节保护器已在多个国家和地区得到推广和应用，为众多老年人带来了福音。它不仅减轻了老年人的身体痛苦和经济负担，还提高了老年人的生活质量。

三、跌倒检测系统

跌倒检测系统是远程医疗系统的一部分，通过对生理信号进行检测，并对检测结果进行专业处理来实现对跌倒的实时监控。目前跌倒检测系统主要分为3类，即视频式跌倒检测系统、环境式跌倒检测系统和穿戴式跌倒检测系统。其中穿戴式跌倒检测系统通常将跌倒检测单元嵌入手机或衣服、首饰等处，以实时采集人体的各项参数，通过相关数据处理判断是否发生跌倒事件。

四、家用医疗可穿戴设备

家用医疗可穿戴设备包括袖带式电子血压计、腕式电子血压计、动态血糖仪等。

第七节 老年人社交和情感支持

相信很多人都有过/正有这样的担忧和疑问：照顾老年人并不会比照顾小孩省心多少。为什么老年人宁愿相信街上不相干的路人也不愿听最亲密的家人的话？

香港教育学院的李田园和香港中文大学的冯海岚通过分析38个国家的资料，发现年龄与信任感具有显著的正向相关性。也就是说，年纪越大，越容易相信别人。而且，对关系较疏远的人（比如邻居、陌生人）的信任感要明显超过亲近的人。

对于这种现象，社会情绪选择理论是这样解释的：人到晚年，就会切实面对身体机能衰退和即将到来的死亡的威胁，为了化解这种生活上的不便和心理上的孤单、恐惧，老年人会把和他人建立亲密关系作为生活的目标，而信任他人则是建立亲密关系的前提。并且，老年人似乎倾向于忽略负面线索，而多以正向（但可能不尽正确）角度去体验周遭的人和事物。在我们看来是"江湖骗子"的家伙，在老年人眼中，可能会自动把那些不可信的表现给过滤掉。斯坦福大学心理学家劳拉·卡斯滕森将之称为正向偏误。

因此，我们要在平时重视与老年人之间的情感交流，多回家看看他们，跟他们聊聊自己、聊聊孩子，再以平等的角度跟他们聊聊健康科普，多关心老年人的身体。

如果家人、朋友能够满足老年人情感和安全感的需求，那他们也不会那么容易被陌生人忽悠。另外，应鼓励他们多参与有挑战性的活动，平时生活上的大小事情也可以多问问他们的意见，可以让他们感受到自己的价值，从而提高自我价值感。这非常有助于老年人保持大脑健康，降低对死亡的焦虑，提高自主判断的意愿和能力。让他们自发地觉得科学是有道理的，体检是好的，自然更加容易配合。

第八节　老年人生命末期的照护与关怀

老年人在生命末期，会面临生理、心理、社会等多方面的变化与需求。保障老年人生命末期的生活质量，给他们提供舒适的照护和关怀，帮助他们安宁度过人生的最后一段旅程，可以做好以下几个方面。

一、环境布置

房间温度设置在18~22℃，湿度50%~60%，噪声强度控制在35~40 dB。墙体采用低彩度色，避免强光、眩光，可摆放一些绿植和老年人喜爱的物品，播放舒缓的音乐。每日房间保持通风30分钟以上，对居住的环境、物品定期进行清洁、消毒。

二、饮食护理

生命末期的老年人食欲下降，进食量少，吸收不好。在饮食方面应注意：①少食多餐。②宜进软食，忌进食过冷、过热、过硬、过粗、辛辣食物。③每餐应配备合适能量、高蛋白、富含维生素的食物。④尽量满足个人的饮食习惯及喜好，以促进食欲，增强营养。⑤多吃蔬菜、水果，保持大便通畅。⑥每餐进食后及睡前进行口腔护理。

三、正视死亡

"死"和"亡"在字面上的含义是不一样的。"死"是指安静、静止、不再有生机和活力，而"亡"特指被忘记。不同视角对死亡的认知常能引导我们从不同角度理性应对：生物学对死亡的理解脑死亡；心理层面则特指对死亡事件的理解和与之产生的情绪反应；哲学层面，"死亡是一体两面，没有生就没有死，没有死就没有生"；社会学的角度，死亡就是身份的结束和关系的终了。帮助老年人正视死亡应做到以下几点。

（一）建立开放的沟通环境

建立一个开放、包容且非评判性的沟通环境至关重要。家庭成员和社会工作者应以温暖和耐心的态度，鼓励老年人表达自己的感受和想法。通过倾听，了解他们对死亡的态度。这种倾听本身就是一种支持，能让老年人感受到被理解和尊重。

（二）提供生命教育与死亡教育

生命教育与死亡教育是提高老年人对死亡认知的重要途径。讲述生命的起源、发展、衰老和终结的自然过程，可以让老年人认识到死亡是生命不可或缺的一部分，是自然规律的一部分。可以介绍一些正面的死亡观，鼓励老年人珍惜当下，活出生命的价值和意义。

（三）引导生命回顾与制订未来规划

鼓励老年人进行生命回顾，回忆过去的经历、成就和遗憾，这有助于他们更好地认识自己，感受生命的丰富与多彩。可协助他们制订未来规划，包括安宁疗护的意愿、遗产分配、葬礼安排等，这不仅是对生命的尊重，也是对家人和社会的负责。通过规划未来，老年人能够减少不确定性带来的焦虑，能更加从容地面对死亡。

（四）提供心理支持与精神慰藉

面对死亡，许多老年人会感到孤独、恐惧和不安。因此，老年人提供心理支持与精神慰藉显得尤为重要。家庭成员可以陪伴左右，给予关爱和安慰；社会工作者可以提供专业的心理咨询和辅导，帮助老年人调整心态，减轻心理负担。鼓励老年人参与社区活动等，这也是寻找精神寄托、获得心灵安慰的有效途径。

（五）倡导全社会关注与支持

帮助老年人正视死亡不仅是家庭的责任，也是社会的责任。政府和社会组

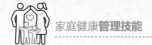

织应加大对老年人死亡教育的投入，推动相关政策的制定与实施；媒体应发挥正面引导作用，传播正确的死亡观和价值观。

帮助老年人正视死亡是一项复杂而细致的工作。它需要我们以专业的态度、温暖的心灵和坚定的信念去实践。只有这样，我们才能让老年人在生命的最后阶段感受到人间的温暖与美好，让他们在宁静与尊严中走完人生的旅程。

（苟悦、胡狄慧）

第九章

男性健康管理

男性生殖健康是人口健康的重要组成部分，而由于环境污染、饮食不当、不良生活习惯等因素，男性生殖健康的状况不容乐观，因此，积极开展男科科普教育、关注男性生殖健康是人口健康的重要举措。对于男性常见疾病，也应做到早发现、早诊断、早治疗。

第一节　掌握男性生殖健康基本知识

一、什么是男性生殖健康

生殖健康是全人类健康的核心之一，是社会文明进步的重要标志，是人们幸福生活的基本保障，随着社会的进步与发展，生殖健康问题越来越引起社会的关注。世界卫生组织将生殖健康定义为生殖系统及其功能和过程所涉一切事宜上身体、精神和社会等方面的健康状态，而不仅局限于没有疾病或不虚弱。

男性生殖健康是指男性生殖相关完好的生理结构、健全的功能和在生殖行为过程中生理、心理与社会方面和谐的一种健康状态。男性生殖健康涉及以下内容。

（1）正常的生长发育（包括生理和心理）与正常的性及生殖功能。

（2）男性生殖系统相关疾病的诊断、治疗和预防。

（3）男性节育与绝育技术的研究和开发。

（4）环境（包括社会环境和自然环境）对男性生育功能的影响。

（5）男性不同人群生殖健康需求的分析。

（6）根据个体需求提供优质的男性生殖健康综合服务。

二、为什么要关注男性生殖健康

目前有研究表明，威胁男性健康的主要疾病是恶性肿瘤、心脑血管疾病及生殖系统疾病。前两者在生活中得到了一定的重视，但生殖系统疾病对生命的威胁程度还没有得到足够的重视，所以易被男性忽视。但是男性生殖系统疾病的影响面广，它是继恶性肿瘤和心脑血管疾病后，严重威胁男性健康的疾病。男性生殖系统疾病中危害大、发病率高的三种疾病是前列腺疾病、不育症和性功能障碍，尤其是性功能障碍，不仅影响夫妻和谐，严重的还会造成家庭破裂。男性自我健康保护意识淡漠。男性对自我健康的重视程度低于女性，生病后及时就医的概率远低于女性。有数据表明，20%的男性基本不参加任何形式的体育锻炼，男性的平均预期寿命要比女性短6年。除了健康意识淡漠之外，吸烟、酗酒、睡眠不规律等不健康的生活方式以及在社会中、工作中承担的高压力，皆对男性生殖健康造成了严重的威胁。以吸烟为例，它不仅影响消化系统，还是循环系统及呼吸系统疾病的危险因素。同时，吸烟对生殖功能也有很大的危害，可引起阳痿、早泄等。酗酒会对神经、循环系统及性激素代谢造成一定的影响。长期吸烟、酗酒会使营养水平、生殖功能和体质均明显下降。尽管如此，我国吸烟人群正在逐渐年轻化和扩大化，仍有不少男性对身体健康不够重视。保持生殖健康通常会被看作是女性的责任。长久以来，狭义的生殖健康让男性忽略了自身的生殖健康，最终也成了这种角色限定下的受害者。保持生殖健康是男女双方的责任，重视男性生殖健康能更好地促进女性的生殖健康，因此有必要呼吁更多的男性关注自身的生殖健康。世界卫生组织将每年的10月28日定为"世界男性健康日"。

三、男性生殖系统基本知识

（一）男性生殖器官

男性生殖器官包括阴茎、睾丸、附睾、阴囊、精索腺、输精管、精囊腺、射精管、前列腺等。

（二）常见的男性生殖健康问题

（1）性知识缺乏和性心理障碍。①主观上性欲障碍：如无性欲、性欲低下、性厌恶、性欲亢进等。②性交恐惧症：如射精障碍（早泄、不射精、射精延迟、逆行射精、射精疼痛等）。

（2）性功能障碍。常见勃起功能障碍和射精功能障碍。其中阴茎勃起功能障碍包括阳痿、阴茎勃起不坚、阴茎异常勃起等。

（3）生殖系统器质性疾病。常见包茎、包皮过长、前列腺疾病、精索静脉曲张等。

（4）男性生殖内分泌疾病。常见性腺功能减退、性早熟等。

（5）生殖系统肿瘤及损伤。

（6）性传播疾病。常见淋病、梅毒、尖锐湿疣、艾滋病等。

四、科学地掌握性知识

在多数人的观念中，男性生殖健康仅仅是成人话题，似乎与小儿和老年人无关。这一观念需要转变，男性生殖健康管理"老少皆宜"，应该贯穿男性一生的四个阶段。

在小儿阶段的生殖健康都是父母占主导地位，这个阶段的生殖健康管理不容忽视。小儿生殖健康对许多人来说还是个观念"盲区"，也往往难以引起家长的注意。据研究显示，小儿包茎是最常见的问题，3岁以后开始表现明显。包茎是指包皮口狭小，使包皮不能向下翻转，阴茎头不能暴露，因此容易引发泌尿系统相关炎症，并可能会影响成年后的生殖健康。其他的小儿生殖器官疾病还有隐睾、隐匿阴茎和尿道下裂等疾病。家长要观察小儿生殖器官发育情况，及早发现及时治疗，并注意小儿的生理卫生。

一项南京中小学生性调查的结果显示，82%的中学生想了解生殖系统知识，而74%的父母则不希望孩子了解生殖系统知识。由于父母过多地关注孩子的学习，所以孩子的心理健康往往被忽视，这剥夺了孩子们正常了解生殖系统知识的权利及意愿，对孩子的成长不利。目前青少年缺乏基础的生殖健康知识，整个社会对此仍不够重视。生殖健康教育不单是性知识的传授，更多的是性观念的树立，应让广大青少年了解什么是安全的性、文明的性、美好的性。

青春期男性性器官的成熟与性知识缺乏、性心理不成熟之间的矛盾明显，此时若得不到正确的教育、引导，会给青春期男性身心带来影响，甚至养成不良的习惯，影响学业和身心健康。因此，社会、学校和家长都应当注意青春期男性的成长发育，给他们科学、合理的生殖健康指导。

成年时期是男性生殖健康的关键时期，性生活、性心理等的不健康会对成年人造成极大的困扰，而这个时期，对生殖健康的回避往往会危害健康，尤其是在性病的防治方面。因此，要加强男性的生殖健康管理知识，促使他们养成良好的生活习惯，为自己的健康做好安全防护。

老年男性的生殖健康往往容易被忽视，步入老年后的男性，前列腺增生等疾病的发病率逐步上升，多数老年男性的生活都受此影响。虽然目前前列腺疾病的治疗手段日益先进，但是在生活中对前列腺疾病还是不够重视。另外，由

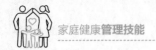

于身体器官自然衰老及其他疾病的影响，老年人的性功能逐渐退化，但老年男性有性需求是正常的，这需要得到社会和家人的理解。同时，老年男性自身也需要进行自我心理调适，以平常心对待身体的变化。

五、男性如何保持生殖系统健康

（一）安全性行为

男性要注意保证性生活的安全、卫生，避免出现高危性行为，做到坚持使用避孕套，以降低感染性病的风险。

（二）注意个人卫生

注意个人卫生，定期用温水清洗阴茎、阴囊、会阴部（如包皮过长，应将包皮翻开后清洗），以防止生殖器中污垢和细菌的积聚，这样可以避免生殖器感染。经常更换内裤，如果外生殖器对肥皂或洗衣液过敏，最好更换为天然无刺激的清洁用品。

（三）保持健康的饮食

健康营养的饮食，对维持生殖健康非常重要。建议每日适量补充蛋白质、不饱和脂肪酸、维生素、矿物质、纤维素等营养素，适量食用碳水化合物，避免高饱和脂肪酸、高盐、高糖食物，避免辛辣、刺激的食物，避免大量饮酒。健康营养的饮食，将有助于确保生殖系统的健康。当然，在开始新的饮食方案之前，最好咨询专业人士。平时应该避免使用聚苯乙烯泡沫塑料包装食物。

（四）纠正不良生活习惯

尽早戒烟、戒酒，避免被动吸烟；注意适量运动，以提高身体免疫力；保证作息规律、睡眠充足，避免熬夜、过度劳累。吸烟可能是导致男性生殖功能障碍的主要因素，且大多数患有勃起功能障碍的男性是吸烟者，因此，戒烟对于保持良好的生殖健康至关重要。

（五）注意选择清洁用品

尽量避免使用抗菌肥皂以及含有三氯生成分的牙膏，三氯生可能会干扰甲状腺激素，对生殖系统产生不利的影响。抗菌肥皂不会比普通的肥皂有更多的健康益处，而且有的抗菌肥皂更容易引起皮肤过敏。

（六）贴身衣服的选择与清洗

尽量选择棉质内裤，并定期清洗、晾晒；避免穿过紧的内裤或裤子。不经常更换贴身衣物可能会导致细菌滋生，引起感染等健康问题。因此，建议每天更换内裤，并定期清洗。贴身内裤的清洗要做到以下几点。

（1）更换后尽快清洗，并使用热水和适当的洗涤剂进行清洗。

（2）可以使用消毒剂对内裤进行消毒。

（3）将内裤放在阳光下晾晒，可以起到杀菌的作用。

（七）保持良好的心态

相关临床表明，心理因素是导致男性生殖健康受到损害的因素之一。因此，想要保证生殖系统健康，还必须从心理方面着手，如保持良好的心态，积极消除各种消极的情绪。

（八）适度性生活

性生活频率过高或过低，都会使男性的生殖健康受到损害，因此成年男性要做到适度性生活。

（九）锻炼

坚持进行适度的体育锻炼，不仅可以维护男性的生殖健康，同时还可以提高其身体素质。

第二节　男性常见疾病的预防及应对

一、精索静脉曲张

精索静脉曲张是男性常见疾病之一，也是比较常见的一种男性疾病，大约十个男性里就有一个人患病。虽然这种病不至于带来生命危险，但会带来很多烦恼，比如男性不育等。

（一）概述

精索静脉曲张是一种血管病变，是指精索内蔓状静脉丛的异常扩张、伸长和迂曲。静脉瓣膜缺失、关闭不全或者精索静脉回流受阻引起的血液反流，均可引起蔓状静脉丛扩张和迂曲。在男性人群中，该病患病率为10%~15%。更重要的是，精索静脉曲张是导致男性不育最常见的病因，在男性不育患者中，精索静脉曲张的发病率（30%~40%），要显著高于一般人群（15%~20%）。

（二）原因

精索静脉由精索外静脉、精索内静脉及输精管静脉组成，在阴囊里，三组静脉相互交通、迂曲，从而形成精索静脉丛。精索内静脉走行相对较长，如果存在静脉瓣发育不良、受损或关闭不全和静脉壁平滑肌或弹性纤维薄弱等，可造成腹内压增加和血液回流受阻，从而引起精索静脉曲张。

造成精索静脉曲张的原因是多方面的，尤其与男性睾丸的结构有密不可分的关系，主要有以下几种原因。

（1）精索静脉瓣出问题，血液反流。人体很多静脉内有静脉瓣，让血液只能向一个方向流动，血液一流过去，功能正常的静脉瓣会闭合，具有防止静脉血反流的作用。当精索静脉的静脉瓣有缺损或者出现功能不良时，血液流过去之后，静脉瓣不会闭合或者闭合不完全，血液就开始反流，造成睾丸的代谢废物无法有效排出，引起精索静脉曲张。

（2）直立行走，精索静脉血液回流压力大。人直立行走，虽然解放了双手，让我们可以有更多的上肢自由活动，但是同时也会给我们的躯体带来了其他的问题，比如增加了很多全身静脉血液回流至心脏的压力。精索静脉血液也面临回流压力大的问题。爬行动物行走，心脏和睾丸的高度基本上处于同一水平线，静脉血液就很容易回流到心脏。人类是两足直立行走的，由于心脏和睾丸高度差比较大，静脉血液需要更大的负压才能回到心脏，稍微差点劲儿，血液回流就会受阻，从而导致精索静脉曲张。

（3）精索静脉壁或提睾肌出问题。精索静脉壁及周围结缔组织薄弱或提睾肌发育不全，也会造成精索静脉功能失常，血液不能充分回流至心脏，长期留在精索静脉内，引起精索静脉曲张。另外，腹膜后肿瘤、肾肿瘤、肾积水，以及癌栓或其他原因引起肾静脉或下腔静脉梗阻时，也会造成精索静脉曲张。同时，高强度的体育运动（篮球、足球等）、久坐、久站等可能会加速精索静脉曲张病程的进展。

（三）分级

在临床上，可以通过超声检查对精索静脉曲张程度进行分级及病情评估。在临床查体时，医生一般会初步对精索静脉曲张进行分级。

Valsalva试验阳性提示可能存在精索静脉曲张。令患者深吸气后，捏住其口鼻，使其深呼气，像吹气球一样用力，以增加腹压和静脉回流阻力。当患者进行Valsalva动作时，如果存在精索静脉曲张，会因为增加的腹压导致精索静脉血流反流增多，血管迅速扩张，形成蚯蚓样改变，可以通过触诊或超声检查发现。因此，Valsalva试验阳性就意味着患者可能存在精索静脉曲张。根据Valsalva试验的结果，可以进一步判断精索静脉曲张的严重程度，具体如下。

（1）亚临床型：在休息或者做Valsalva动作时，没有症状或者看不到曲张静脉，只有做超声检查才能发现有问题。

（2）Ⅰ度（轻度）：仅在做Valsalva试验时可以触及曲张的精索静脉。

（3）Ⅱ度（中度）：不做Valsalva试验，静息即可触及曲张的精索静脉。

（4）Ⅲ度（重度）：任何时候均可通过肉眼观察到曲张的精索静脉。

需要注意的是，虽然Valsalva试验是一种常用的检查方法，但是其结果并不能完全代表病情的严重程度，需要结合其他检查方法，如彩色多普勒超声检查，以获得更准确的诊断。

（四）表现

一般来说，精索静脉曲张患者无明显临床症状，多在常规体检或者不育就诊时发现。主要症状有立位时患侧阴囊肿胀，局部有坠胀、疼痛感，可向下腹部腹股沟区或者后腰部放射，劳累或久站后症状加重，平卧、休息后症状减轻或消失。静脉曲张程度与症状可不一致。

查体一般可见：立位时患侧阴囊胀大，睾丸下垂，表面可见或可触及似蚯蚓状曲张的静脉团；卧位时扩张的静脉团缩小。此可与继发性精索静脉曲张相鉴别。

（五）治疗

精索静脉曲张的治疗，国内外文献及治疗经验显示多以手术为主，部分采取药物治疗。

1.非手术治疗

无症状或症状较轻的患者，经专业医生诊断后，可采取非手术治疗，如先暂时观察、多休息，使用阴囊托带局部冷敷，避免过度性生活造成盆腔及会阴部充血等。轻度精索静脉曲张患者，若精液分析结果为正常，应1~2年复诊一次；若精液分析结果为异常，超声提示睾丸缩小、质地变软等，应及时手术治疗。对于静脉曲张程度比较严重的患者，服用药物治疗只能起到缓解的效果，不能从根本上解决问题。

2.手术治疗

症状已经影响了生活和工作或经非手术治疗无效的患者，手术治疗仍是最主要的治疗方式。

1）手术适应证

①可以明显触及曲张静脉或者症状明显，睾丸明显缩小，即使已经生育，也可以考虑手术。②体检触及或超声检查发现的精索静脉曲张，只要有生育要求，无论曲张程度如何，应及时手术。③精索静脉曲张伴前列腺炎及精囊炎且前列腺炎反复发生、经久不愈，可选择手术治疗。④青少年时期的精索静脉曲张，往往会导致睾丸病理生理性改变，所以对于青少年期精索静脉曲张伴睾丸缩小的患者，建议早期手术治疗。⑤虽然暂无生育要求，但发现精液质量异常，精索静脉曲张相关症状较严重，明显影响生活，或经保守治疗症状改善不明显者，评估为中、重度静脉曲张，血清睾酮水平明显下降，可以选择手术

治疗。

2）手术方式

包括开放的精索静脉高位结扎术、腹腔镜下或显微镜下精索静脉结扎术、精索静脉介入栓塞术。无论哪种手术方式，各有优缺点。要根据医生专业判断，选择最适合患者病情的方式。现临床中主要实施腹腔镜下精索静脉曲张高位结扎术，显微镜下手术是当前最受关注的微创手术方式，其主要优势在于可以有效保留睾丸动脉，且复发率低。成年亚临床型精索静脉曲张，不推荐进行手术，但是对于一侧为临床型，另一侧为亚临床型，但有手术指征者，可双侧同时手术治疗。

3）注意事项

不管是什么程度的精索静脉曲张，都要注意改善生活方式，宜戒烟、戒酒，忌食辛辣。应清淡饮食，营养均衡。维生素E对促进血管的恢复具有一定效果，经常食用适量富含维生素E的食物对预防和减少精索静脉曲张有一定的益处。家庭成员作为主要照顾者，学会正确的护理及引导对疾病治疗与康复起到积极的作用，并可降低治疗成本，对患者术后身心恢复、控制并发症和促进修复非常重要。对于保守治疗的患者，在日常生活中，患者应尽量减少增加腹压的动作，如长时间站立、剧烈运动、负重等，减少精索静脉血液回流的阻力。如果有生育要求，尽量避免阴囊温度过高，如蒸桑拿，泡温泉等。疾病并不可怕，应及时就医，树立战胜疾病的信心。

二、前列腺增生

（一）概述

良性前列腺增生（BPH）也称前列腺增生，临床上也叫前列腺肥大，是中老年男性常见的以排尿障碍为表现的一种良性疾病。

临床前列腺增生发病率的研究结果差异较大，可能是受到诊断标准、入组患者及调查手段差异等因素的影响。前列腺增生的发病率会随年龄的增长而增加，一般发生在40岁以后，60岁男性人群中前列腺增生的发病率大于50%，80岁时高达83%。如不经过有效治疗，前列腺增生会导致后尿道延长、受压而变形、狭窄，使尿道的阻力增加，引起膀胱高压并出现排尿期症状。随着膀胱内压力的增加，膀胱逼尿肌会出现代偿性肥厚并引起储尿期的相关症状。如梗阻长期未能得到有效解除，逼尿肌则失去代偿能力，继而引起前列腺增生的上尿路改变，如肾积水及肾功能的损害。前列腺增生还会引起男性生活质量下降，给其生活带来一定的困扰。因此，前列腺健康应是中老年男性重点关注的问题。

（二）表现

前列腺增生的临床症状包括储尿期、排尿期和排尿后症状，常见症状包括尿频、尿失禁、尿潴留、排尿困难等。

1. 储尿期症状

（1）尿频：正常人白天排尿4~6次，夜间0~2次，前列腺增生患者排尿次数增加，但每次尿量不多。

（2）尿急：指一有尿意即要排尿，常常由于无法控制而出现尿失禁。

（3）尿失禁：指膀胱内的尿液不受控制而自行流出。

（4）夜尿次数增多：通常夜间排尿次数≥2次。

2. 排尿期症状

排尿困难：排尿迟缓、断续、尿细而无力、排尿时间延长，严重者排尿时需要增加腹压才能排出尿液。

3. 排尿后症状

排尿后症状包括尿不尽感（排尿后仍有尿意，但并未排出尿液）、尿后滴沥等。

（三）检查

1. 直肠指检

直肠指检是前列腺增生患者最重要的检查项目，但是需要在膀胱排空后进行检查。直肠指检可以了解前列腺的形态、大小、质地、有无结节及压痛、中央沟是否有变浅或消失以及肛门括约肌张力状况。直肠指检的结果可作为医生对前列腺增生的初步评估。

2. 尿常规

尿常规可以确定患者是否有血尿、蛋白尿、尿路感染等症状。

3. 前列腺特异性抗原检查

如果检查提示前列腺体积较大，直肠指检触及结节或者前列腺质地较硬，需要与前列腺癌进行鉴别，此时需要抽血进行前列腺特异性抗原检查。前列腺特异性抗原检查可以作为一项危险因素预测前列腺增生的临床进展，从而指导治疗方法的选择。

4. 超声检查

超声检查可以了解前列腺形态、大小、有无异常回声、突入膀胱的程度及残余尿量。经直肠超声检查可以精确测定前列腺大小。经腹超声检查可以了解膀胱壁的改变以及有无结石、憩室或占位性病变。

5.其他检查

还可选择尿动力学检查、残余尿测定、尿流率检查、尿道造影等。

（四）诊断

（1）国际前列腺症状评分（IPSS）（表9-1）是目前国际上公认的诊断前列腺增生严重程度的最佳方法。

IPSS总分35分。前列腺增生轻度症状：0~7分；中度症状：8~19分；重度症状：20~35分。

表9-1　国际前列腺症状评分表

最近1个月内，您是否有以下症状（以5次排尿为基准）	评分/分					
	无	在5次中少于一次	在5次中少于半数	在5次中约半数	在5次中多于半数	在5次中几乎每次
是否经常有尿不尽感	0	1	2	3	4	5
两次排尿间隔是否经常小于2小时	0	1	2	3	4	5
是否经常排尿时尿流断断续续	0	1	2	3	4	5
是否有排尿不能等待现象	0	1	2	3	4	5
是否有尿流变细现象	0	1	2	3	4	5
是否需要用力才能开始排尿	0	1	2	3	4	5
从入睡到起床一般需要起来排尿几次	0	1	2	3	4	5
症状总评分						

（2）除IPSS评分外，还应详细询问患者的病史，如症状、手术史、既往史、用药史及一般状况。同时，应结合上述检查结果，方可明确诊断。

（五）治疗

前列腺增生的治疗方式包括非手术治疗和手术治疗。

1.非手术治疗

非手术治疗即保守治疗，包括观察等待、行为和饮食调整、药物治疗三种主要方式。

1）观察等待

观察等待是前列腺增生非手术治疗的最主要的方式，是非手术的治疗手段之一。因为前列腺增生是一种进行性良性增生的过程，其病情的发展较难预测，有研究显示，前列腺增生患者中出现尿潴留、血尿、膀胱结石等并发症的较少，所以，对于大多数患有前列腺增生的人群来说，观察等待是一种比较合理的处理方式。IPSS评分≤7分的，或者IPSS评分≥8分但生活质量并未受到明显影响的患者，可以采用观察等待的治疗方式。

定期监测是采用观察等待治疗的前列腺增生患者的最重要的事情。从确诊患病到经专业医生建议观察等待开始的第6个月应进行第一次监测，第一次监测无异常后可以每年进行一次。监测内容包括前列腺大小和前列腺特异性抗原检查结果等。定期监测是为了清楚地了解患者的病情发展状况，是否出现前列腺增生相关并发症或是否有手术指征。

2）行为和饮食调整

（1）行为调整：对于储尿期症状明显的患者，推荐行为调整。有研究表明，这一措施可以减轻症状且预防疾病的进展。患者自我管理是行为调整的主要内容，可以通过以下几点建议进行行为管理。①避免大量饮水，并进行膀胱训练，伴有尿频症状的患者在可忍受的情况下可以鼓励适当憋尿，以增大膀胱容量和排尿间歇的时间，改善储尿期的症状。②适当运动锻炼、戒烟，可以较好地改善下尿路症状。③优化排尿习惯，伴有尿不尽、排尿困难的患者，可以采取放松排尿、二次排尿和排尿后尿道按压等方式。④精神放松训练，伴有尿急症状的患者，可以分散尿意感觉，转移注意力，把注意力从排尿的想法中转移开。

（2）饮食调整：改变饮食习惯，避免或减少含咖啡因、酒、辛辣刺激食物的摄入。咖啡和酒都具有利尿和刺激作用，大量饮用后可以引起尿量增多、尿频、尿急、急性尿潴留等症状。适当限制饮水可以缓解尿频症状，在夜间睡觉前及去公共社交场合前都可适当地限制饮水量。

3）药物治疗

常用药物包括α_1受体阻滞剂及5α还原酶抑制剂，临床上常用坦索罗辛和非那雄胺。坦索罗辛可降低松弛膀胱颈平滑肌，达到缓解膀胱出口梗阻的作用，同时可以缓解膀胱刺激症状。非那雄胺能缩小前列腺体积、缓解下尿路症状。服用药物后的3~6个月都应定期检测药物疗效。口服药物应在专业医师指导下严格按医嘱执行。

应注意，在患者接受保守治疗前，应进行全面的检查，以排除各种前列腺增生相关并发症，并排除相关肿瘤及其他严重泌尿生殖系统疾病。

2.手术治疗

手术治疗的适应证如下：①中重度下尿路症状且已经严重影响生活质量，经药物治疗效果不好或拒绝接受药物治疗的患者。②反复尿潴留及肉眼血尿。③反复且难治愈的泌尿系统感染。④膀胱结石或继发性上尿路积水。

治疗方式主要包括经尿道前列腺电切术和开放性前列腺摘除术。在上述手术方式改良的基础上出现了经尿道前列腺激光切除／汽化／剜除手术，目前用于治疗前列腺增生的激光主要是钬激光、绿激光、钬激光及二极管激光等。激光治疗的优点在于凝固止血效果好，出血相对较少，因此更适合术前麻醉评估为高危的患者。各种手术都具有各自的作用特性及效果，最适合哪种手术方式还得严格听从专业医生的建议。

（六）家庭护理措施

在日常饮食中，要注意饮食清淡、低脂，营养均衡及多样化。要注意多补充水分，可以多进食一些水分含量和维生素含量丰富的蔬菜及水果，也可以多吃一些坚果、谷类等食物。少食用葱、姜、蒜、辣椒、胡椒等辛辣刺激性食物，这些食物不仅是诱发便秘或者痔疮的因素，还容易使器官充血。在生活中应避免受凉、劳累、过多饮酒、便秘等易引起急性尿潴留的因素。术后避免大量进食肉类食物，尤其是高龄老年人，有研究表明，过多摄入动物性脂肪更容易诱发前列腺增生，应尽量避免摄入，而应摄入易消化、含膳食纤维多的食物，以预防便秘。此外，还可以多摄入豆制品、含维生素A的食物，有助于前列腺的健康。

为了防止细菌逆行感染，日常生活中要注意会阴清洁，内裤应为棉质且宽松，并且要勤换勤洗。为了促进血液循环，不能长时间卧床休息，可以进行适度的体育锻炼。为减少对前列腺的压迫，完全康复前尽量少骑自行车及电动车，避免久坐、久站等，勿提重物，防止继发性出血。在气温变化较大时，要注意保暖，寒冷产生的神经兴奋可能是急性尿潴留的诱发因素。前列腺增生术后会出现逆行射精现象，但不影响性生活，术后性生活恢复时间应严格遵医嘱。

三、脱发

随着社会经济的发展，人们生活条件越来越好，生活节奏也越来越快，皮肤病发病率也在逐年增高。虽然大部分皮肤病不会危及生命，但会对患者日常生活、工作及社交会造成严重困扰，影响其身心健康。目前20~35岁的人群已被列入脱发危险人群的行列，脱发年轻化。虽然脱发不是什么大病，但让人苦不堪言，因为它不仅影响颜值，而且对自信心也造成很大的打击，甚至还会影响一个人婚姻等。

（一）头发的结构及生理特性

头发生长于头颅高起呈拱形的头皮软组织上，属于皮肤附属器，是长圆柱状结构。

头发结构较为复杂，长出头皮表面的部分称为毛干；在头皮下的部分称为毛根；毛根末为毛囊；毛囊下还有毛乳头，它连有毛细血管和神经末梢。头发分为三层，表皮层、皮质层、髓质层，其中皮质层是头发重要的组织成分。在头皮的真皮层中有皮脂腺，它主要分泌油脂、滋润头发。不同的人由于体质原因，皮脂腺分泌油脂情况也会有不同，所以有油性、中性和干性发质。

一个正常成人约有10万根头发，正常情况下每天要脱落70~100根，同时也会有相等量的头发再生。这是因为毛发的生长具有周期性，一般的生长周期为3~7年，包括三个阶段，分别是生长期、退化期、休止期。

（1）生长期为3~7年，人体的大多数头发都处于生长期，在此期间的头发很难脱落。若是强行拔除的话，会感觉到非常疼痛。

（2）退化期的头发只占所有头发的1%，平均时间为2~6周，此期的头发生长速度较前期缓慢，发根处于较表浅的位置，但是仍然不容易脱落。

（3）休止期的头发占所有头发的1%以下，平均时间为2~3个月，此期的头发就是平时我们每天梳头掉落的头发，因为发根的位置很浅，头发很容易脱落。成人每天掉70~100根头发都是正常的，休止期结束以后，会重新回到生长期重新生发。

（二）类型及原因

现今社会人群经常熬夜、饮食油腻、进食不规律等不良的生活习惯是皮肤疾病越来越多的诱发因素。由于头发是皮肤的附属器，随之而来的脱发患病率也越来越高。头发对一个人意义非凡，在任何一个时代脱发都会对自我形象造成一定的影响，使人自信心受损，虽然不会危及生命，但是在无形中给人带来无穷的痛苦。

脱发的类型有很多种，根据是否有细菌或真菌感染可分为感染性脱发和非感染性脱发。感染性脱发的大部分原因是不注意卫生或者家里有宠物，当接触宠物或不洁生活用品后又接触头皮，会导致细菌侵入毛囊而引起毛囊炎，或真菌感染头皮引起头癣，这样不仅会引起断发和脱发，还能引起头皮发炎甚至化脓。非感染性脱发是因为免疫细胞不分敌我，非要"打内战"去攻击"友军"毛囊，从而导致脱发，表现为突然的斑片状秃发区。秃发斑边界清晰，多呈圆形或椭圆形，可单发或多发，大小不等，大多数是睡一觉醒来，突然发现头发或者眉毛中间有一块没有了，也被大家叫作"鬼剃头"。这是一种自身免疫性疾病。

还有一种脱发称为雄激素性脱发，这在中青年脱发人群中占很大的比例。

由于雄激素性脱发具有病程长、进行性发展而且病情易反复的特点，因此雄激素性脱发成了皮肤科难治愈的疾病。说到雄激素性脱发就容易让人想到这个病是男性的专利，其实女性也可发生。雄激素性脱发是以毛囊的逐渐小型化为主要表现的一类多基因遗传病。一般在20~30岁开始出现脱发，此病进展缓慢，病程可持续数十年。表现为进行性头发变细、头发稀疏，出现不同程度的秃发，多伴有头皮油脂分泌增多的症状。男性是从前发际线开始脱发，并呈"M"字形逐步向头顶部发展；女性则是以头顶中线开始脱发比较常见，女性发际线一般不改变，表现为头顶部与发际线之间头发弥漫性稀疏、纤细。严重者可以出现头顶无发，就是人们常见的"谢顶"的现象。

雄激素性脱发的发病原因有多种说法，有研究证实遗传可能是最主要的发病因素，男性为显性遗传，女性为隐性遗传。雄激素性脱发的诱发因素还包括雄激素水平过高、毛囊周围炎症、精神因素以及不良的生活作息等。

（1）遗传因素：如果患者的双亲曾有过雄激素性脱发的病史，其子女患有脱发的可能性也会增加。

（2）雄激素水平过高：男性患者脱发多和雄激素水平有关，如果患者体内雄激素水平过高，就可能诱发雄激素性脱发。

（3）毛囊周围炎症：如果毛囊周围发生炎症，可能会导致毛囊受损，从而导致雄激素性脱发的出现。

（4）精神因素：紧张、焦虑以及压力过大等因素均可能诱发、加重雄激素性脱发。

（5）不良的生活作息：生活不规律、长期熬夜等因素，也可能诱发雄激素性脱发。

（三）分清楚是真脱发还是假脱发

正常人每天都要掉头发，那么如何判断自己是不是真脱发呢？具体方法如下：①拉发测试，也是简单的懒人自测法。5天不洗头，一只手的五个手指分开插入头发根部，然后把手指合拢，像梳头发一样往外轻拉头发，然后看看自己的手，如此重复操作3次。如果手指缝每次都有6根以上的头发，表明有活动性脱发，即为拉发测试阳性，但是雄激素性脱发多为拉发测试阴性。②每个月定期分别从前、后、左、右、头顶几个角度给头发照相，连续观察6个月，如果发现发量逐渐减少，头发稀松，头皮越来越明显或头发质地变软，可确定为真脱发。

（四）诊断

脱发的诊断标准尚未统一，通常会结合病史、症状、体征、检查等进行综合判断。

（1）根据患者脱发史、家族史、用药史、发病前的身体状况等，初步了解病情。

（2）观察脱发的形态、分布，以及有无头皮屑、瘙痒、红斑等伴随症状。

（3）检查患者的头皮，以了解头发密度、毛发粗细、皮肤状况等。

（4）实验室检查包括血常规、自身免疫病筛查、激素水平检测等，以排除其他疾病或找出可能的病因。

（5）毛发镜检查：毛发镜是一种专门用于观察毛发的显微镜，可以更详细地了解毛发的形态和结构，对脱发的诊断和鉴别诊断具有重要意义。

（五）治疗

脱发应根据病因治疗，如果患者出现大量脱发，应及时就医，明确病因后对症治疗。治疗方式包括日常护理、药物治疗、手术治疗等。

（1）感染性脱发：真菌感染引起的头癣，主要表现为脱发、断发、头皮屑以及头皮瘙痒等症状，患者可以口服伊曲康唑，以及外用克霉唑、咪康唑等药物进行缓解。另外，还要注意个人卫生，避免与他人共用私人物品。

（2）非感染性脱发：因精神压力过大或者突然应激导致的脱发，可以在专业医生的指导下充分结合个人情况选择合适的药物，比如复方倍他米松、米诺地尔酊溶液等药物，以改善症状。另外，还要及时调整心态，保持好心情。

（3）雄激素性脱发：针对这种情况，可以用药物控制脱发进程，如非那雄胺或者螺内酯等药物。非那雄胺是治疗雄激素性脱发的最优药物（女性朋友除外），再辅以其他药物治疗，可延缓雄激素性脱发的进展。也可通过毛发移植等方式使毛发的密度增加。

（六）预防

预防脱发，需先查明脱发的病因，在排除病理性脱发后，部分由饮食及生活习惯等引起的脱发，可通过调整饮食及生活习惯得到改善。

（1）多吃富含矿物质的食物。营养学家提醒，在日常生活中要想预防脱发，应该多吃一些富含矿物质的食物，如各种新鲜蔬菜、水果、豆类、蛋类、肉类等。

（2）低脂饮食。脂肪摄入过多，如肝脏、肥肉、油炸食品等，会产生较多酸性物质，易导致皮脂腺过度分泌油脂，从而堵塞毛孔而导致掉发。

（3）低糖饮食。糖分摄入过多，在人体内分解代谢会产生大量酸性物质，可使皮脂腺分泌油脂旺盛，引起掉发。

（4）清淡饮食，忌辛辣刺激食物（如辣椒、芥末、咖喱等）。

（5）高蛋白饮食。如瘦肉、豆类、蛋类等。

（6）勤洗头，避免使用尼龙梳子。要勤洗头，洗头的间隔最好是2~5天。洗发的同时需边搓边按摩，既能保持头皮清洁，又能改善头部血液循环。不用尼龙梳子和头刷，因尼龙梳子和头刷易产生静电，会给头发和头皮带来不良刺激。最理想的梳子是黄杨木梳，既能去除头屑，增加头发光泽，又能按摩头皮，促进血液循环。

（7）不用碱性洗发剂。不用脱脂性强或碱性洗发剂，这类洗发剂的脱脂性很强，易使头发干燥坏死。应选用对头皮和头发无刺激性的天然洗发剂，或根据自己的发质选用。

（8）戒烟、节制饮酒。吸烟会使头皮毛细血管收缩，从而影响头发的生长。白酒，特别是烫热的白酒会使头皮产生热气和湿气，从而容易引起脱发。即使是啤酒、葡萄酒也应适量饮用。

（9）染发、烫发要慎重。烫发次数不宜过多，烫发剂对头发的影响较大，次数多了会使头发丝受损。经常染发、烫发，会使头发失去光泽和弹性，甚至变黄、变枯。染发、烫发间隔时间至少为3个月。

（10）消除精神压力。精神压力、精神状态不稳定、焦虑不安会导致脱发。因此，男性应经常进行深呼吸，散步，做松弛体操等，以消除当天的精神疲劳。

四、痛风

随着生活方式、饮食结构的改变，患痛风的人越来越多，也越来越年轻化。日常生活中，聚会、团建时，一杯冰凉的啤酒配上美味可口的海鲜成为许多人餐桌上不二的选择，但在大快朵颐之后痛风也容易随之而来。对"海鲜配啤酒，痛风跟着走"这样的说法，很多人不仅深信不疑，而且还牢牢地记在了心里，但这种观点到底是否正确，它的原理从何而来，能否有效避免它的发生，吃海鲜和喝啤酒一定会发生痛风吗？以下将一一介绍。

（一）概述

痛风是一种代谢性疾病，是单钠尿酸盐沉积所致的晶体相关性关节病，与嘌呤代谢紊乱或尿酸排泄减少所致的高尿酸血症直接相关，属代谢性疾病范畴。痛风可并发肾脏病变，严重者可出现关节损伤、肾功能损害，常伴发高脂血症、原发性高血压、糖尿病、动脉粥样硬化及冠心病等，多发于男性。

人体内的嘌呤可分为内源性嘌呤和外源性嘌呤。内源性嘌呤主要由人体内细胞中的核苷酸、核酸、核蛋白等分解而产生，它占人体总嘌呤量的80%左右；外源性嘌呤主要来自食物，占人体总嘌呤量的20%左右。在人体内，嘌呤经过脱氨、氧化等反应，会产生尿酸。正常人群体内每天约有750 mg尿酸产出，有2/3由肾脏排出，剩下的1/3由肠道分解。人体内的尿酸是不断生成和排泄的循环过程，因此它会在血液中维持一定的浓度。当体内嘌呤代谢紊乱或者尿酸排泄功能障碍导致尿酸的合成增加或排出减少时，就会造成高尿酸血症的发生。此时，尿酸就会以钠盐的形式沉积在人体关节、软骨及肾脏中，就会引起组织异物的炎性反应，这就是人们常说的痛风。

每年的4月20日被定为"世界痛风日"，这是因为血尿酸的正常值是420 μmol/L，高于420 μmol/L就被称为高尿酸血症，因此防治痛风要记住"420"。

（二）高危因素

痛风的高危因素是大量食用肉类，如吃火锅时的牛羊肉、内脏就是高嘌呤食物，摄入过多后会生成过多的尿酸。血尿酸水平的高低是痛风发生发展的核心因素，当血尿酸水平超过其血液中的饱和溶解量时，增高的尿酸盐结晶便在关节沉积，少许结晶脱落便可刺激周围组织产生炎症反应，引起关节红、肿、热、痛，给患者日常生活带来极大的痛苦和不便。

随着我国人民生活水平的不断提高，从以前的粗食到现在的高嘌呤、高蛋白饮食，痛风的患病率呈逐年上升趋势，并且逐渐年轻化。截至目前，我国痛风的患病率为1%～3%，男性多于女性，超过50%的痛风患者为超重或肥胖者。痛风最主要的症状是关节疼痛（常于深夜因关节痛而惊醒，且疼痛进行性加重，呈刀割样，严重的可伴随关节活动受限，以第一跖趾关节突发疼痛多见），其次为乏力和发热。男女发病诱因有很大差异，男性患者主要为饮酒诱发，其次为高嘌呤饮食和剧烈运动；女性患者主要为高嘌呤饮食诱发，其次为突然受冷和剧烈运动。

（三）预防

1.减少高嘌呤食物的摄入

长期大量食用肉类、海鲜（如贝类）、动物内脏等会导致血尿酸水平增高，食用奶制品以及植物蛋白则会降低痛风发病率。

2.限酒

任何程度的饮酒均比不饮酒容易发生痛风，酒精摄入量与痛风发病风险呈剂量效应关系，不管是饮用白酒、红酒还是啤酒，均会增加痛风发作的风险。因为酒类是高嘌呤食物，且酒类中的乙醇可以抑制尿酸排泄，最终导致血尿酸增高，引发痛风。

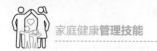

3. 减少富含果糖饮料的摄入

富含果糖的饮料可增加女性患痛风的风险，含糖饮料和果糖可增加男性患痛风的风险。

4. 大量饮水

饮水过少是高尿酸血症和痛风的危险因素之一，若确诊为痛风，则建议每日饮水量大于2 000 mL。

5. 防止剧烈运动或突然受凉

国家风湿病大数据显示，剧烈运动是男性和女性痛风发作的第三位诱因。突然受凉是女性痛风发作的第二位诱因，是男性痛风发作的第五位诱因。

6. 控制体重

日常生活中应根据BMI严格控制体重，因肥胖可增加痛风发生的风险，故肥胖与超重人群应该注意控制日常饮食摄入。

7. 增加新鲜蔬菜的摄入

经常食用新鲜蔬菜是痛风发作的保护因素。

8. 规律运动、饮食和作息

应计划每日运动量以及持续的时间，养成良好的运动习惯，避免剧烈运动等不良运动方式。饮食不规律、作息不规律、经常疲劳者均会增加痛风发生的风险，应尽量避免。

9. 禁烟

吸烟会增加痛风的发病率，经常吸二手烟者比偶尔吸二手烟者发生痛风的风险高，偶尔吸二手烟者比几乎不吸二手烟者发生痛风的风险高。

（四）治疗

痛风急性发作期，应在24小时内进行抗炎、止痛治疗，有针对性地使用非甾体抗炎药、秋水仙碱和糖皮质激素，提高患者生活质量。当痛风影响关节功能，或者痛风石压迫神经时，就要考虑手术治疗了。

痛风患者饮食应当遵循以下原则：①要避免或少摄入各种动物内脏、大量的海鲜和各种含有酒精的饮品。②需限制含糖高的食物、饱和脂肪类食物。③强烈推荐多摄入含各种复杂的碳水化合物（指粗粮、全谷物等，不含白面、精面）、低脂或无脂奶制品及富含植物蛋白的食品。

（邓兰）

第十章

女性健康管理

第一节　女性生命全周期生殖健康管理

　　生殖健康不仅关乎个体健康，更影响着家庭乃至整个社会的健康与和谐。促进生殖健康是实施健康中国战略、促进人口长期均衡发展与家庭和谐幸福的必然要求。因此，生命全周期生殖健康管理是妇女保健的重点。从青春期到育龄期再到更年期，女性的生殖健康需求不断变化。对于青春期女性，我们要关注她们的生长发育和心理健康，确保她们平稳度过这一关键时期；对于育龄期女性，我们要提供专业的婚前、孕前、孕期及产后保健，确保母婴安全，同时提供避孕咨询和服务，做好生育力保护；对于更年期女性，我们应关注女性的生理和心理变化，提供必要的健康指导、疾病筛查和治疗以及心理支持。

一、青春期保健

（一）概述

　　根据世界卫生组织的定义，青春期的年龄范围是10~19岁，它标志着从儿童期到成年期的过渡。受遗传、营养、体育锻炼、自然环境和社会环境等因素的影响，青春期开始的时间、发育的速度、成熟的年龄以及发育的类型等方面都存在很大的个体差异。一般来讲，女性青春期开始的年龄比男性早1~2年。女性在这个时期，身体的外部形态、生理功能、心理、行为等都会发生巨大变化，所以青春期是决定个体生理、心理健康状况，发展社会适应能力和形成价值观的关键时期。

（二）青春期的生理变化

1. 器官的发育与成熟

　　青春期个体生长发育、体格生长加速，出现第二次生长突增；各内脏器官体积增大，功能逐渐完善，到青春期晚期性器官和第二性征发育成熟。受遗传和环境等因素的影响，第二性征发育的年龄、顺序和幅度有显著的个体差异，女性一般在9~13岁出现乳房发育，乳房开始发育1~2年阴毛开始出现，女孩如果到13岁还没有任何的第二性征发育，应到医院就诊。

2. 内分泌系统的变化

进入青春期后，女性在神经内分泌系统的调控下，卵巢所分泌的雌激素、孕激素呈周期性变化，可刺激子宫内膜呈周期性增生、脱落伴出血，即出现了月经。两次月经间隔（按照前后两次月经第一天的间隔来计算）称为月经周期，正常为21~35天；经期指月经第一天至结束的天数，正常应少于7天；经量指一个月经周期流血总量，正常在20~60 mL；月经规律性指相邻两次月经周期时间的变化，正常小于7天。由于神经内分泌系统调节功能尚不健全，青春期女性常有月经不规律的现象出现。大多数女性月经初潮后2~3年，月经应逐渐变得规律，这时若反复出现月经周期不规律、月经量异常等问题，应及时就医。如果有正常生长和第二性征（乳房等）发育但没有月经来潮，或乳房发育2~5年后仍没有月经来潮，多考虑为原发性闭经，主要是由遗传性疾病或先天性发育缺陷导致的，应尽早就医。

（三）青春期保健的重点

1. 营养与健康

健康的饮食习惯不仅能助力青春期女性的身体发育，更有助于降低她们罹患慢性病的风险，为她们的长远健康打下坚实基础。青春期女性应建立起健康、规律的饮食习惯，确保每日三餐定时定量，早餐尤为重要。养成良好的饮食习惯，不偏食、不挑食，确保膳食的多样性与均衡性，从而摄取到生长发育、新陈代谢所需的各类营养素，如蛋白质、维生素、矿物质以及微量元素等。在青春期，特别需要关注优质蛋白的摄入。例如，每天应饮用300~500 g的奶及奶制品，食用120~200 g的动物性食物（如鱼、禽、蛋类及瘦肉），或者相当于每周105~175 g的大豆制品。动物性食物和大豆所提供的优质蛋白应占蛋白质总摄入量的60%~70%。此外，碳水化合物应提供50%~65%的能量，而脂肪提供的能量则为20%~30%。如果过度追求苗条体形而使体重快速下降，将会导致机体新陈代谢紊乱及月经失调，对健康成长有着巨大的危害。青春期女性需要更多的铁，因为月经会导致铁需求增加。当出现皮肤苍白、全身乏力等症状时，要考虑贫血的可能，应积极就诊和治疗。出现贫血时，除了药物治疗，还可以适当增加动物性食物和富含维生素C的水果、蔬菜在饮食中的比例，以提高铁的吸收率。

2. 运动与健康

青春期女性应每天至少进行15分钟中等强度体育活动，如快走、跑步或游泳等。这种强度的活动可以有效地提高青春期女性的心肺功能，增强她们的体质，并对预防肥胖和其他慢性病有积极的影响。此外，户外运动在预防某些慢性病方面也具有显著作用，如心血管疾病、糖尿病等。同时户外运动能让青春期女性接受适量的紫外线照射，这对体内维生素D的合成至关重要。维生素D有助于钙质的吸收和利用，从而保证骨骼的健康发育。家长和学校应鼓励青春期女性积极参与户外运动，让她们在享受阳光、空气和大自然的同时，也享受到健康成长的快乐。

另外，应告知青春期女性在享受运动带来的乐趣和益处的同时，也要时刻关注自己的身体状况，确保运动的安全，安全是实现健康运动的基石。在参与任何体育活动之前，务必做好充分的热身活动，这能有效降低运动损伤的风险。运动结束后，进行适当的拉伸同样重要，它有助于缓解肌肉疲劳，促进身体恢复。当计划增加运动量时，务必采取循序渐进的原则，以免对身体造成过大的负担。特别是在运动量大、日照强烈、出汗多的情况下，务必及时补充水分和电解质。在运动过程中，如果感到任何持续加重的不适感，如胸痛、呼吸困难、头晕等，应立即停止运动，并及时就医，以确保自己的健康和安全。

青春期女性每晚需要8~10小时的良好睡眠，充足的睡眠有助于身体恢复，提升学习效率并维护心理健康。

3. 月经期保健

青春期女性在月经期需要特别关注自己的身体健康，通过合理的生活方式和养成卫生习惯，保持身心健康。应避免接触寒冷环境，如避免游泳、冷水浴等，以防止寒冷刺激对子宫造成不良影响。同时，应选用合格的卫生用品并定时更换，以保持外阴的清洁，避免感染。洗澡时建议使用淋浴而非坐浴，以降低细菌滋生的风险。月经期女性应增加水分的摄入，多喝白开水，以保持大便通畅，减少盆腔充血的情况。要注意劳逸结合，保持充足的睡眠，避免过度劳累，特别是避免进行可能加重盆腔充血的剧烈运动，如长时间骑自行车、长跑等。月经期女性可能会出现情绪波动，此时除了自我调节外，积极寻求家人和朋友的支持也非常重要。若经期出现严重腹痛、大量出血、精神焦虑或抑郁等不适症状，应及时就医，以免延误治疗。

4. 性心理与健康

性意识是指青少年在性生理变化趋向成熟的过程中产生的对性别特征、两性交往、接近异性和产生性需求等特殊的心理变化。青春期，由于生理和心理的快速发展，异性之间的互相爱慕和亲近感变得尤为显著。随着性生理和性心理的发育，青少年性意识开始觉醒。在这种情况下，出现性冲动、性幻想等表现都是正常现象。青春期女性可以通过学习性知识增强调控能力；可拓展异性交往范围，提高人际交流能力；可丰富业余生活，释放旺盛精力；应远离刺激源，培养进取心和责任感。

5. 情绪健康的维护

青春期女性的大脑发育有其独特之处。主管情感功能的边缘系统相对较早成熟，而负责认知、思考和推理的前额叶皮质则成熟得较晚，大约在20岁才达到成熟状态。这种情感与处理系统和认知控制系统的不同步发育，导致青春期女性容易出现冲动、易激惹、爱冒险和情绪不稳定等行为特点。因此，青春期女性应当了解自己大脑发育的特点，并在面对情绪问题时保持冷静，学习并掌握情绪管理的方法，当遇到无法解决的问题时，应寻求多方面的帮助；同时，与家人、老师等建立积极有效的沟通，以取得足够的支持。

6. 应对青春期心理压力的策略

进入青春期后，青春期女性心理发展呈现出明显的变化。在这一阶段，她们的自我意识迅速成长，思维的独立性、批判性和创造性都得到了显著的提升。与此同时，她们与同伴之间的关系也变得更加紧密。然而，青春期女性在这一时期也容易受到事物的影响，过度在意他人的看法和评价，难以客观地评价自己和他人。她们的情绪反应较为强烈且易变，这使得她们更容易受到心理压力的困扰。面对升学、人际关系等多重挑战，青春期女性可能会产生紧张、焦虑或厌学等情绪。为了维护身心健康，青春期女性需要保持乐观、愉快、积极进取的状态。积极的情绪和适度的情绪反应有助于他们更好地应对生活中的挑战。青春期女性出现迷茫、困惑或紧张时，应主动和家长或心理老师沟通，以获得有益的心理支持。

青春期女性可以采取以下方法有效缓解心理压力。

（1）转移法：当心理压力大时，可以做其他的事情来转移注意力，如听音乐、散步、运动或阅读等。这些活动有助于青春期女性将注意力转移到其他方面，使心情放松。

（2）发泄法：在安全且不损害自己和他人的前提下，可以选择适当的方式来释放压力，如大哭一场、大声喊叫或打沙袋等。合理的发泄，有助于释放压力，缓解不良情绪。

（3）倾诉法：向专业人员、朋友或亲人倾诉烦恼，或者通过写日记来诉说自己的悲痛，都有助于减轻心理负担。向他人分享感受可以让自己感受到被支持和理解，从而缓解无助感。

（4）自我安慰法：在面对困难时，适当为自己找些理由，多想一些积极的方面，有助于调整心态，增强自信。通过自我安慰，青春期女性可以更加积极地面对挑战，减少负面情绪的影响。

如果采取以上措施心理障碍仍无法缓解，应及时就医。

7. 疾病预防与控制

（1）青春期女性应当避免发生性行为，有分寸地与异性交往。过早的性行为会对青春期女性的身心健康产生长远的不良影响。青春期女性应避免性行为，以减少性传播疾病的发生及意外妊娠。多次流产会导致生殖道感染、宫腔粘连、月经失调和闭经的风险增加，还可能增加成年后不孕的风险，以及妊娠后的流产、胎盘前置等严重并发症的风险，应当避免。

（2）疫苗可以帮助青春期女性建立起健全的免疫屏障，预防相关传染病的发生和传播。青春期女性要按照国家和地区的疫苗接种计划，按时接种各类疫苗。宫颈癌是发生于宫颈部上皮组织的肿瘤，是唯一病因明确、可防可治的恶性肿瘤。高危型HPV持续感染是导致宫颈癌及其癌前病变的主要病因。9~45岁女性均可通过接种HPV疫苗降低宫颈癌发生风险。世界卫生组织建议9~14岁未发生性生活的女性作为主要目标人群，15岁以上的女性作为次要目标人群，尽早接种HPV疫苗，越早接种，保护效果越好。目前我国上市的HPV疫苗包括2价、4价和9价，四川省可通过有关的公众号预约接种。

（四）青春期保健的社会支持

1. 家庭的角色与责任

家庭是青春期女性成长的第一个场所，家庭环境及家长的教育方式直接关系到青春期女性的身心健康。家庭在青春期女性保健中扮演着举足轻重的角色。家长需要提供情感支持，为青春期女性营造一个温馨、和谐、有爱的成长氛围。此外，家长还需要担起教育、引导的责任，教导青春期女性树立正确的健康观念，如合理饮食、规律作息、适度运动等。家长也会成为青春期女性的模仿对象，因此家长要以身作则，传递积极的生活态度。

2. 学校的支持与引导

学校作为除家庭外青春期女性最主要的活动场所，对青春期女性的健康成长同样承担着不可推卸的责任。学校应当提供全面的健康教育，让青春期女性了解身体发育的知识，掌握自我保健的技能。此外，学校还应该加强心理健康教育，关注青春期女性的情感需求，帮助他们建立积极的心态和应对挫折的能力。在课外活动中，学校也应积极组织体育锻炼和社会实践，促进学生身心健康发展。

3.社会环境的优化与改善

社会环境对青春期女性的成长同样有着深远的影响。为了青春期女性的健康发展，社会应当营造一个积极、健康、向上的文化氛围。政府应加强对青少年文化产品的监管，去除不良信息，确保青春期女性接触的信息健康、有益。此外，社会还应提供更多的体育和休闲场所，鼓励青春期女性参与户外活动，远离不良嗜好。全社会都应共同努力，为青春期女性的健康成长创造一个良好的外部环境。

二、育龄期保健

育龄期保健是确保女性在生育年龄阶段拥有最佳健康状况的重要措施。这一阶段的保健工作不仅关乎女性个体的身心健康，更与下一代的健康成长紧密相连。因此，育龄期保健应作为促进女性整体健康、提高人口素质和实现优生优育的重要抓手。

（一）婚前保健

1.婚前保健的定义

婚前保健是对准备结婚的男女双方，在结婚登记前进行的婚育健康宣传教育、婚前医学检查（以下简称婚检）和婚育健康咨询指导服务。婚前保健基本服务包括健康教育、病史询问、体格检查、辅助检查、特殊检查、健康评估、咨询指导等内容。获准开展婚检的医疗卫生机构应当坚持知情自愿、依法规范、信息保密、便民惠民原则，为公民提供规范的婚育健康宣传教育、婚检、婚育健康咨询指导等婚前保健服务。

2.婚前保健主要内容

婚前保健包括三项重要内容：婚检、婚前卫生咨询与婚前卫生指导。

（1）婚检：对准备结婚的男女双方进行医学检查，针对影响婚育的疾病提出医学意见，给予指导。

（2）婚前卫生咨询：医生为男女双方提供性保健、生育保健、避孕、节育等方面知识，为提高婚后生活质量奠定基础。同时，医生应针对影响婚育的疾病和生殖健康问题进行一对一的咨询指导。

（3）婚前卫生指导：医生为新婚男女进行有关婚配、生育知识和遗传病知识的教育和指导。

3.婚检主要内容

婚检项目包括病史询问、体格检查、常规辅助检查和其他特殊检查。常规辅助检查包括血常规、尿常规、肝功能、肾功能、甲状腺功能检测，以及梅毒螺旋体筛查、乙型肝炎血清学标志物检测、胸部X线检查、B超检查等；特殊检查包括地中海贫血筛查、染色体检查、精液常规检查等。应根据医学需要和知情选择原则确定，各地存在差异。婚检项目及具体内容，可向当地卫生健康行政部门或获准开展婚检的医疗卫生机构咨询。

4.婚前医学意见主要内容

准备结婚的男女双方应在婚检时如实陈述自身及家庭成员的健康状况，特别是严重遗传性疾病、有关传染病、有关精神病等，以利于婚检医生提出适宜的婚育指导意见，降低子代患病风险，提高出生人口素质。

婚检医生通过医学检查和咨询提出医学意见，包括以下内容。①不宜结婚的情况：双方为直系血亲、三代以内旁系血亲关系，以及存在医学遗传学上认为不宜结婚的疾病，如一方或双方患有重度、极重度智力低下，不具有婚姻意识能力的，严重精神病，在病情发作期有攻击、危害行为。②不宜生育的情况：存在医学上认为不宜生育的严重遗传性疾病或其他重要脏器疾病。③建议暂缓结婚的情况：传染病在传染期内，有关精神病在发病期内或存在其他医学上认为应暂缓结婚的疾病时，建议暂缓结婚。

2021年1月1日起施行的《中华人民共和国民法典》，从尊重和维护婚姻当事人婚姻自主权和健康知情权出发，未将"医学上认为不应当结婚的疾病"作为禁止结婚情形，同时规定婚前隐瞒重大疾病属于可撤销婚姻情形，突出强调当事双方婚前健康状况的告知义务。

5.准备结婚的男女双方发现患有传染病的建议

准备结婚的男女双方发现患有艾滋病、梅毒等传染病，应在结婚登记前主动或在医生的帮助下如实告知另一方，做好疾病传播的防范。

（1）《中华人民共和国民法典》第一千零五十三条规定：一方患有重大疾病的，应当在结婚登记前如实告知另一方；不如实告知的，另一方可以向人民法院请求撤销婚姻。《中华人民共和国母婴保健法》第九条规定：经婚前医学检查，对患指定传染病在传染期内或者有关精神病在发病期内的，医师应当提出医学意见；准备结婚的男女双方应当暂缓结婚。

（2）指定传染病是指《中华人民共和国传染病防治法》中规定的艾滋病、淋病、梅毒及医学上认为影响结婚和生育的其他传染病，这些传染病对婚姻或孕育有影响，会威胁自身或对方健康，影响子代的健康。艾滋病、梅毒等传染病患者结婚后容易通过性行为传染给对方。对于梅毒等能治愈的传染病建议在结婚前治愈。因艾滋病感染者将终身携带病毒，并可通过性行为感染对方，如在双方知情情况下自愿结婚者，应建议采取医学治疗措施，性行为时坚持、规范使用避孕套，预防通过性行为发生艾滋病感染。艾滋病感染的女性可在怀孕后将病毒传播给胎儿或婴儿，造成子代感染，需做好孕前咨询，并在怀孕、分娩和产后过程中为其提供干预措施。

（3）婚检结果信息保密及婚前健康状况告知。婚前保健服务遵循信息保密原则。婚检机构应充分尊重服务对象知情权及隐私权，未经本人同意，不得泄露或向他人提供服务对象的隐私及个人信息，男女双方的婚检结果反馈和咨询指导应分别单独进行。法律法规另有规定的，依照其规定。婚检发现有影响婚育的疾病或异常情况时，应引导当事人依法履行婚前健康状况告知义务，由当事人自己向对方说明情况，指导双方采取有关医学干预措施，切实维护双方合法权益。

（二）备孕期健康管理

1. 保证适当的生育间隔

过短和过长的生育间隔都会增加不良妊娠结局发生率，推荐生育间隔为2~5年，剖宫产术后女性再次妊娠的时间间隔建议至少2年，过短的生育间隔会导致子宫破裂的发生风险增加。

2. 重视孕前检查

1）孕前检查的意义

备孕夫妇到正规医疗机构进行孕前检查，可了解双方健康状况，发现可能影响生育的遗传、环境、心理和行为等方面的风险因素，获得针对性优生咨询指导，从身体、心理、营养、行为方式等多方面做好准备，科学备孕。孕前检查已纳入基本公共卫生服务范畴，孕前检查机构包括妇幼保健院、综合医院、专科医院等，备孕夫妇可以到社区医疗保健系统进行相应咨询，以获得相关的服务。再孕夫妇，无论此前的生育是否正常，为了本次怀孕获得良好的妊娠结局，也应积极主动进行孕前咨询和医学检查，在医生的评估和指导下备孕。孕前检查对减少胎儿畸形和并发症的发生，提高孕妇自我保健意识等方面都具有重要的意义，具体如下。

（1）了解身体状况：孕前检查可以了解女性身体状况，如有没有慢性病、不良生活习惯、营养不良等情况，可以及早采取措施进行治疗或调整生活方式。

（2）预防胎儿畸形：孕前检查可以发现某些遗传性疾病，减少胎儿出生缺陷和畸形的发生率。

（3）预防孕期并发症：孕前检查同样也可以发现一些孕期高危疾病，如糖尿病、高血压、贫血等，从而及早预防并发症的发生。

（4）增强孕妇自我保健意识：孕前检查可以向备孕妇女传授孕期保健知识，帮助备孕妇女增强个人保健意识，从而有利于怀孕后胎儿健康成长。

2）孕前检查的时间

孕前检查的时间为准备怀孕前3~6个月。

3）孕前检查的内容

孕前检查项目会因医院、地区、年龄和身体状况的不同而有所差异，一般来说，孕前检查内容包括以下几个方面。

（1）评估孕前高危因素：询问计划妊娠夫妇的健康状况；评估既往慢性病史、家族史和遗传病史，不宜妊娠者会及时告知；详细了解不良孕产史和前次分娩史，是否为瘢痕子宫等；了解生活方式、饮食营养、职业状况及工作环境、运动（劳动）情况、人际关系等。

（2）必查项目：血常规检查；尿常规检查；血型鉴定（ABO和Rh血型）；肝功能检查；肾功能检查；血糖检查；乙肝表面抗原筛查；梅毒血清抗体筛查；人类免疫缺陷病毒筛查；地中海贫血筛查等。

（3）备查项目：宫颈细胞学检查（1年内未查者）；TORCH检查（弓形虫、风疹病毒、巨细胞病毒、单纯疱疹病毒筛查）；阴道分泌物检查（常规检查，淋病奈瑟球菌、沙眼衣原体筛查）；甲状腺功能检测；针对高危妇女的75 g口服葡萄糖耐量试验（OGTT）；血脂水平检查；妇科超声检查；心电图检查；胸部X线检查等。

（4）检查结果异常建议：针对检查结果进行风险评估。凡有下列情况之一者，为了下一代的健康，应进行遗传咨询。①夫妇双方或家庭成员患有某些遗传病或先天畸形。②曾生育过遗传病患儿的夫妇。③不明原因智力低下或先天畸形儿的父母。④有不明原因的多次流产或有死胎、死产等情况的夫妇。⑤婚后多年不孕不育的夫妇。⑥年龄在35岁及以上的备孕女性。⑦有致畸因素接触史的个体。⑧近亲结婚的夫妇及后代。⑨常规检查或常见遗传病筛查发现异常者。⑩其他需要遗传咨询的情况。

3. 制订妊娠计划

备孕夫妇应在计划怀孕前3~6个月到正规医疗机构接受孕前咨询和医学检查，除了孕前优生相关检查，还包括宫颈癌筛查、口腔检查等，并在医生评估指导下备孕。

4. 重视孕前遗传咨询

有遗传性疾病或不良孕产史，如复发性流产、早产、死胎或死产、异位妊

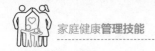

娠等高风险的备孕夫妇，可在孕前进行遗传咨询，在医生评估指导下备孕。

5. 养成良好的生活习惯

备孕夫妇双方应合理饮食，控制体重在正常范围，从准备怀孕前3~6个月开始戒烟、戒酒，避免接触有毒、有害物质，在医生指导下慎重用药；推荐孕前3个月到孕早期3个月每天补充叶酸0.4 mg或含叶酸的复合维生素，以预防胎儿神经管畸形。如果既往生育过神经管缺陷儿，建议每天补充叶酸4 mg。

（三）孕期健康管理

1. 早孕判断及检查方法

早孕是指受精卵着床后至孕13周末，它是整个孕期中的一个重要时期，判断早孕主要有以下几种方法。

（1）判断月经是否推迟：对于月经规律的女性，如果月经推迟一周以上，则有可能是早孕。

（2）可以通过尿妊娠试验、血清妊娠试验判断是否妊娠，通过B超检查排除异位妊娠和胚胎停育等异常情况。

2. 产前检查时间

中华医学会妇产科分会产科学组发布的《孕前和孕期保健指南（2018）》推荐的产前检查孕周分别为：妊娠6~13周，14~19周，20~24周、25~28周、29~32周、33~36周、37~41周，共7次。有高危因素者，酌情增加次数。

3. 孕早期健康管理

（1）早孕反应包括恶心、呕吐、食欲缺乏等消化系统症状，严重时应及时就医。如果出现腹痛、阴道流血等，应至专科门诊检查。

（2）戒烟、戒酒，避免吸入二手烟和密切接触宠物。

（3）进行艾滋病、梅毒、乙肝检测，一经确诊，及时采取措施预防母婴传播。

（4）按照孕期风险的程度，医疗保健机构分别以"绿（低风险）""黄（一般风险）""橙（较高风险）""红（高风险）""紫（传染病）"五种颜色对其进行分级管理。怀孕3个月内应到当地医疗保健机构建立"母子健康手册"。了解自己的妊娠风险级别，并接受医疗机构的管理。

4. 孕中期健康管理

遵医嘱进行产前检查，如超声检查、血清学筛查、无创DNA产前检测（NIPT）等，异常者需进行产前诊断，避免严重缺陷儿的出生。

5. 孕晚期健康管理

了解分娩知识，学会监测胎动。孕28周起每天计数胎动，一般每小时胎动

3~5次及以上。当出现胎动异常、下肢水肿加重、头晕、头痛、视物不清、心慌、气短、腹痛、阴道出血和阴道流液等症状时，应立即就医。

判断临产、早产、过期妊娠的方法如下。

1）判断临产

怀孕37周但不足42周的孕妇，如果出现不规律宫缩、胎儿下降感、见红，称为先兆临产。如出现大量阴道血性分泌物、规律的腹痛或阴道流液，提示即将临产。出现这些征象不必紧张，尽快到医院进行评估。

2）判断早产

怀孕满28周但不足37周的孕妇，如出现腹痛、阴道流血或流液，提示可能早产，应尽快到医院检查。如果有早产高危因素，尽早到医院进行预测、评估。

3）判断过期妊娠

怀孕超过42周称过期妊娠。妊娠41周时就应考虑终止妊娠，无任何并发症也应密切观察，一旦过期，积极终止妊娠。医生会根据核实的孕周、胎儿风险状况、胎儿大小、宫颈成熟度综合分析，建议选择恰当的终止妊娠方式。

（四）产后健康管理

产后保健指分娩后至产后 6 个月的妇女和婴儿提供规范、系统和连续的医疗保健服务，重点是对有孕产期合并症和并发症及恢复不良的妇女进行管理。其中产褥期保健指从胎盘娩出至产后6周期间的保健，产褥期结束，产妇全身各器官除乳腺外应恢复至未孕状态。

1.产褥期保健主要内容

（1）产后休养环境应温湿度适宜、光线充足、环境安静舒适。室内常开窗通风，保持空气新鲜，减少人员探访。夏季时，产妇应避免过度保暖，防止中暑。

（2）保持皮肤清洁、舒适，注意口腔卫生，保持外阴和伤口清洁，及时更换内衣。

（3）产妇应平衡膳食，少食多餐，避免过量饮食，应适量增加富含优质蛋白和维生素的食物。

（4）42天恶露干净后可以性生活，可在医生指导下选择适宜的避孕方法。

（5）产后应尽早恢复身体活动。经阴道自然分娩的产妇，产后6~12小时即可下床活动，第二天就可以做产褥期保健操，产后不久即可进行盆底肌锻炼。剖宫产的产妇24小时内也应下床活动。产后运动不仅有助于产后体重恢复，降低尿失禁风险，避免血栓形成，改善产后肌肉骨骼痛，缓解产后心理健康问题（抑郁症状、焦虑、对身体形象不满意等），而且还有助于促进母乳喂养，降低未来罹患慢性病的风险。

（6）保持心理健康，调整心态，预防和识别产后抑郁症。产后2~3天由于激素水平急剧变化、社会角色及生活方式改变等，大多数产妇会出现短暂、轻微的心理问题，如郁闷、易哭泣、抑郁情绪等问题，一般产后2~3周可自行缓解。丈夫和家人应关心产妇的情绪变化，及时疏导其紧张、焦虑的情绪，帮助产妇缓解不良情绪。若心理问题持续加重，出现情绪低落、兴趣下降、食欲减退、体重下降、持续存在失眠或睡眠过度、有愧疚感、反复出现伤害自己或婴儿等想法，提示有产后抑郁症表现，应及时就医。产妇应主动学习情绪管理的方法，如转移情绪、释放烦恼、与亲朋好友交流以及放松训练，如瑜伽、冥想等，积极调整心态，预防心理问题。

（7）积极观察恶露情况。正常恶露一般会经历以下几个阶段：产后最初3~4日为鲜红色；1周后颜色变淡，含少量血性分泌物；2周后逐渐转为白色分泌物。当恶露出现异味、颜色污浊、带有块状物、持续时间延长、出血过多或伴有下腹痛、发热情况，应及时就医。

（8）观察、识别疾病征象。产妇及其家人应学会识别、重视疾病征象，并及时就医。如产妇出现体温高于37.3℃，恶露有异味、淋漓不尽，或突然大量阴道出血，伤口疼痛、有硬结，乳房胀痛或有肿块，腹部疼痛或宫底压痛等异常情况；新生儿出现体温异常、反应差、哭声弱、拒奶、呼吸急促、腹泻等异常情况，应及时就医。基层医疗卫生机构在收到产妇分娩的信息后，会于产妇出院后第3日、产后第14日、产后第28日分别到产妇家中进行产后访视，可以及时咨询访视人员，了解相关保健知识。

2. 产后检查

产妇应于产后第42天进行健康检查，其间如果母婴出现异常情况，应及时就医。产后第42天检查的内容如下。

（1）了解产褥期基本情况。

（2）测量体重、血压，进行盆腔检查，了解子宫复旧及伤口愈合情况。

（3）对孕期有合并症和并发症者，进行相关检查，提出诊疗意见。

（4）提供喂养、营养、心理、卫生及避孕方法等指导。

（5）进行盆底功能评估与适宜运动指导及宣教。

（6）进行血、尿常规检查，根据产妇情况进行盆腔超声等检查。

3. 鼓励母乳喂养

1）母乳喂养对母婴的益处

母乳喂养对母婴健康均有益。对婴儿，母乳喂养可以满足其发育所需营养，提高免疫力，促进婴儿牙齿及颜面部的发育，增加母婴感情等。对母亲，母乳喂养可促进子宫复旧，推迟月经复潮及排卵的时间，降低母亲患乳腺癌、卵巢癌的风险等。

2）母乳喂养的时间及方法

哺乳时间通常为每次20~30分钟，根据情况可采用摇篮式、环抱式、交叉式和侧卧式等姿势进行，以母婴舒服的体位进行哺乳。哺乳需注意以下几点：①哺乳前，母亲应洗手并用温开水清洁乳房及乳头。②哺乳时，母亲及婴儿均应选择最舒适的位置，母亲的一手拇指放在乳房上方，其余四指放在乳房下方，将乳头和大部分乳晕放入婴儿口中，用手扶托乳房，防止乳房堵住婴儿鼻孔；让婴儿吸空一侧乳房后，再吸吮另一侧乳房，哺乳后佩戴合适的棉质胸罩。③哺乳后，应将婴儿抱起轻拍背部1~2分钟，排出胃内空气，以防吐奶。乳汁确实不足时，应及时补充配方乳。

3）如何判断乳汁分泌量是否充足

判断母乳是否充足的主要标准：①每日满意的母乳喂养次数为8次左右。②婴儿每日排尿5~6次，排便2~4次。③婴儿体重增长及睡眠情况良好。

4）母乳储存的条件

无法直接哺乳时，可将乳汁吸出，储存于储奶袋中，20~30℃条件下可存放不超过4小时，4℃条件下可存放不超过48小时，-15~5℃条件下可保存6个月。

5）不宜或暂停母乳喂养的指征

不宜或暂停母乳喂养的指征主要包括母亲患传染病、严重器官功能障碍，有严重的产后心理障碍和精神疾病，服用对婴儿有影响的特殊药物，婴儿患有乳糖不耐受症等。

母婴喂养中常见问题及处理方法如下。

（1）乳胀：多由乳房过度充盈及乳腺管阻塞所致。可在哺乳前湿热敷3~5分钟，并按摩乳房，排空乳房。严重时应就医处理。

（2）缺乳：若出现乳汁不足，应鼓励乳母树立信心，指导哺乳方法，按需哺乳、夜间哺乳，适当调节饮食，以促进乳汁分泌。

（3）退乳：产妇不能哺乳，应尽早退乳。最简单的退乳方法是停止哺乳，必要时可辅以药物。

（4）乳头皲裂：皲裂不严重者可继续哺乳，哺乳前湿热敷3～5分钟，挤出少许乳汁，使乳晕变软，以利于婴儿含吮乳头和大部分乳晕。哺乳后挤出少许乳汁涂在乳头和乳晕上。皲裂严重者应停止哺乳，可挤出或用吸乳器吸出乳汁喂给婴儿。

（5）乳腺炎：哺乳期乳腺炎是在各种原因造成乳汁淤积的基础上，引发的乳腺炎症反应，伴或不伴细菌感染。临床表现为乳房疼痛，排乳不畅，乳腺局部出现肿块，乳房形状为楔形或不规则形，乳房皮肤可出现红、肿、热、痛，病变区域皮温升高，有压痛；全身症状包括发热，体温可为39～40℃，伴有寒战、全身出汗、头晕、乏力等症状。治疗原则为保证充分休息，不中断母乳喂养，有效吸出乳汁，合理使用抗生素、止痛药物，必要时适当补液，专科治疗。预防措施有采用正确的哺乳方式；无论何种原因导致的乳汁淤积都应该立即采取有效措施加以解决，切忌暴力排乳；要充分有效地休息；保持良好的卫生习惯和愉悦的心情等。

三、更年期保健

（一）更年期和更年期综合征

更年期是每位女性必然要经历的一段时间，而更年期综合征则是一种严重影响女性身心健康和生活质量的疾病，需要就医。

（1）更年期。更年期是指女性绝经及其前后的一段时间，是从生殖期过渡到老年期的一个特殊生理阶段。我国妇女通常在45～55岁进入更年期。在医学上，与更年期相对应的名词是围绝经期。更年期的标志性事件是绝经，绝经是回顾性定义，指末次月经后1年不来月经。

（2）更年期综合征。更年期女性由于卵巢功能减退，雌激素、孕激素水平下降，会出现以自主神经功能紊乱为主，伴有器官功能减退、神经心理症状的症候群，称为更年期综合征（绝经期综合征）。其症状包括血管舒缩症状、泌尿系统问题、睡眠障碍、情绪波动、认知功能变化及腹部脂肪增加等。中国女性最常见的更年期综合征症状依次是乏力、肌肉关节痛、易激惹、睡眠障碍及潮热出汗。除此之外，更年期综合征还常见头晕、头痛、眼干、耳鸣、咽部不适、皮肤过敏、胸闷、心悸、腹胀、皮肤蚁行感、晨起手指僵硬和肿胀等症状，还出现情绪障碍，包括多疑、焦虑、低落、抑郁，甚至可能因此而自杀。

（二）如何判断更年期症状程度

临床上常采用各种更年期症状评分表来判断更年期症状程度，比较常用的量表是改良Kupperman评分表（表10-1）。

表10-1　改良Kupperman评分表

症状	程度评分 / 分			
	0	1	2	3
潮热出汗	无	<3次/天	3~9次/天	≥10次/天
感觉异常	无	与天气有关	平常有冷、热、痛、麻木感	冷、热、痛感丧失
失眠	无	偶尔	经常，安眠药有效	影响工作生活
情绪波动	无	偶尔	经常，无自知觉	自知、不能自控
抑郁、疑心	无	偶尔	经常，能自控	对生活失去信心
眩晕	无	偶尔	经常，不影响生活	影响生活
疲乏	无	偶尔	上4楼困难	日常生活受限
骨关节痛	无	偶尔	经常，不影响功能	功能障碍
头痛	无	偶尔	经常，能忍受	需服药
心悸	无	偶尔	经常，不影响	需治疗
皮肤蚁走感	无	偶尔	经常，能忍受	需治疗
性生活	正常	性欲下降	性生活困难	性欲丧失
泌尿系统症状	无	偶尔	>3次/年，能自愈	>3次/年，需服药

改良Kupperman评分表包括潮热出汗、感觉异常、失眠、情绪波动、抑郁和疑心、眩晕、疲乏、骨关节痛、头痛、心悸、皮肤蚁走感、性生活、泌尿系统症状等13项更年期症状。每个症状根据程度评为0、1、2、3分，且均有相应的加权系数。其中潮热出汗症状程度评分为0分（无）、1分（<3次/天）、2分（3~9次/天）、3分（≥10次/天），加权系数为4。患者根据对应症状程度判定得出分值，再以各项加权系数，得出该症状的得分。举例：陈女士潮热出汗为8次/天，得分为2分×4=8分。各项得分逐一累加，得出的即为总分。总分≤6分为正常，7~15分为轻度更年期症状，16~30分为中度更年期症状，>30分为重度更年期症状。

（三）更年期综合征非药物治疗

根据世界卫生组织母婴及女性保健培训中心提出的"更年期女性保健质量保证体系的要求"，应从生活方式、体育锻炼、健康饮食、激素补充、精神心理辅导等方面，为更年期女性保健制定安全、有效、个体化、定量、低成本及容易实施的综合健康管理方案。更年期综合征非药物治疗措施包括规律运动、保持正常的体重、提倡戒烟、采取积极的生活方式、增加社交和脑力活动等。

（四）更年期综合征中医保健

更年期综合征，中医称之为"经断前后诸证"或"绝经前后诸证"。中医学认为本病发病机制与肾中阴阳失衡，肾虚天癸不足相关，并涉及心、肝、脾脏腑功能失调。古代医籍对本病无专篇记载，对其症状的描述可散见于"脏躁""百合病""经断复来""心悸""失眠""老年血崩"等病证中。除了中药、中成药外，针刺、耳穴压豆、穴位敷贴、推拿、熏蒸等对潮热、出汗、失眠等症状都有很好的效果。

（五）绝经激素治疗

绝经激素治疗是更年期女性规范健康管理的重要内容，不同年龄启用绝经激素治疗的获益不同，在有适应证、排除禁忌证及评估慎用情况后，在专业医生的指导下启用绝经激素治疗的获益大于风险。

1. 绝经激素治疗的适应证

（1）绝经相关症状：月经紊乱，潮热、出汗，睡眠障碍（入睡困难、多梦易醒、夜间觉醒、缺乏深度睡眠），疲乏无力，情绪波动（如易激动、烦躁、焦虑、紧张、情绪低落、常感孤独、敏感多疑），躯体症状（如胸闷、气短、心悸、骨关节痛、咽部异物感、皮肤异常感觉等）等，但需排除器质性疾病后再考虑与绝经相关，必要时可请相关专科会诊。

（2）泌尿生殖系统症状：包括与绝经后雌激素缺乏相关的生殖系统及泌尿系统的症状及体征。生殖系统症状包括生殖道干燥、烧灼、刺激以及阴道缺乏润滑导致的性交疼痛；泌尿系统症状包括尿急、尿频、尿痛和反复泌尿系统感染。

（3）存在骨质疏松症高危因素，包括绝经尤其是早绝经，早发性卵巢功能不全，脆性骨折（即非暴力或轻微外力后骨折）家族史，维生素D及钙等营养素摄入不足，低体重（BMI<18.5），患有影响骨代谢的慢性病；长期服用糖皮质激素等药物。

（4）过早的低雌激素状态：如卵巢功能早衰、下丘脑-垂体性闭经、手术绝经等。这类患者较正常绝经女性更早出现雌激素水平下降，其相关问题如骨质疏松症、心血管疾病、泌尿生殖道萎缩症状及认知功能减退的风险更高。经评估后如无禁忌证，应尽早开始激素补充治疗，并需要给予相较于绝经激素治疗标准剂量更高的雌激素。

2. 绝经激素治疗的禁忌证

（1）已知或可疑妊娠：围绝经期女性，月经紊乱时应注意排除妊娠相关问题，如宫内妊娠、异位妊娠等。

（2）原因不明的阴道流血：阴道流血病因包括肿瘤、炎症、卵巢功能失调等，在予以激素治疗围绝经期月经失调前应仔细鉴别。

（3）已知或可疑乳腺癌。

（4）已知或可疑性激素依赖性恶性肿瘤。

（5）最近6个月内患有活动性静脉或动脉血栓栓塞性疾病。

（6）严重肝肾功能不全。对于肝肾功能异常的患者，应用绝经激素治疗时推荐经皮途径；若重复测定肝肾功能高于正常值的2~3倍，建议先行内科诊疗。

3.绝经激素治疗的慎用情况

（1）子宫肌瘤。

（2）子宫内膜异位症及子宫腺肌病。

（3）有子宫内膜增生病史。

（4）有血栓形成倾向。

（5）胆石症。

（6）免疫系统疾病（系统性红斑狼疮、类风湿关节炎）。

（7）乳腺良性疾病及乳腺癌家族史。

（8）癫痫、偏头痛、哮喘。

（9）血卟啉病、耳硬化症。

四、生命全周期避孕方法的选择

无怀孕计划的夫妇，应在医生的指导下，知情选择并积极采取适宜的避孕措施，减少意外妊娠和流产的发生，保护生育能力。避孕的原理：①抑制精子、卵子的产生。②抑制精子和卵子的相遇。③干扰宫腔的环境，不利于精子生存，或不适宜受精卵着床和发育。理想的避孕方法应符合安全、有效、简便、经济的原则，对性生活及性生理无不良影响，为男女双方均能接受并乐意持久使用的。目前常用的女性避孕方法有宫内节育器、药物避孕等，妇女可根据自身特点（包括身体、婚姻状况等）选择合适的、安全有效的避孕方法。女性各期避孕方法的选择建议如下。

（一）新婚期避孕

新婚夫妇应选择使用方便、不影响生育的避孕方法。具体措施如下。

（1）婚后短期无生育计划者，可选短效口服避孕药，或使用避孕套及外用避孕栓、避孕膜等屏障避孕方法，不推荐使用安全期和体外排精避孕法。

（2）婚后长期无生育计划者，建议首选高效、长效、可逆的避孕方法，如皮下埋植避孕剂和避孕针。如能坚持每天服药，短效口服避孕药的避孕效果也十分理想。

（3）婚后不准备生育或要求长期避孕者，可选用宫内节育器、皮下埋植避孕剂、避孕针和短效口服避孕药，还可进行节育手术。患不宜生育的疾病者，原则上应采取长效避孕或绝育措施。

（4）未落实避孕措施或避孕失败（如避孕套破损或滑脱在阴道内）者，可立即采用紧急避孕措施。紧急避孕方法包括：无保护性交后72小时内服用紧急避孕药，有长期避孕计划者也可以在5天内放置宫内节育器。口服紧急避孕药仅是一种临时性的补救措施，切不可作为常规的避孕方法。

（二）哺乳期避孕

哺乳期避孕的原则为不影响乳汁质量及婴儿健康。哺乳期根据产后不同时期慎重选择避孕方式。哺乳期可放置宫内节育器；由于阴道较干燥，不适用避孕药膜。雌、孕激素药或避孕针以及安全期避孕是哺乳期不宜使用的避孕方法。

（三）生育后期避孕

生育后期避孕的原则为选择长效、可逆、安全、可靠的避孕方法，减少非意愿妊娠进行手术带来的痛苦及并发症。各种避孕方法（宫内节育器、皮下埋植避孕剂、口服避孕药、避孕针、避孕套等）均适用于生育后期，根据个人身体状况进行选择即可。对某种避孕方法有禁忌证者，则不宜使用此种方法。已生育两孩或以上的妇女，可采用绝育术。

（四）绝经过渡期避孕

绝经过渡期避孕的原则为坚持避孕，选择以外用避孕为主的避孕方法。绝经过渡期女性可选用避孕套避孕。原来使用宫内节育器无不良反应者可继续使用，至绝经后1年内取出。绝经过渡期阴道分泌物较少，不宜选择避孕药膜避孕，可选用避孕栓、凝胶剂。

第二节　女性常见疾病的认识与防治

一、常见妇科炎症

（一）阴道炎

正常育龄期妇女阴道内约有200种微生物，其中95%为阴道常居菌，5%为条件致病菌，与机体已形成相互依存、相互协调又相互制约的统一。这种统一使阴道微生态处于动态平衡状态，平衡则健康，失衡则致病。常见的阴道炎有假丝酵母菌感染所致的外阴阴道假丝酵母菌病，也就是常说的霉菌性阴道炎；

厌氧菌大量繁殖所致的细菌性阴道病；需氧菌大量繁殖所致的需氧菌性阴道炎；阴道毛滴虫感染所致的滴虫性阴道炎；阴道内微生态优势菌过度增殖导致阴道鳞状上皮细胞溶解、破裂而引起的细胞溶解性阴道病。上述炎症都可能引起外阴不适，分泌物异常。因为致病原因不同，治疗方法也不同。因此患有阴道炎不能自行购药，需要评价微生态环境、识别感染类型，通过抗病原体、抗乳杆菌增殖等方法进行治疗，恢复微生态，减少炎症复发。

（二）宫颈炎

宫颈炎包括急性宫颈炎和慢性宫颈炎。

急性宫颈炎患者可见宫颈局部充血、水肿，上皮变性坏死，黏膜及黏膜下组织腺体周围见大量中性粒细胞浸润，腺腔中可出现脓性分泌物。急性宫颈炎可由多种病原体引起，也可由物理因素、化学因素刺激或机械性宫颈损伤或宫颈异物伴发感染所致。常见病原体为淋病奈瑟菌和衣原体，可使用抗菌药物治疗，性伴侣也应做相应检查和治疗。

慢性宫颈炎多为急性宫颈炎没有被根治而诱发引起的。另外，流产、分娩及手术过程中损伤宫颈，也可使病原体侵入宫颈而诱发此病。慢性宫颈炎的主要病原体包括葡萄球菌、链球菌、大肠埃希杆菌以及厌氧菌。慢性宫颈炎主要症状包括阴道分泌物增多、呈现黏稠状或者夹杂血丝，同时伴有下腹坠痛及腰酸等。治疗慢性宫颈炎多使用药物治疗、免疫疗法等方法。

（三）盆腔炎性疾病

盆腔炎性疾病指女性上生殖道的一组感染性疾病，主要包括子宫内膜炎、子宫肌炎、输卵管炎、输卵管积脓、输卵管卵巢脓肿等。炎症可限于一个部位，也可同时累及盆腔多个部位。盆腔炎性疾病多发生在性活跃的育龄期妇女。盆腔炎性疾病若未能得到及时、彻底的治疗，可导致盆腔炎性疾病后遗症，包括不孕、异位妊娠、慢性盆腔炎、炎症反复发作等。其主要治疗方法为使用抗菌药物，亦可辅以中药治疗，必要时进行手术治疗。

二、子宫肌瘤

子宫肌瘤是子宫平滑肌组织增生而形成的良性肿瘤，是女性最常见的良性肿瘤。子宫肌瘤的发病率难以准确统计，育龄期妇女的患病率约为25%。按肌瘤生长部位分为宫体肌瘤和宫颈肌瘤；按肌瘤与子宫壁的关系分为肌壁间肌瘤、黏膜下肌瘤、浆膜下肌瘤（阔韧带肌瘤）。根据年龄、大小、部位、有无症状、有无生育要求或是否妊娠等因素综合考虑治疗方法，包括非手术治疗、手术治疗。

三、子宫内膜异位症

子宫内膜组织（腺体和间质）出现在子宫体外的情况，称为子宫内膜异位症，简称内异症。内异症是育龄期妇女的多发病、常见病。内异症病变广泛，形态多样，极具侵袭性和复发性，具有性激素依赖的特点，是导致痛经、不孕症和慢性盆腔痛的主要原因之一。其治疗方式包括观察等待、药物治疗、手术治疗。患者需要积极配合医生，做自己的健康管理责任人，最终实现内异症的长期管理。

四、卵巢囊肿

大多数卵巢囊肿是良性的，其诊断方法包括B超、磁共振成像（MRI）、肿瘤标志物检测等。医生根据患者年龄、囊肿大小、囊肿持续时间、对侧卵巢情况等给予治疗建议，包括观察等待、药物治疗、手术治疗。

五、盆底功能障碍性疾病

盆底功能障碍性疾病包括盆腔器官脱垂、尿失禁或尿潴留、大便失禁或便秘、性功能障碍、慢性盆腔痛等。医生会通过了解病史、专科检查（如盆底肌检查）、疼痛评估、体态评估、骨盆评估、辅助检查（包括B超、MRI、残余尿检测、尿动力检查等），明确诊断后给出治疗方案。治疗方法包括保持健康的生活方式、盆底肌训练、腹式呼吸、手法治疗、盆底康复治疗、子宫托治疗、心理保健、药物治疗、手术治疗等。

六、月经紊乱

月经紊乱在医学上称异常子宫出血，是妇科临床常见的病症，指与正常月经的周期、经期持续时间、出血量等任何一项不符合的源自子宫腔的异常出血。

（一）经期

正常者经期应小于7天，多数人为4~5天。若平时月经很正常，无原因突然出现经期缩短至1~2天，应考虑是否有月经紊乱。

（二）月经周期

月经周期一般为28天，偶尔提前或延后时间不超过7天者仍可视为正常，故正常的月经周期不少于21天，也不超过35天。月经周期的长短因人而异，但应该有规律性。

（三）经量

经量是指经期排出的血量，一般总量为20~60 mL。由于个人的体质、年龄、气候、地区和生活条件的不同，经量有时略有增减，均属正常生理范畴。可以通过评分判断月经量是否正常。

（1）根据每张卫生巾的血染程度的不同，给予不同的评分：

轻度（1分）：血染面积<整张卫生巾的1/3；

中度（5分）：血染面积占整张卫生巾的1/3~3/5；

重度（20分）：血染面积基本为整张卫生巾。

根据每张卫生巾的评分、卫生巾数量，算出总分。总分>100分，则为经量过多（多于80 mL）；总分<25分，则为经量过少（少于20 mL）。

（2）根据血块大小的评估：

<1元硬币者为小血块，评分1分；

>1元硬币者为大血块，评分5分。

（四）月经紊乱的原因

月经紊乱的原因有很多，可能是功能性原因，也可能是器质性原因。功能性因素主要是神经内分泌失调，如精神心理疾病或过度紧张等。育龄期女性常见致月经紊乱的器质性病变是子宫肌瘤和子宫内膜息肉。此外，过度运动、服用避孕药等药物也可能影响月经。

（五）日常调理方法

（1）锻炼：运动有益于健康，能促进身体血液循环，改善月经紊乱，但月经期禁止剧烈运动。

（2）饮食：不良饮食习惯会影响长期的健康状况，对月经也会有影响。饮食上应注意补充铁、维生素C和维生素D等。

（3）压力管理：巨大的压力会影响生活质量，使人容易出现健康问题，包括月经紊乱，应适当释放压力。

（4）体重管理：超重或过瘦都会影响月经周期，应维持健康的体重。

（六）月经紊乱的药物治疗

不同年龄段、不同原因的月经紊乱患者应采用不同的治疗方法：短效口服避孕药除了调整月经外，还可以改善高雄激素血症症状，缓解痛经，减少经量等；也可以选择中医中药治疗。不管采用哪一种治疗方法，都应到正规医院接受评估。

七、多囊卵巢综合征

（一）定义

多囊卵巢综合征是育龄期妇女常见的一种以高雄激素血症和高胰岛素血症为主要特征的内分泌代谢紊乱性疾病。多囊卵巢综合征发病率高，我国育龄期妇女患病率为5.6%。多囊卵巢综合征临床上表现为月经不规律、肥胖、高脂血症、高雄激素化的各种表现（最常见的表现是痤疮和多毛，还可伴黑棘皮征、女性雄激素性脱发、声音低沉等），以及囊状卵泡、胰岛素抵抗和不孕等。

（二）诊断标准

育龄期多囊卵巢综合征诊断标准：①稀发排卵或无排卵。②高雄激素血症的临床表现和/或高雄激素血症。③多囊卵巢改变。符合上述其中2条并排除其他引起排卵障碍的疾病（包括甲状腺功能异常、卵巢功能早衰、下丘脑-垂体闭经、高催乳素血症等），以及引起高雄激素血症的疾病（包括库欣综合征、非典型肾上腺生殖综合征、分泌雄激素的内分泌肿瘤等），即可诊断。如果患者已出现高雄激素血症和稀发排卵或无排卵，超声检查不是一项必需检查项目。

青春期多囊卵巢综合征诊断标准：多囊卵巢综合征在月经初潮8年内的女性中较为常见，此期不建议根据超声检查多囊卵巢来诊断多囊卵巢综合征。诊断青春期多囊卵巢综合征的必要条件是高雄激素血症和/或高雄激素血症相关临床表现、月经不规律及排卵障碍，但应排除其他导致排卵障碍及雄激素过多的疾病。

（三）治疗方法

多囊卵巢综合征的治疗方案应根据患者的治疗诉求和生育状况、症状及严重程度、病因等情况决定。对于临床症状或体征已得到缓解的患者，仍应关注远期风险，建议开展多学科合作，制订系统的长期管理规划，不要擅自用药，也无须过度担心。减轻体重、生活方式干预是一线治疗方案。

1.无生育要求患者的治疗方法

（1）基础治疗。国内外指南所提倡的多囊卵巢综合征患者的基础治疗均为生活方式干预，包括合理运动、饮食控制和行为干预等多元化策略。减轻体重对肥胖型多囊卵巢综合征的治疗效果已得到有效验证，体重减轻5%~10%后，患者排卵障碍、月经周期紊乱、胰岛素抵抗均可得到改善。须注意，减重也应循序渐进，一般以6个月完成减重目标为宜。若以预防体重增加并维持健康为目标，建议进行中等强度运动，每周至少150分钟；身体素质允许者可进行高等强度运动，每周至少75分钟。这些运动应包括每周至少2天的非连续的增强肌肉力量的活动。推荐青春期女性进行中等至高等强度的体能运动，每天至少60分钟，每周至少进行3次增强肌肉力量的活动。

（2）调整月经周期。①短效口服避孕药治疗：肥胖、有吸烟史或高血压、糖尿病、凝血功能异常的多囊卵巢综合征患者应慎用。②孕激素治疗：对于BMI＞30及围绝经期的多囊卵巢综合征患者，可优先周期性应用孕激素治疗或使用左炔诺孕酮宫内缓释系统。③雌孕激素周期序贯治疗：适用于少数由内源性雌激素不足致子宫内膜薄的多囊卵巢综合征患者。④中医中药治疗：依据临床辨证分型，使用相应中药或中成药治疗。

（3）心理因素调整。心理因素调整包括关注心理健康状况，增强沟通交流，积极引导，必要时转至心理医学科进一步干预。

（4）长期管理。应对患者进行长期管理，如生活方式干预、代谢预防，对相关并发症进行定期复查，可考虑6个月到1年复查1次，以便及时调整管理策略，将疾病治疗与并发症预防相结合。

2. 有生育要求患者的治疗方法

多囊卵巢综合征是无排卵不孕症最常见的原因。多囊卵巢综合征引起的内膜异常还可能影响胚胎着床，因此在以上治疗方式的基础上，建议所有多囊卵巢综合征患者孕前充分进行风险因素评估并予以干预，以提高生育能力，促进健康生育。必要时进行促排卵，可以采用中西医联合治疗促排卵。多囊卵巢综合征患者妊娠后，应纳入高危妊娠范畴。多囊卵巢综合征患者产后应加强远期糖尿病及高血压的筛查与随访，注意产后避孕及内分泌代谢紊乱的纠正，预防远期并发症的发生，加强子代健康随访。

八、复发性流产

复发性流产是指育龄期女性经历3次及3次以上的自发流产。2022年，中华医学会妇产科分会产科学组复发性流产诊治专家建议将与同一伴侣连续发生2次或2次以上在妊娠28周之前的妊娠丢失定义为复发性流产。

（一）复发性流产的原因

（1）染色体异常：包括胚胎染色体异常和夫妻染色体异常。

（2）子宫相关疾病：如子宫肌瘤、子宫内膜异位症、宫颈松弛等。

（3）内分泌相关疾病：如甲状腺功能异常、多囊卵巢综合征等。

（4）免疫系统相关疾病：如自身免疫性疾病等。

（5）不良生活方式：如吸烟、酗酒、精神压力过大、营养不良等。

（二）复发性流产的治疗方法

（1）对因治疗：如针对染色体异常、子宫相关疾病、内分泌相关疾病、免

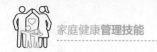

疫系统相关疾病等进行治疗。

（2）调整生活方式：戒烟、戒酒、保持心情舒畅、合理饮食、适当运动等都可以降低复发性流产的风险。

（3）心理治疗：为孕妇提供心理支持，降低其焦虑和紧张情绪。

九、宫颈癌

（一）宫颈癌的高危因素

宫颈癌是发生于宫颈上皮组织的恶性肿瘤，高危型HPV持续感染是导致宫颈癌的主要原因。宫颈癌早期常常没有明显症状，随着病情进展，逐渐出现阴道不规则出血、阴道排液等症状。宫颈癌主要致病因素为高危型HPV持续感染，其他高危因素还包括：①有宫颈癌疾病家族史。②性生活过早。③过早生育（18岁以前）。④正在接受免疫抑制剂治疗。⑤多个性伴侣或其性伴侣有多个性伴侣。⑥HIV感染。⑦患有其他性传播疾病。⑧吸烟、吸毒者等。

（二）宫颈癌的一级预防

1. 接种HPV疫苗

接种HPV疫苗是预防宫颈癌及癌前病变最有效的手段。9~45岁女性均可接种HPV疫苗，越早接种，保护效果越好，其中9~15岁女性是重点人群。我国目前有进口和国产的二价疫苗以及进口的四价疫苗和九价疫苗。二价疫苗可用于预防高危型HPV16型、HPV18型感染，可预防由HPV16型、HPV18型引起的宫颈癌及高级别癌前病变。四价疫苗可预防高危型HPV16型、HPV18型和低危型HPV6型、HPV11型感染。九价疫苗可预防高危型HPV16型、HPV18型、HPV31型、HPV33型、HPV45型、HPV52型、HPV58型和低危型HPV6型、HPV11型感染，对所含型别HPV所致宫颈癌及癌前病变的预防的有效性在98%以上。目前我国部分省（市）已启动适龄女性的HPV免费接种或补助接种项目。

2. 提倡健康生活方式

日常生活中女性应通过合理膳食、规律运动、调节情绪等增加机体免疫力；树立自我保护意识，正确使用避孕套，避免不安全性行为，以防止HPV感染。

（三）宫颈癌的筛查

妇女应定期接受宫颈癌筛查，在发现癌前病变时及时治疗可以阻止病情向宫颈癌发展。适龄女性每3~5年进行一次宫颈癌筛查。无论是否接种HPV疫苗，均需定期接受宫颈癌筛查。可以采用细胞学和/或HPV检查，结果异常应遵医嘱进一步检查，病理检查结果是选择治疗方式的依据。

2009年开始实施农村两癌检查项目，2021年12月31日，国家卫生健康委员会办公厅印发了《宫颈癌筛查工作方案》《乳腺癌筛查工作方案》。国家两癌检查服务对象为35~64周岁妇女，优先保障农村妇女、城镇低保妇女。宫颈癌筛查流程如下。

1. 宫颈细胞学检查

宫颈细胞学检查流程图见图10-1。

2. 高危型HPV检测

高危型HPV检测流程图见图10-2。

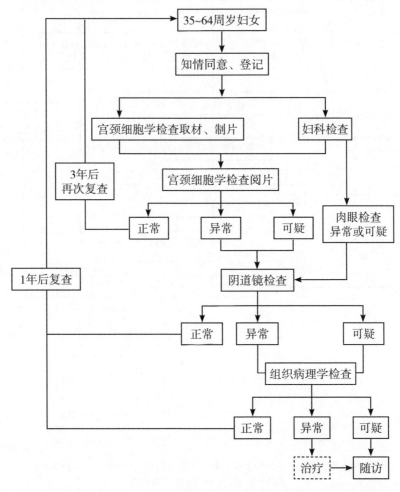

（资料来源：国家卫生健康委员会办公厅印发的《宫颈癌筛查工作方案》）

图10-1　宫颈细胞学检查流程图

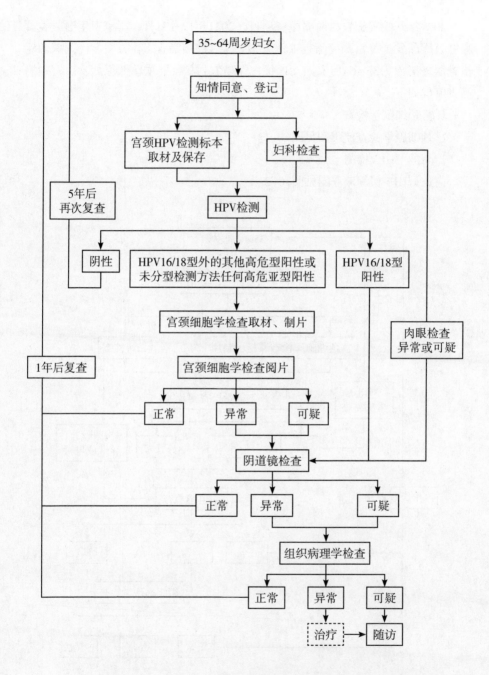

（资料来源：国家卫生健康委员会办公厅印发的《宫颈癌筛查工作方案》）

图10-2 高危型HPV检测流程图

（四）宫颈癌的治疗

确诊宫颈癌后，要积极寻求专业医生的帮助。医生会根据患者的年龄、病理类型、临床分期、身体状况以及生育需求等因素制定个体化治疗方案。常见的治疗方法包括手术治疗、放疗、化疗、靶向治疗和免疫治疗等。手术治疗是早期宫颈癌的首选治疗方法。对于中晚期患者，放疗和化疗是不可或缺的治疗手段，可以缩小肿瘤、缓解症状、提高生活质量。近年来，靶向治疗和免疫治疗在宫颈癌治疗中也取得了显著进展，为晚期或复发患者提供了新的治疗选择。宫颈癌治疗后的康复管理和随访同样重要。在康复期间，患者需要保持良好的生活习惯和心态，避免过度劳累和情绪波动。同时，需要进行定期的复查和随访，及时发现并处理可能出现的并发症和复发情况。对于年轻患者，在保证治疗效果的前提下会尽可能保留其生育功能，对于老年患者，需要关注其生活质量，减轻治疗带来的副作用和并发症。

十、乳腺癌

乳腺癌是发生在乳腺上皮（导管或小叶上皮）组织的恶性肿瘤。近年来，乳腺癌的发病率呈现出逐年增加的趋势。2020年，世界卫生组织全球癌症报告显示，乳腺癌已成为威胁女性健康的第一大恶性肿瘤。2020年，我国女性新发乳腺癌约42万人，占女性新发癌症总人数的19.9%。乳腺癌发病率因多种因素而异，包括地域、年龄、遗传、生殖状况、激素水平、生活方式以及环境因素等。

（一）乳腺癌的高危因素

虽然乳腺癌的确切病因尚未完全明确，但已有研究表明，不良生活方式、遗传、环境因素等与乳腺癌的发病风险密切相关。例如，长期的心理压力、不健康的饮食习惯、缺乏锻炼、肥胖、长期暴露于电离辐射和不良环境、基因突变、激素水平紊乱、乳腺良性疾病史等，都可能增加乳腺癌的发病风险。

（二）乳腺癌的症状

乳腺癌患者可见血性或褐色的乳头溢液、乳头糜烂、双侧乳晕大小不对称、乳房皮肤呈橘皮样改变、单侧腋窝淋巴结肿大、乳腺疼痛（隐痛、胀痛、刺痛）等，女性要学会识别，若有异常，尽早到乳腺科做进一步的检查。

（三）乳腺癌的一级预防

1.建立健康的生活方式

保持积极的心态，避免长期心理应激；做到生活有规律，保证充足的睡眠；适度锻炼，提高身体素质；合理营养，避免高脂肪、高能量、高盐的饮食，多食用富含纤维素的谷类、蔬菜及豆类，保持健康的体重。通过建立健康的生活方式增强机体的免疫力，减少乳腺癌的发生。

2. 加强环境管理

尽量避免接触电离辐射和有害化学物质；选择绿色、环保的家居和日用品，减少有害物质的暴露。

3. 慎用外源性雌激素

勿长期、大量食用雌激素含量高的食物或药物，如避孕药等；勿长期大量食用同一类保健品（特别是推荐功效为美白、保持年轻的保健品）。

4. 积极治疗良性乳腺疾病

良性乳腺疾病是一个非常重要却容易被大家忽略的乳腺癌危险因素。乳腺囊肿、普通型中度增生或活跃导管增生、纤维腺瘤、导管内乳头状瘤、硬化性腺病等良性疾病史的患者，乳腺癌发病风险增加，需要到乳腺专科评估、积极治疗，即使良性病变已手术切除，也需要定期复查随访。有乳腺小叶或导管不典型增生的患者，乳腺癌发病风险会显著增加，需要引起重视。

（四）乳腺癌的检查

1. 乳腺自我检查和临床乳腺检查

乳腺自我检查是女性定期自行进行的乳腺触诊，可提高乳腺癌的早期发现率。临床乳腺检查是由已接受专业培训的医生对无症状女性进行乳腺触诊的检查手段。乳腺自我检查有利于增强女性乳房保健意识，女性应掌握正确的乳腺自我检查方法，包括视、触、挤压等方法，发现异常，应及时到乳腺专科做进一步检查，从而有利于早期发现乳腺癌。

2. 乳腺钼靶检查

钼靶检查是乳腺癌早期诊断最常用的方法，大量的临床试验证实其应用于乳腺癌早期筛查可降低乳腺癌死亡率。但它对致密型乳腺病灶遗漏率偏高。目前一般建议40岁以上女性每1~2年接受一次钼靶检查。

3. 乳腺超声检查

乳腺超声检查因其简便易行、无创无痛以及经济实惠的特性，在乳腺疾病的诊断中占据了重要地位。它能够清晰展现乳腺肿块的形态结构、内部回声特征以及血流供应情况，为医生提供了丰富的诊断信息。特别是在乳腺癌的早期诊断中，超声检查已成为不可或缺的一种检查手段，尤其对于乳腺腺体较为致密的女性而言，其诊断价值更为突出。

4. 组织病理学检查的诊断方法

组织病理学检查在诊断乳腺癌方面有着无可替代的地位，被誉为乳腺癌诊断的"金标准"。目前，乳腺癌的病理学诊断主要包括细针穿刺抽吸细胞学检查、空芯针穿刺活检以及传统的手术活检。空芯针穿刺活检可取得足够组织标本进行组织病理学检查，而且能区分原位癌和浸润癌，敏感性和特异性均为80%~100%。

5.乳腺影像报告和数据系统

乳腺影像报告和数据系统（BI-RADS）是美国放射学会制定的乳腺影像诊断规范，目前在临床上已得到广泛应用。BI-RADS分类评估是对影像综合评估后给出的乳腺恶性肿瘤的危险性的诊断，有助于规范影像学诊断专业术语的应用和临床对乳腺病灶的处理，通过精准应用BI-RADS分类，我们能够更准确地评估乳腺病变的性质和恶性风险，从而为患者提供个性化的诊疗建议和治疗方案。BI-RADS评估分类如下。

1）评估的不完全性

当评估被视为不完全时，我们将其归类为BI-RADS 0类。这意味着需要借助其他影像学检查手段来进一步评估乳腺情况，以获取更全面的信息。

2）评估的完全性

在评估完全的情况下，我们根据乳腺病变的特点和可能性，将其细分为以下几个类别。

（1）BI-RADS 1类：表示阴性结果，即乳腺内无异常发现，无须进一步关注或处理。

（2）BI-RADS 2类：代表良性发现，乳腺内的病变或异常结构总体上没有恶性病灶的征象，通常无须特殊处理，但建议定期随访观察。

（3）BI-RADS 3类：可能是良性发现，尽管存在一定的不确定性，但这一级别的恶性概率极低，通常为0~2%。对于此类病变，建议进行3~6个月的短期随访，以观察其变化情况。

（4）BI-RADS 4类：此类别表示乳腺内存在可疑异常，恶性概率范围较广，从2%~95%不等。根据病变的恶性可能性大小，进一步细分为4A类、4B类和4C类。对于此类病变，临床通常建议进行手术活检以明确诊断。

（5）BI-RADS 5类：高度怀疑恶性病变，此类病变的恶性概率极高，通常≥95%。在此情况下，临床需要采取适当的措施，如手术治疗或进一步评估，以确保患者得到及时有效的治疗。

（6）BI-RADS 6类：经过活检已确诊为恶性病变，即乳腺癌。这一分类为患者提供了明确的诊断结果，为后续治疗方案的制定提供了重要依据。

（五）乳腺癌的筛查模式

目前有关乳腺癌的筛查主要包括以下三种模式：基于钼靶的筛查模式，钼靶和彩超联合或交替的筛查模式，基于彩超的乳腺癌筛查模式。我国女性乳腺癌发病年龄较小、乳腺腺体较西方女性致密，钼靶检查容易漏诊，目前女性乳腺癌筛查是采用基于彩超适当补充钼靶检查的筛查方案，如图10-3。

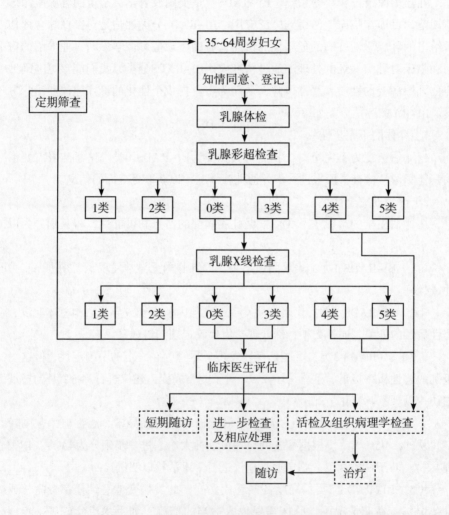

（资料来源：国家卫生健康委员会办公厅印发的《乳腺癌筛查工作方案》）

10-3　乳腺癌筛查流程图

（六）乳腺癌的治疗

当确诊乳腺癌后，要到乳腺专科积极寻求治疗。在制定治疗方案时，医生会综合考虑患者的年龄、病理类型、分期、分子分型以及身体状况等因素选择个体化治疗方案。目前，乳腺癌的治疗手段主要包括手术治疗、放疗、化疗、内分泌治疗和靶向治疗等。对于早期乳腺癌患者，手术是首选治疗手段；对于中晚期患者，则需要采用综合治疗手段，以达到最佳治疗效果。在接受治疗后，需要定期进行复查，以便及时发现并处理可能出现的并发症和复发情况。同时，保持良好的心态和积极的生活态度对康复至关重要。家人和社会的支持也是患者康复过程中不可或缺的力量。

（梁开如、叶林、刘姣、蒋璐吉）

第十一章

家庭综合健康管理

第一节 健康体检及其报告的解读

一、健康体检的好处及最佳频率

健康体检是通过医学的手段和方法对受检者进行身体检查，是以了解受检者健康状况、早期发现疾病和健康隐患为目的的诊疗行为。良好的健康管理以及定期体检，有助于维护人体健康和预防疾病。

（一）健康体检的好处

（1）预防疾病：定期健康体检可以让受检者了解自己的健康状况，从生活方式和致病原因上发现影响健康的因素，采取预防和干预措施，实现预防疾病的目的。

（2）早期发现疾病：定期健康体检可以帮助医生及时发现受检者的早期疾病，包括早期肿瘤、糖尿病、心脑血管疾病等，从而及早进行有效的治疗。

（3）提高生命质量：定期健康体检，可了解受检者的健康状态，以采取最佳方式和强度，提高免疫和抗病能力，提高生命质量。

（4）减少医疗成本：定期健康体检可以帮助受检者早期发现疾病，避免疾病恶化导致高额医疗费用，从而减少医疗成本。

（二）健康体检的最佳频率

1947年美国医药协会首次提出了"健康体检"的概念，并建议35岁以上的健康人每年做一次全面的身体检查。

健康体检的频率和很多因素有关，如受检者年龄、职业以及有无基础疾病等因素。业内普遍认为，应该根据受检者的身体情况确定体检频率。如果做一般性的职业健康体检，一年做一次较为适宜；健康状况良好的青年，每两年体检一次或一年一次；对于患有高血压、冠心病、糖尿病和肿瘤等慢性病或有家族疾病史的人群，至少每年体检一次；中老年人，特别是60岁以上的老年人，一年做两次体检较为适宜。

二、健康体检的项目

（一）一般检查

一般检查包括检查身高、体重、BMI、腰围、臀围、腰臀比、血压等。

（二）科室检查

科室检查包括内科及病史采集、外科、眼科、耳鼻喉科、口腔科以及已婚妇女的妇科检查。

（三）实验室检查

1. 基本项目

（1）常规检查：包括血常规、尿常规、粪便常规等的检查。

（2）生化检查：包括肝功能、肾功能、血脂、血糖、尿酸等的检查。

（3）细胞学检查：包括宫颈细胞学检查等。

2. 备选项目

（1）心脑血管疾病风险筛查：包括同型半胱氨酸检查、超敏C反应蛋白检查、血清载脂蛋白测定、血清乳酸脱氢酶及其同工酶检查、血清肌酸激酶及其同工酶检查、肌红蛋白检查、肌钙蛋白检查、血黏度检查、血小板聚集试验等。

（2）糖尿病风险筛查：空腹血糖测定、餐后2小时血糖测定、口服葡萄糖耐量试验、糖化血红蛋白测定、糖化白蛋白测定、胰岛素测定、C肽测定、尿糖测定、尿酮体测定、尿微量白蛋白测定等。

（3）慢性肾病风险筛查：尿蛋白测定、血清肌酐测定。

（4）恶性肿瘤风险筛查：癌胚抗原检查、神经元特异性烯醇化酶检查、鳞状上皮细胞癌抗原检查、细胞角蛋白21-1检查、糖类抗原（CA）检查、甲胎蛋白检查、前列腺特异性抗原检查、液基薄层细胞学检查、HPV检查、幽门螺杆菌检查等。

（四）影像学检查

影像学检查包括心电图检查、超声检查、X线检查、胸部CT平扫、MRI、正电子发射计算机断层显像/计算机体层成像（PET/CT）等。

（五）其他检查

其他检查包括碳13/碳14呼气试验、肺通气功能检测、无创动脉硬化检测、人体成分分析、肝纤维化测定、心理体检等。

三、健康体检的注意事项

（一）饮食、排尿及用药注意事项

（1）体检前一天不要饮酒，晚餐后禁食，24点以后禁饮，尽量不排晨尿。

（2）体检前2~3天饮食应以清淡为主，不饮酒，不吃高脂及油炸性食物。

（3）空腹检查项目（如血常规、腹部彩超、碳13/碳14呼气试验、肝纤维化测定、PET/CT等）完毕后方可进食。

（4）做子宫（含附件）、膀胱、前列腺彩超检查者，尽可能不排晨尿。如已排尿或尿量偏少者，在彩超医生指导下可少量饮清水至膀胱充盈后检查。已婚女性做阴道彩超需排空膀胱。

（5）糖尿病患者在空腹检查项目完成后、进餐前应口服降糖药或注射胰岛素，心脏病、高血压、哮喘等受检者应正常按时服药，可饮少许白开水服药，不擅自停药。

（二）女性及备孕人群注意事项

（1）女性受检者（限已婚女性）做妇科常规检查前应排空小便。月经期间勿做妇科及尿液检查，待经期完毕3~5天再行补检。

（2）女性受检者（限已婚女性）做妇科检查前一天勿行房事，前一周勿经阴道用药或使用栓剂，勿行阴道冲洗。

（3）备孕男女、已怀孕妇女及哺乳期妇女，勿做X线检查、CT、骨密度测定、碳13/碳14呼气试验、肝纤维化测定等，孕妇不做MRI。

（三）其他注意事项

（1）使用植入性医疗器械（如植入性心脏起搏器）的患者不做肝纤维化测定、MRI；安置心脏起搏器、心脏支架者勿做人体成分分析。

（2）碳13/碳14呼气试验要求受检者一个月内未服用抗生素类药物，无呕吐及腹泻症状，未行胃部切除手术，2周内未服用质子泵抑制剂。

（3）佩戴隐形眼镜者，请改戴框架眼镜受检，以便检测视力、眼压和行眼底照相。

（4）体检当日不穿过于复杂的服装，女性不穿连裤袜、塑身衣。放射科检查时不佩戴金属饰物，女性尽量穿没有钢圈的胸衣。

（5）体检前一日避免剧烈运动，保证7~8小时的充足睡眠时间。

四、体检报告的解读

（一）一般检查

一般检查是体检中最基础的检查项目，通过检测身高、体重、BMI、腰臀

比、血压等，不仅可以评估生长情况，还能反映身体健康状况。

（1）根据BMI值可判断体重情况：BMI＜18.5为体重过低，18.5≤BMI＜24.0为正常体重，24.0≤BMI＜28.0为超重，BMI≥28.0为肥胖。

（2）正常的腰臀比：男性平均为0.81；女性平均为0.73。

（3）血压：高血压分类标准见表11-1。

表11-1　高血压分类标准

分类	收缩压/mmHg	舒张压/mmHg
理想血压	＜120和	＜80
正常血压	120~139和	80~84
正常高值	130~139和（或）	85~89
1级（轻度）高血压	140~159和（或）	90~99
2级（中度）高血压	160~179和（或）	100~109
3级（重度）高血压	≥180和（或）	≥110
单纯收缩期高血压	≥140和	＜90
单纯舒张期高血压	＜140和	≥90

注：若收缩压、舒张压分属不同等级，则以较高的分级为准。

无创动脉硬化检测、肺通气功能检测、人体成分分析、健康风险评估、动态血压等都需要一般检查的数据作为其基础数据，否则，无法科学、精准地得出检查结果。一般检查对健康检查和疾病诊断有着不可估量的作用，不能随意弃检。

（二）科室检查

1. 内科及病史采集

内科检查是健康体检的基础，医生根据丰富的临床经验对身体早期病变进行筛查。病史的完整性和准确性对疾病的诊断和处理有很大的影响，受检者一定要充分重视。

2. 妇科检查

女性内生殖器官有卵巢、输卵管、子宫和阴道，许多妇科疾病都发生在这些部位。常规妇科检查包括对外阴，阴道，宫颈，子宫的大小、形态、位置以及附件（卵巢、输卵管）的检查。

（1）液基薄层细胞学检查是目前广泛筛查宫颈癌最简便有效的诊断方法，通过采集宫颈细胞样本并进行制片，观察细胞的形态和结构，以发现异常细胞或可疑的恶性细胞。液基薄层细胞学检查报告的结果解读分为两种方式，即分级诊断及描述性诊断两种。目前临床多用描述性诊断：①未见上皮内病变细胞和恶性细胞，表示宫颈细胞正常，无须特殊处理。②上皮细胞异常，表示宫颈存在病变，包括非典型鳞状细胞、低级别鳞状上皮内病变、高级别鳞状上皮内病变、鳞状细胞癌等。

（2）HPV是一种球形DNA病毒，能特异性地引起人体皮肤黏膜的鳞状上皮增殖，可导致多种良、恶性病变。有研究显示，99.7%的宫颈癌都与HPV感染有关。HPV检测可用于宫颈癌高危人群筛查，阳性反映HPV存在，且可判断出感染的病毒型别，为临床诊断宫颈癌提供参考。①低危型：包括HPV6、11、42、43、44型等，通常与非癌性疾病相关，如生殖器疣（尖锐湿疣），很少会导致肿瘤。②高危型：包括HPV16、18、31、33、35、39、45、51、52、56、58、59、68型等，其中HPV16型、HPV18型与宫颈癌关系最为密切。

（三）实验室检查

实验室检查包括常规检查、生化检查、细胞学检查三个部分。血液检查占实验室检查的绝大部分，此外，还包括大小便、痰液及其他分泌物检查。在体检报告上会以"↑"和"↓"分别表示相应指标的升高和降低，下面是对造成这些指标升高或降低的原因的解读。

1.血常规

血常规是通过观察血细胞的数量变化及形态分布判断血液状况及疾病的检查。

（1）红细胞计数、血红蛋白升高常见于真性红细胞增多症、肺源性心脏病、先天性心脏病、严重脱水、严重烧伤等；降低多为贫血的表现。

（2）血小板计数升高多见于急性感染、急性大失血、急性溶血、出血性血小板增多症、慢性粒细胞性白血病等；降低提示可能存在急性白血病、再生障碍性贫血、血小板减少性紫癜、脾功能亢进、放射性损伤等。

（3）白细胞计数升高多见于炎症，若明显升高并伴有发热、出血、贫血等症状，应警惕白血病；降低多见于再生障碍性贫血、脾功能亢进、肝硬化、某些传染病等。

2.血脂检查

血脂含量反映人体脂类代谢的情况。

（1）甘油三酯升高提示血栓形成的可能性增大，会促使动脉粥样硬化的形成与发展，是动脉粥样硬化的危险因子，还多见于冠心病、糖尿病、阻塞性黄疸、胰腺炎；降低多见于甲状腺功能亢进、重症肝损害、消化不良等。

（2）总胆固醇升高见于动脉粥样硬化、肾病综合征、慢性肾小球肾炎等；降低见于严重贫血、急性感染、营养不良等。

（3）高密度脂蛋白胆固醇被称为"好胆固醇"，增高通常被认为是一种好的现象，有助于降低冠心病、动脉粥样硬化发生的风险；如果高密度脂蛋白胆固醇水平降低，意味着身体可能没有足够的"好胆固醇"来清除血液中的"坏胆固醇"，从而会增加心血管疾病的风险。

（4）低密度脂蛋白胆固醇被称为"坏胆固醇"，在血液中过多时，可以在动脉壁上形成斑块，导致动脉粥样硬化，是冠心病发病的主要原因。低密度脂蛋白胆固醇水平在推荐范围通常被认为是有益的。

3. 肝功能检查

肝功能检查目的在于检查肝脏有无疾病、肝脏损害程度，以及查明肝病原因、判断预后和鉴别黄疸的病因等。

（1）总胆红素和直接胆红素升高，可能存在肝细胞损伤（如肝炎、肝硬化、胆道阻塞）或溶血性黄疸；胆红素水平降低，在临床上意义不大。

（2）丙氨酸氨基转移酶（ALT）升高常见于肝炎、脂肪肝、药物或酒精引起的肝损伤。ALT降低在临床上意义不大。

（3）门冬氨酸氨基转移酶（AST）升高也提示肝脏损伤，但其也存在于心脏、肌肉等其他组织中，因此需与ALT一同解读。AST降低通常不具有临床意义。

（4）碱性磷酸酶（ALP）升高见于肝外胆道阻塞、肝硬化或肝癌，在儿童和青春期，由于骨骼生长，ALP水平自然高于成人；ALP降低比较少见，且通常不具有临床意义。

4. 肾功能检查

肾功能是指肾脏排泄体内代谢废物，维持机体钠、钾、钙等电解质的稳定及酸碱平衡的功能。

（1）尿酸升高常见于痛风、肾炎、肾结核等；尿酸降低见于复合肾小管转运缺陷病、肢端肥大症以及重型肝病等。

（2）血清肌酐升高常见于各种原因引起的急、慢性肾小球肾炎；降低常见于婴幼儿及肌肉萎缩患者。

（3）血清尿素升高常见于肾功能不全、急性肾小球肾炎、尿路结石、水肿、脱水等；降低常见于营养不良、严重肝病。

5. 血糖测定

血糖是指血液中葡萄糖的含量。它是评估糖代谢功能的重要指标，可用于筛查、诊断和监测糖尿病、低血糖症等多种糖代谢异常疾病。空腹血糖是最常规的体检项目之一，是目前诊断糖尿病的主要依据，也是判断糖尿病病情和控制程度的主要指标。

（1）空腹血糖偏高：通常是由糖尿病、饮食习惯不健康（如高糖饮食）、缺乏运动、超重或肥胖、妊娠、甲状腺功能亢进等原因引起。

（2）空腹血糖偏低：通常是由饥饿、过度运动、过量饮酒、过量使用胰岛素或降糖药等原因引起。

6. 尿常规检查

尿常规可以反映泌尿系统的许多疾病，如尿路感染、尿路结石、尿路肿瘤等。当尿常规结果出现异常，应及时在医生的指导下做更进一步的专科检查，如彩超、CT等来明确诊断。

（1）红细胞升高：即尿中出现红细胞，可能是泌尿系统感染、肾结石、肾炎或泌尿系统肿瘤引起的，也可由女性经期或经后期留取标本时污染所致。

（2）白细胞升高：表明尿中有白细胞，通常是泌尿系统感染（如膀胱炎或肾盂肾炎）的迹象。

（3）尿蛋白阳性：见于肾盂肾炎、肾损伤或其他肾脏疾病。偶尔的轻微升高可能是剧烈运动、发热等因素引起。

7. 肿瘤标志物测定

肿瘤标志物是指肿瘤发生、增殖、转移或复发过程中，因恶性肿瘤细胞相关基因表达或机体对肿瘤发生反应而异常变化的一类物质。特别强调，肿瘤标志物轻度升高并不能说明患有肿瘤，只能用于肿瘤的辅助诊断，一些良性疾病和状态也可能造成肿瘤标志物升高，所以，不能单凭某项肿瘤标志物升高就诊断患有肿瘤，更不能确定是哪一种肿瘤，还需要进一步检查。

（1）甲胎蛋白升高：主要与肝癌相关，也可在睾丸癌和某些类型的卵巢癌中升高。此外，急性和慢性肝病，也可能导致甲胎蛋白升高。

（2）癌胚抗原升高：常与结肠癌相关，也可以在胰腺癌、乳腺癌、肺癌等肿瘤中升高。此外，炎症性肠病、肝病和吸烟，也可以导致癌胚抗原升高。

（3）糖类抗原125（CA125）升高：主要见于卵巢癌，也可见于子宫内膜癌、宫颈癌、乳腺癌和肺癌。此外，月经期、盆腔炎症性疾病和肝病，也可导致CA125升高。

（4）糖类抗原15-3（CA15-3）升高：通常见于乳腺癌，也可见于肺癌、结肠癌、宫颈癌等。此外，乳房良性疾病也可能导致CA15-3升高。

（5）糖类抗原19-9（CA19-9）升高：CA19-9是迄今报道的对胰腺癌敏感

性最高的标志物，也可在胆管癌、胃癌和结肠癌中观察到CA19-9升高。此外，急性胰腺炎、胆囊炎、肝炎等也会导致CA19-9不同程度地升高。

（6）前列腺特异性抗原升高：通常与前列腺癌相关，但也有因良性前列腺增生或前列腺炎而出现前列腺特异性抗原升高的情况。

（四）影像学检查

1.腹部超声检查

1）肝脏超声检查

（1）脂肪肝：是指各种原因或疾病所引起的肝脏内的脂肪大量堆积，以肝细胞脂肪变为基本病理特征的疾病，它不属于一种独立的疾病。其原因不同，临床症状也不相同，程度也不一致。轻者无任何症状，长期发展会引起肝细胞缺血坏死，从而诱发肝纤维化和肝硬化等多种严重肝病；也可诱发或加重高血压、冠心病。脂肪肝属可逆性病变，早期诊断并及时治疗常可恢复正常，主要措施是科学合理饮食、适量运动、戒酒、谨慎使用药物、定期体检和随访等。彩超示肝脏前场回声增强，后场回声衰减，肝内管道结构不清楚。

（2）肝囊肿：是一种良性疾病。患者没有任何不适症状，通常在体检中发现。应动态观察，定期体检和随访。彩超示肝内圆形或椭圆形的低回声区，囊壁为菲薄的高回声带，囊壁光整，囊肿后方回声增强。

（3）肝血管瘤：是最常见的肝脏良性瘤体，因其多数无症状和不适感，一般均在体检时发现，应定期体检和随访。B超表现为边界清晰的低回声占位伴后方不明显的回声增强效应，不随体位改变而移动。

2）胆囊超声检查

（1）胆囊息肉：早期一般没有什么症状，有的患者会感到右肋下不适，常在体检中发现，需要做手术治疗；较小的息肉可定期观察和随访。B超表现为胆囊壁向腔内凸起的高回声，后方无声影。

（2）胆结石：胆结石的发生与生活习惯有关，通常认为运动不足、不吃早餐、肥胖等是诱发胆结石的原因。胆囊具有浓缩胆汁、储存胆汁以及排空食物的作用，若在体检时发现无症状的胆结石且不影响胆囊功能时，建议暂不处理，可定期复查，随访过程中，若病情进展到了胆囊切除的指征，应积极考虑接受外科手术治疗。超声表现为强回声光团，其后方伴有声影，随体位改变而移位。

3）胰腺/脾脏超声检查

（1）胰腺：超声检查可检查出胰腺炎、胰腺囊肿、胰腺癌等胰腺疾病。

（2）脾脏：是人体最大的淋巴器官，主要功能为储血、造血、清除衰老红细胞、进行免疫应答。弥漫性脾肿大常见于急慢性感染、各种血液病、充血性心力衰竭及肝硬化门静脉高压症等。

4）肾脏超声检查

（1）肾结石：肾结石是一种常见的泌尿系统疾病，一些不良的生活习惯和代谢性疾病是导致肾结石形成的主要原因，包括高动物蛋白饮食、饮水不足、肥胖（尤其是腹型肥胖）、2型糖尿病或糖代谢异常、血脂异常及高血压等因素。肾结石可能存在于肾脏内部或移动到尿路其他部位，如输尿管、膀胱和尿道，可能导致剧烈疼痛和其他症状。超声表现为肾盂内可见一个或数个强回声光点，其后方伴有声影。

（2）肾囊肿：肾囊肿是一种良性疾病。一般指单纯性肾囊肿，是肾脏疾病中一种比较常见的良性病变，可以简单理解为"一包水"，囊肿里面为比较稀薄的液体。随着年龄的增长，发生率增加。患者通常没有任何不舒服的感觉。单纯性肾囊肿患者基本上不用采取药物治疗，每年体检时注意复查即可。特殊肾囊肿，如多个分隔的囊肿且囊液透声差，需要警惕并到专科就诊。

5）子宫、附件超声检查

（1）子宫肌瘤：是女性最常见的一种生殖器良性肿瘤。多无症状，少数表现为阴道出血，腹部可触及肿物，患者有压迫症状。如发生蒂扭转或其他情况时可引起疼痛。以多发性子宫肌瘤常见，子宫肌瘤好发于卵巢功能较旺盛的30~45岁的妇女，50岁以后，由于卵巢功能明显衰退，肌瘤大多自行缩小。建议定期复查，如肌瘤明显增大，可考虑手术治疗。超声示子宫肌层、浆膜层或者黏膜下有回声较均匀的结节，边界清楚，绝大部分呈圆形。

（2）卵巢囊肿：卵巢囊肿分为生理性的和病理性的。生理性卵巢囊肿与月经周期有关，在超声检查时看着像"囊肿"，会随着月经周期自行消失，不用紧张；病理性卵巢囊肿大部分情况下是良性的，只有很小一部分是恶性的，多见于绝经后新出现的卵巢囊肿。卵巢囊肿的病因通常为排卵或怀孕、畸胎瘤、多囊卵巢综合征、子宫内膜异位症。

6）前列腺超声检查

（1）前列腺增生：超声表现为前列腺体积增大，部分患者前列腺会突入膀胱内。临床上表现为尿频、尿急、夜间小便次数增多和排尿费力，并可导致泌尿系统感染、膀胱结石和血尿等并发症。需要到专科就诊，采用药物、理疗、手术等方式治疗。要避免长时间憋尿，减少久坐，保持大便通畅，限酒，如出现排尿费力、排尿不畅等症状，及时就医。

（2）前列腺癌：前列腺癌是一种隐匿性疾病，它在早期往往没有明显的症状，且这个"早期"往往会持续数年甚至数十年的时间。一般病程呈缓慢进展，癌细胞生长时会使前列腺体肥大而挤压尿道，引起排尿困难，晚期可引起膀胱颈口梗阻和远处转移等症状。超声检查可帮助寻找可疑病灶，初步判断肿瘤大小。如果确诊为前列腺癌，要根据不同的风险分级来选择合适的治疗方案。

2. 心电图检查

心电图检查对慢性缺血性心脏病、急性冠脉综合征、心包炎、心肌炎等心血管疾病以及心律失常等有确诊价值，在心脏结构异常、电解质紊乱等的诊断中也具有重要的辅助诊断价值。

（1）窦性心律：心脏的节律来源于窦房结，是正常心律的表现。

（2）心率过快（窦性心动过速）：在静息状态下，成年人正常心率范围为60~100次/分，当心率大于100次/分，医学上称之为窦性心动过速。心率超过100次/分，可能由运动、焦虑、发热等生理原因引起，也可能是心脏或其他系统疾病的表现。

（3）心率过慢（窦性心动过缓）：心率低于60次/分，可能是窦房结功能减退或其他病理情况的表现。

（4）心房颤动：心电图上表现为大小、形态不一，无规律的颤动波，提示心房不以正常的节律收缩。心房颤动的发生与年龄和基础疾病有关，常发生于器质性心脏病患者。

（5）心房扑动：心电图显示心房呈快速且规律的活动，通常心房率较快，为250~350次/分。患者可出现低血压、头晕、心悸、心绞痛，甚至心源性休克，需要医学干预与治疗。

（6）室性期前收缩：室性期前收缩是希氏束分支以下异位起搏点提前产生的心室激动，危险程度需要根据室性期前收缩的类型以及器质性心脏病的严重程度来判断，它可以使患者出现不适症状，比如乏力、眩晕、心悸、胸闷、呼吸困难等。建议及时到医院进行相关检查，查明具体情况，选择对应的方法治疗。

（7）心房或心室肥大：心房或心室肥大是器质性心脏病的常见后果，当达到一定程度时可表现在心电图上。治疗心房或心室肥大需明确病因，针对不同病因采取不同的治疗方法。

（8）ST段抬高或压低：ST段抬高，提示可能存在急性心肌梗死、心肌炎、心包炎等；ST段压低，提示可能存在典型心绞痛、心肌缺血。

（9）T波倒置：可能提示有心肌缺血、心肌梗死或其他心脏疾病。

诊断疾病不能单纯靠心电图，还需要结合患者的相关症状、病史、高危因素以及实验室检查，还要关注心电图的动态改变。如果症状比较明显，且有心电图的变化，提示心脏病的概率大大提高，要及时到医院做进一步检查，明确诊断。

3. 胸部CT平扫

CT是当今肺部检查中最常用、最方便、最安全的方法之一。CT检查可以清晰地看到肺部组织的具体情况，比如肺结节、肿瘤、炎症病灶以及钙化灶、纤维化灶等病理改变，还有肋骨和胸椎骨折的情况。

（1）正常胸部CT：没有发现明显的病理变化，表明检查范围内的胸部器官和结构未见异常。

（2）肺结节：肺结节是胸部影像上各种大小、边缘清楚或模糊、直径≤3 cm的局灶性类圆形致密影。肺结节可能是良性的（如炎症后遗症、肉芽肿等），也可能是恶性的（如早期肺癌），需要根据结节的大小、形状、边缘特征和增长速度等因素进行评估。肺结节不等于肺癌或早期肺癌，不必过度焦虑和惊慌，但对肺结节置之不理也是不可取的，发现肺结节后应带上详细的影像资料到医院就诊。

（3）肺部感染：表现为肺实质的密度增加，可能伴有空洞形成。常见的原因包括细菌、病毒或真菌感染。

（4）肺纤维化：是成纤维细胞增殖及细胞外基质沉积并伴有炎性损伤的一种终末期肺病病理变化，一旦CT提示有肺纤维化的可能，应该到医院的呼吸科就诊，让专科医生进行综合检查，做到早诊断、早治疗。

（5）胸腔积液：液体在胸腔内积聚，可能由心力衰竭、肺炎、胸膜肿瘤或其他疾病引起。在CT图像上表现为胸腔内有液体密度影。

（6）肺血栓栓塞症：由血栓阻塞肺动脉导致，可能引起胸痛、呼吸困难等症状。CT肺血管造影（CTPA）是诊断肺血栓栓塞症的标准方法，但在常规胸部CT平扫中也可能发现相关征象。对高度怀疑肺血栓栓塞症或确诊的肺血栓栓塞症患者，应采取严密的医学监护与急救措施。

（7）肺癌：可以表现为肺部的单个或多个结节，伴或不伴有淋巴结肿大、胸膜侵犯等。根据肿瘤的大小、位置和形态特征初步评估良恶性。

（8）纵隔病变：纵隔是位于胸腔中线胸膜囊之间，包含心包、血管、气管、食管等重要结构的区域。CT平扫可辅助诊断纵隔肿瘤（良性或恶性）、纵隔淋巴结肿大等。

（9）胸壁异常：CT平扫可发现胸壁肿瘤、胸壁畸形等。

4.乳腺超声检查

乳腺超声检查具有无创、快捷、重复性强等优点，能清楚地显示乳腺各层软组织及其中肿块的形态、内部结构及相邻组织的改变。医生会根据乳腺超声检查结果得出一个初步结论，国内医院普遍采用BI-RADS分类法对乳腺病变进行评估分类。BI-RADS分类法将乳腺病变分为0~6级，一般来说，类别越高，恶性的可能性越大。

（1）BI-RADS 0类：评估不完全，需进一步评估。

（2）BI-RADS 1类：阴性结果，未发现异常病变，即正常乳腺。

（3）BI-RADS 2类：良性病变，可基本排除恶性。定期复查即可。

（4）BI-RADS 3类：可能是良性病变，恶性的可能性为0~2%。建议短期随访，如连续2~3年稳定，可改为BI-RADS 2类。

（5）BI-RADS 4类：又分为4A、4B、4C类，可疑恶性病变，恶性的可能性为2%~95%，考虑活检。

（6）BI-RADS 5类：高度怀疑恶性，应采取积极的措施。

（7）BI-RADS 6类：已经过活检证实为恶性，但还未进行治疗的病变，应采取积极的治疗措施。

对乳腺增生以及体检中发现的BI-RADS 1~3类乳房结节不要过度恐慌，要坚持乳腺自检，定期体检。如果乳腺超声BI-RADS分类为4类或5类，也不必过于紧张，应及时就医，专科医生会结合病史、触诊、体征等做出综合分析，提供合理的诊疗方案。

5.甲状腺超声检查

甲状腺超声检查是诊断甲状腺疾病的首选方法。

（1）正常甲状腺：超声检查示甲状腺的大小、形态和结构在正常范围内，未发现明显的结节或肿大。甲状腺血流也显示正常。

（2）甲状腺结节：指甲状腺内部出现的局部组织增生，超声检查可以显示其大小、形态、边界以及是否有钙化等特征。大部分甲状腺结节是良性的，但部分结节可能是甲状腺癌的早期表现。医生会根据结节的特征和患者的风险因素来决定是否需要进一步的穿刺活检。

（3）甲状腺肿大（弥漫性或局部肿大）：可能是由碘缺乏、自身免疫性甲状腺病或其他原因所致。超声检查可以帮助评估肿大的范围和性质。

（4）甲状腺炎：超声检查显示甲状腺结构不均匀，可能伴有血流增多。甲状腺炎可能由病毒感染、自身免疫反应等多种因素引起的。不同类型的甲状腺炎有不同的治疗方法。

（5）自身免疫性甲状腺病：超声检查可能显示甲状腺结构不均匀、体积变化（肿大或萎缩）以及血流情况的变化。这类疾病通常需要结合血液学检查（如甲状腺功能检测）来确诊。

第二节　根据身体状况选择医疗资源

一、小病到社区，大病进医院，康复回社区

随着生活水平的提高，越来越多的人在生病的时候首先选择去大医院就诊，如消化不良等肠胃问题，或者感冒以及慢性病复查等。这些现象导致大医院挂号难、看病难等问题尤为突出，而基层或社区医院却门可罗雀。其实，很多疾病在当地的基层医院或者社区就可以解决。2015年，国务院办公厅印发的《关于推进分级诊疗制度建设的指导意见》中指出，到2020年，要逐步形成"基层首诊、双向转诊、急慢分治、上下联动"的分级诊疗模式。

优化分级诊疗制度，促进优质医疗资源下沉，既实现了群众在"家门口"能看病、看好病的期望，又缓解了大医院医疗资源紧张的问题。国家建立了以病种为抓手，常见病、多发病在社区、在基层，疑难重症在大医院诊疗的机制，逐步形成"小病到社区，大病进医院，康复回社区"的就医和康复模式，达到让患者在少跑路、少花钱的前提下，在家门口就能够获得高质量的医疗服务。

社区卫生服务中心是集预防、保健、康复、健康教育等为一体的基层卫生服务机构。很多社区卫生服务中心同时开设门诊、住院、家庭病床等服务功能，其环境并不比三甲医院差，费用也比大医院低。一般的常见病、多发病可在社区卫生服务中心治疗，大病则转向二级及以上的大医院，在大医院确诊的慢性病的后续治疗和手术后的康复则可转回社区卫生服务中心，这样既方便，又可节省患者的医疗费用。

基层首诊的优势主要体现在三个方面。一是报销比例不同，社区卫生服务中心的报销比例明显高于二级及以上医院。二是居民参保人员起付线不同，社区卫生服务中心起付线明显低于二级及以上医院的起付线，且用药大多数是国家集采药品，百姓的就医费用相对低廉。三是挂号省时省心、看病排队时间较短，非常方便。

目前，区域间社区医疗水平发展不平衡，部分地区社区医疗水平与居民的

期望仍存在较大差距，需要多方面加强基层医疗卫生体系建设。一是加大资金支持，持续投入更多资金用于基层医疗机构的建设和升级。二是提升基层医生的专业水平，加强对基层医生特别是全科医生的培训和教育，推动更多专家资源下沉基层，让基层医生有更多学习和提升的机会。三是加强医疗信息化建设，实现医疗数据与公共卫生数据、基层医疗机构与上级医院信息的互联互通。四是建立完善的医疗服务体系，将基层医疗机构与上级医院的合作向纵深推进，实现"基层首诊、双向转诊、急慢分治、上下联动"分级诊疗模式。五是加强监管和评估，促进基层医疗机构健康发展。

二、专科医院和综合医院的区别

专科医院是指专门治疗某一类疾病的医院，如妇产医院、儿童医院、口腔医院、眼科医院、传染病医院、精神病医院、肿瘤医院等。相对来说，专科医院在某一领域有特长，一般处于地方先进水平。

综合医院各类科室齐全，能够为患者提供更加充沛的医疗资源，各专科均有比较强的实力。综合医院设施完备，可满足不同年龄层、不同类型患者的诊疗需求，能够应对多种疾病的诊断与治疗。

综合医院急诊救治能力普遍较强，专科医院则在专科领域的救治方面相对权威，更具有针对性。专科医院和综合医院并不分谁更强、谁更弱，而是要根据患者的需求做出合理的选择。

三、线上与线下就诊的问题

（一）建议线上问诊的情况

（1）慢性病的管理："不紧急、情况不复杂"的疾病或健康相关问题都可以线上问诊。适合线上问诊的疾病，主要是慢性病，如糖尿病、高血压、高脂血症、哮喘、慢性支气管炎等。在线下首诊进行检验、检查后，或是住院治疗完成后准备出院时，医生都会嘱咐患者定时复诊。有时候复诊，医生其实只需要简单了解一下患者最近的病情，再制订后续的用药计划，并不是每次都需要体检和做检查，这种情况就可以线上复诊。

（2）体检报告解读：体检结束后拿着一堆报告，却不知道怎么看时，受检者可以通过线上问诊，医生能够全面解读体检报告，对各项数值进行分析，并给出专业的意见，帮助受检者了解自己的健康状况。

（3）了解更多日常健康问题：比如儿童补钙的时间，预防龋齿的方法，儿童挑食的解决措施，可以线上问诊。

（4）心理咨询：可以足不出户问诊许多非常有经验的心理咨询师、心理治疗师。

（二）线上问诊的优点

（1）线上问诊可以缓解大医院看病难的问题。随着互联网技术的不断发展，越来越多的医院和医生开始提供在线问诊服务，许多患者可以避免因挂不到号而排队等待的情况，从而缓解看病难的问题。

（2）线上问诊节省了患者的时间和精力。在传统的看病模式下，患者需要到医院排队、挂号、等待叫号就诊，非常耗时耗力。线上问诊可以让患者在家中或者办公室等地轻松就诊，不需要花费过多的时间和精力。

（三）不适合线上问诊的情况

（1）急危重症：比如骨折、心绞痛、大面积受伤、脑卒中、药物中毒等不适合线上就诊，建议尽快前往医院就诊。

（2）首诊且需要做体格检查的病症：比如淋巴结肿大、胸腔积液、腹部包块、腹水等。

（3）需要开具精麻毒类、特殊管理要求的药品的疾病。国家卫生健康委员会与国家中医药管理局于2018年7月印发的《互联网医院管理办法（试行）》第二十条规定：不得在互联网上开具麻醉药品、精神类药品处方以及其他用药风险较高、有其他特殊管理规定的药品处方。

四、什么情况需要拨打120

（一）需要拨打120的情况

（1）突发疾病：如患者出现昏迷、胸痛、呼吸困难、抽搐等急危重症的表现。

（2）意外伤害：因车祸、生活意外事件或刑事案件等原因导致的严重伤害。

（3）突发事件：发生火灾、溺水、触电、中毒、地震、踩踏伤等灾难事故时。

（4）其他各种突发因素导致生命健康出现重大威胁，需要医疗帮助时。

（二）拨打120的注意事项

拨打120，必须"说三做四"，这样才能为患者赢得急救黄金时间，使患者得到快速、有效的救治。

1．"说三"

（1）说地址：第一时间将大到社区名，中到街道名，小到小区及门牌号报给120调度员，如果不知道自己身处何方，可以将目之所及的路牌、公交车站、大型建筑物等作为参照物，尽可能详尽描述。

（2）说病情：说清楚患者需要急救的情况；当遇到外伤时，可按照"何时+何因+何部位+何情况"的顺序描述病情，如"10分钟前出车祸，患者后脑袋流了大量的血"；当遇到非外伤时，描述的顺序则变成"何部位+何情况+持续多久"，如"胸口疼了10分钟"。

（3）说电话：当医务人员兜兜转转找不到患者时，这时，呼救者的电话能帮助准确定位，应说出可用于联系的电话，不主动挂断电话，需要等120调度员给出指令。

2."做四"

（1）保持电话畅通：用于拨打120的电话要保持畅通。

（2）安排人员接应救护车：尽可能立即派人到约定地点候车，见到救护车后挥手示意，带领医务人员前往患者家中或事故现场。

（3）准备好物品：如果是服药等致中毒的患者，要把可疑的药品带上；如果是断肢的患者，要带上离断的肢体。

（4）时刻关注病情进展：在等待救护车时，如果患者突然倒地不省人事，现场人员可及时采取急救措施。

第三节　如何预防及应对过敏

过敏是指人体接触某些物质后发生的过度免疫反应。过敏在生活中无处不见，从新生儿到老年人的各个年龄阶段都可能发生，小到吃了某种食物后口唇轻微红肿，大到发生严重的过敏性休克。常见的过敏性疾病有荨麻疹、花粉症、食物过敏、过敏性皮炎、过敏性结膜炎、过敏性鼻炎、过敏性哮喘和过敏性休克等，一旦发生过敏症状，均会不同程度地影响人们的正常生活和身体健康。

一、几种常见的过敏原

（一）吸入性过敏原

（1）花粉：花粉是最早被发现的过敏原，它作为过敏原具有地域性和季节性的特点，且与花粉种类有关，能引起皮肤过敏的花粉目前已知多达数百种。

（2）霉菌：是最主要的空气过敏原，沿海、热带或潮湿地区，霉菌容易滋生。

（3）尘螨：是室内灰尘中过敏原的最主要来源之一。过敏原主要存在于螨体及其代谢产物中，大部分的儿童哮喘源于尘螨过敏。尘螨主要寄生在地毯、布艺家具、窗帘、床垫、枕头和被褥中以人体脱落的皮屑为食，并在温暖、潮湿的环境中繁殖。

（4）动物毛屑：有皮毛的动物尤其是狗和猫，可以致使过敏发作。过敏原主要来自动物的皮脂腺分泌物、脱落的皮屑等。

（二）接触性过敏原

接触性过敏原如洗发水、洗洁精、冷热空气、紫外线、辐射、化纤用品、塑料、金属饰品等。

（三）食物性过敏原

常见食物性过敏原有鱼、虾、蛋、牛奶、花生、大豆、酒精等。

（四）药物性过敏原

常见药物性过敏原有抗菌药物、疫苗、异种血清等。

（五）有毒物质过敏原

常见职业性过敏原有油漆、颜料等。

二、预防过敏的方法

（1）避免接触过敏原。对于容易发生过敏的人群，应尽量在生活中远离过敏原。有条件的情况下，建议到医院进行专门的过敏原检测，目前主要有皮肤点刺试验、斑贴试验、特异性IgE测定等手段，医生会为患者选择合适的检查来判断其对哪些物质过敏，从而在生活上尽量远离，避免接触。对于实在无法避免的过敏原，比如灰尘、花粉、紫外线，应做好预防措施，如出门佩戴口罩、眼镜及使用遮阳伞，回家后立即脱掉外衣，更换家居服，清洗双手及口鼻，日常做好室内清洁。容易对食物过敏的患者，对于从未食用过的食物要谨慎对待，不吃或少量尝试，随身常备抗过敏药物。容易对药物过敏的患者，就医时应主动向医务人员说明对什么药物过敏，在医生的指导下合理选择药物。

（2）注意正确的饮食习惯。在生活中，对于容易引起过敏的食物最好禁食，日常多吃清淡、易消化的食物，多吃蔬菜和水果以补充身体所需的营养物质，特别是维生素C的补充，它是天然的抗组胺物。

（3）注意保持良好的生活状态，加强体育锻炼。拥有一个良好的体质可以防止过敏性疾病的发生，应保持规律的作息与充足的睡眠，加强体育锻炼，以提高身体的免疫力，避免过敏的发生。

（4）保持舒适的生活环境。室内湿度控制在50%~60%，注意保暖，避免冷空气诱发过敏性哮喘。定期清洁、消毒地面，开窗通风。床上用品勤换洗、勤晾晒，尽量减少室内的花卉摆放，不养宠物，减少室内尘螨和灰尘的出现。对于新装修的房屋，注意选择环保材料家具，装修完的新房最好隔一段时间再居住。

（5）选择合适的护肤品。过敏性体质人群尽量选择天然无刺激性护肤品。更换护肤品牌时，先取少量在耳后皮肤处擦拭，无过敏反应后再使用。

（6）保持良好的心态。快节奏的工作、生活方式，使精神负荷加重，中医认为长期处于压抑的环境、心情长期抑郁，会引起内分泌失调，容易发生过敏性疾病，所以在生活上一定要保持良好的心态，适当地给自己减轻压力。

三、发生过敏后的应对措施

（1）一般治疗：如果患者的过敏原比较明确，那么可通过远离过敏原的方法得到改善。

（2）药物治疗：如果不知道过敏原，或远离过敏原后症状仍未得到改善。可在医生的指导下服用抗组胺类的药物进行治疗，如常见的氯雷他定、西替利嗪片等。①过敏性鼻炎的药物一般包括鼻喷激素、鼻喷抗组胺药、口服用抗组胺药、口服用白三烯受体拮抗剂，必要时需口服激素来进行治疗，一般治疗效果较好。②轻度的皮肤过敏，通常表现为局部红斑、瘙痒，外擦炉甘石洗剂或者冷敷，通常都能减轻过敏的症状。还可以外擦糖皮质激素软膏，也可以选择一些非激素类的抗过敏药膏。如果过敏症状严重，局部有糜烂、水疱、渗液，建议先用生理盐水或硼酸液进行湿敷，待皮疹干燥后再改用乳膏制剂。如果瘙痒明显，可以配合口服抗过敏药物，比如氯雷他定、西替利嗪等。

（3）对于服药后症状仍未改善，甚至出现胸闷、呼吸困难、吞咽困难等症状，要尽快到医院就诊。

第四节　皮肤健康管理

皮肤覆盖人体全身，直接与外界环境接触，是人体最大的器官。人的皮肤面积为1.5~2.0 m^2，占人体体重的5%~8%。作为身体的屏障，皮肤是人体抵御外界有害物质入侵的第一道防线，具有保护、排泄、调节体温、感受外界刺激的功能，是保持机体内环境稳定的重要器官。

健美的皮肤能增加美感，尤其是健美的面部皮肤，更能给人留下美好的印象。

一、健美皮肤的标准

健美皮肤的标准：皮肤颜色红润、有光泽，肤质细腻，皮肤光滑、有弹性，皮肤水分含量充足，水油分泌平衡，无皮肤病，面部皱纹程度与年龄相当，对外界刺激不敏感，对日光反应正常。健美的皮肤还具有保护、感觉、吸收、排泄、调节体温的功能。

二、影响皮肤健康的因素

（1）年龄：人体在中年以后逐渐出现皮肤老化现象，并随着年龄增长而日渐明显。首先，表皮变薄，角质层通透性增加，真皮层结缔组织减少，胶原性物质浓缩变硬且弹性减弱，弹力纤维变性、缩短甚至增厚成团。其次，皮纹加深、皮肤松弛、弹性减弱、皱纹增多，同时皮肤干燥，脱屑。

（2）紫外线：大量研究表明，紫外线是皮肤光老化中最重要的因素。长时间暴露在阳光下，紫外线会刺激皮肤产生大量氧自由基，使皮肤的胶原纤维和弹力纤维受损，进而使皮肤衰老速度加快，更容易出现皱纹、皮肤粗糙以及不规则色素斑等，皮肤也会变得更加敏感。

（3）气候与环境：气候干燥、酷热、寒冷，海水侵蚀或环境污染，易导致皮肤老化。

（4）生活习惯：作息不规律、熬夜、过度疲劳、吸烟、饮水量不足等，会造成身体新陈代谢能力下降、内分泌紊乱，影响黑色素和皮脂腺的代谢，降低表皮层的修复能力，使皮肤变得粗糙、暗黄。

（5）疾病因素：妇科疾病、肝肾疾病、慢性消耗性疾病等易致皮肤老化。

（6）精神因素：过度焦虑、压力大等易致皮肤老化。

（7）内分泌因素：绝经后雌激素水平降低，影响皮肤饱满度和弹性。

（8）营养因素：蛋白质和维生素（如维生素B_2、维生素B_6）缺乏，会导致皮肤粗糙、暗沉。

（9）护理因素：护肤品使用不当，过度剥脱角质，防晒不到位等易致皮肤老化。

三、科学的皮肤健康管理

（1）饮食与皮肤健康：生活中应多摄入富含维生素C、维生素E和抗氧化剂的食物，避免或少食高糖、高脂食物，通过科学饮食减缓皮肤老化的速度。此外，多喝水也是保持皮肤水润、光泽的关键。

（2）睡眠与皮肤健康：睡眠不足会加速皮肤衰老，使皮肤失去弹性，出现暗沉、皱纹。

（3）正确防晒：长时间强烈的紫外线照射不但会导致皮肤干燥、晒伤、色素沉着，还会加速光老化，甚至诱发癌变。平时要注意加强防晒，合理选择物理或化学防晒方式，如戴遮阳帽、戴防晒口罩、穿防晒衣、涂擦防晒霜等。

（4）及时处理皮肤问题：遇到皮肤问题请及时咨询专业医生，尽早科学治疗，以有效避免后遗症，如色素沉着、瘢痕、屏障受损导致的皮肤敏感等。有些慢性皮肤疾病，如银屑病、特应性皮炎、湿疹等，更需要长期科学的管理。

（5）科学管理：为了改善皮肤状态、预防衰老，可以在专业人员的科学指导下选择适合自己的医美项目，有针对性地解决皮肤问题。

皮肤健康管理是一项长期的过程，在这个过程中，需要时刻关注健康，养成良好的生活习惯，从饮食、运动、睡眠、心理调节等各方面做起，不随意听信广告的宣传，不过度医美，遇到问题咨询专业医生，内外兼修，享受美丽人生。

第五节　如何识别和应对身体疼痛

一、了解疼痛

"痛"是一种复杂的主观体验，与疾病的发生、发展及转归有着密切的联系，被列为第五生命体征。《中国疼痛医学发展报告（2020）》显示，我国慢性疼痛患者已超3亿人，且正以每年1 000万~2 000万的速度增长，给患者及家庭带来沉重的负担。疼痛知晓率低、就诊率低、完全缓解率低，负"痛"前行给患者的生存质量带来了很大的影响，已成为继心脑血管疾病、肿瘤之后的第三大健康问题。

二、疼痛的原因

身体疼痛的原因比较多，当身体出现疼痛时，建议及时前往医院就诊，在

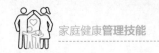

医生的帮助下进行针对性治疗，帮助缓解疼痛症状。

（1）疾病因素：疾病造成的管腔堵塞，组织缺血、缺氧，平滑肌痉挛或过度收缩等均可引起疼痛，如上呼吸道感染、类风湿关节炎、心绞痛等疾病。

（2）温度刺激：过高或过低的温度作用于体表，均会引起组织损伤。受伤的组织释放组胺等化学物质，会刺激神经末梢导致疼痛。

（3）化学刺激：化学物质如强酸、强碱，可直接刺激神经末梢，导致疼痛。

（4）物理损伤：刀切割、针刺、碰撞等，均可使局部组织受损，刺激神经末梢而引起疼痛。

（5）心理及其他因素：当精神紧张、焦虑时，可能会引起神经功能异常，导致身体出现游走性疼痛。

三、疼痛的应对

（1）一般来说，疼痛时间持续3个月以上为慢性疼痛。不管是急性疼痛还是慢性疼痛，都不要一味隐忍。慢性疼痛不是靠忍就能解决的，一定要从一开始就正确认识到疼痛，及时去疼痛科等相关科室就诊。

（2）对于青中年群体来说，很多身体的疼痛其实不需要吃药，可以通过肌肉力量训练进行缓解；有一些疼痛是躯体因素引起的，可以找到病灶；还有一些疼痛，通过与运动医学、骨科、康复科等医生沟通，也能够找到解决疼痛的方法。

（3）姑息疗法。晚期肿瘤患者面临着难以承受的疼痛。对于这种情况，疼痛治疗专家建议，癌痛患者的镇痛原则是优化镇痛、提高患者生活质量、使药物不良反应最小化和避免不恰当的给药。对那些生存时间只有数月乃至几天的患者而言，成瘾问题不应是主要考虑的问题，应尽可能让他们有尊严地度过生命最后的时光。

第六节　家庭常用药物及器材的准备

一、家庭常用药物及器材准备的原则

（1）如果家庭成员没有基础疾病，备药目的是应对生活中的常见病（如感冒、腹泻等），建议选择安全性更高的非处方（OTC）药物。备药时一定先检

查药物外包装（有无破损）、生产日期、有效期等，仔细阅读用药说明书（用药剂量、禁忌证、注意事项）。

（2）家中有慢性病需长期服药的患者，根据医生处方配药，保障未来2周至1个月的用量。

（3）关注老年人和小孩的需求。有老年人的家庭可根据老年人患病情况备药，如准备一些心脑血管疾病用药（硝酸甘油等）、止咳化痰药（止咳糖浆、乙酰半胱氨酸、氨溴索）；有小孩的家庭，应注意选择适宜儿童服用的常用药（糖浆、冲剂、滴剂、混悬液等剂型的药物）。

（4）除了药物以外，一些必要的器材，如体温计、血压计、消毒液、无菌纱布，也应当在考虑范围。

二、家庭常用药物及器材准备的注意事项

（1）备药以常见病用药为主，宜精不宜多，避免重复用药。

（2）定期检查家中药物的有效期，及时清理过期药物。

（3）保留药物包装盒及说明书，根据说明书要求进行储存，非冰箱储存药物，通常建议放置于阴凉、避光处。

（4）儿童与成人用药尽量分开放置，内服和外用药分开放置。建议药箱上锁或放置在儿童不易触及的地方，以免儿童误食。

（5）体温计是测量体温的必备用品。无论是水银体温计还是电子体温计，只要按照正确的使用方法，测量结果一般都准确。对于婴幼儿来说，最好不要使用水银体温计，推荐使用电子体温计。

（6）家里老年人若有心血管疾病，血压计是必备的用品。目前比较常用的是电子血压计及水银血压计。水银血压计测量结果比较准确，但是操作比较复杂。推荐准备袖带式电子血压计，若能正确使用，测量结果也相当准确。

（7）笔形手电主要用于查看眼睛、喉咙、外耳道、口腔等情况时的照明；有时也可以用来检查瞳孔的大小、测验对光反射等。如果家里有人受过专业的医疗培训，效果会更好。此外，手机有时也可以代替手电。

（8）处理或包扎伤口用的器具，如镊子、绷带剪，以及消耗性卫生用品，如消毒纱布、绷带、胶带、创可贴、皮肤消毒液、无菌棉签、无菌手套等，也是家庭药箱中的必备物品。

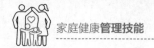

第七节　家庭急救相关知识

在日常生活中，难免会遇到意外伤害或突发疾病，如果不及时妥善处理，往往容易让小伤、小病变成重伤、大病。掌握正确的急救与护理知识，就可以在突发情况下有条不紊、争分夺秒地帮助家人或实施自救。

一、扭伤

（1）急救方法：在扭伤发生的24~48小时，尽量做到每隔一小时用冰袋冷敷一次，每次冷敷半小时。将受伤处用弹性绷带包扎，并将受伤部位垫高。48小时后，可换为热敷，以促进受伤部位的血液循环，达到消肿止痛的作用。

（2）注意事项：不能随意活动受伤的关节，否则容易造成韧带撕裂，恢复起来相对比较困难。如果经过几日的自我治疗和休息之后，患处仍旧疼痛且行动不便，那么有可能是骨折、肌肉拉伤或者韧带断裂，需要立即到医院就医。

二、鼻出血

（1）急救方法：身体微微前倾，并用手指捏住鼻梁下方的软骨部位，持续5~15分钟。如果有条件，可以放一个小冰袋在鼻梁上，能起到迅速止血的作用。

（2）注意事项：禁止用力将头向后仰，这样的姿势会使鼻血流进口中，慌乱中势必还会有一部分血液被吸进气道，可能引起窒息。如果持续20分钟鼻血仍旧止不住，就应该马上到就近医院就诊。如果鼻出血的次数过于频繁且毫无原因，或伴随头痛、耳鸣、视力下降以及眩晕等症状，也务必到医院诊治。

三、烫伤

烫伤分为三度：一度烫伤表现为皮肤发红，有刺痛感；二度烫伤可出现明显的水疱；三度烫伤则会导致皮肤苍白、发凉，痛觉消失。

（1）急救方法：一旦发生烫伤，立即用流动水冲洗或用冷毛巾冷敷被烫部位，如果烫伤面积较大，可将整个身体浸泡在放满冷水的浴缸中。

（2）注意事项：不能采用冰敷的方式治疗烫伤，冰敷会损伤已经破损的皮肤，导致伤口恶化。不要弄破水疱，否则会留下瘢痕。也不要随意将抗生素药膏或油脂涂抹在伤口处，这些黏糊糊的物质很容易沾染脏东西而使伤口感染。

三度烫伤时务必到医院就医。另外，如果患者出现咳嗽、眼睛流泪或者呼吸困难，则需要专业医生的帮助。如果二度烫伤面积大于手掌，也应到医院就诊，专业的处理方式可以避免留下瘢痕且利于更快地恢复。

四、鱼刺卡喉

（1）急救方法：①停止进食。鱼刺卡住喉咙，有些人希望通过继续进食将鱼刺咽下，这种处理方式是错误的，这可能将鱼刺带到更深的地方甚至划破食管。正确的做法是停止进食，保持冷静，避免大声说话或过于激动，以免鱼刺向更深的部位滑动，加重卡喉的程度。②咳嗽。如果发现鱼刺卡在较浅的部位，可以尝试通过咳嗽将鱼刺咳出。在咳嗽时，患者应保持低头的姿势。③使用镊子或异物钳。如果鱼刺位于喉咙深处，通常无法咳出，可以用汤匙或牙刷柄压住患者舌头的前部，在亮光下仔细观察舌根部、扁桃体、咽后壁等，尽可能发现异物，再用镊子或异物钳夹出。

（2）注意事项：如上述方法仍无效，或吞咽后胸骨后疼痛，说明鱼刺在食管内，应当禁食，尽快去医院处理。

五、气道异物梗阻

（1）急救方法：首先要迅速拨打120。在等待救护车的同时，需要采取以下措施。①使用海姆立克急救法，这是用于挽救因气道异物导致窒息的有效手段。操作时施救者站于被救者背后，被救者可以处于直立位或者坐位，施救者双手环抱被救者，右手握拳，拇指顶住患者脐上2 cm到剑突下的腹部正中位置，左手握住右手，向上、向内快速冲击3~5次。通过冲击，被救者的胸腔内压可快速上升，有可能将气道内异物排出，从而挽救窒息。②3岁以下儿童发生气道异物梗阻，通常可以使儿童趴在施救者膝盖上，儿童的头部尽可能下垂，然后施救者用右手快速拍击后背1~5次，帮助儿童将气道内异物排出。③气道异物梗阻的自救措施：将自己的腹部抵在一个硬质物体的光滑边缘，比如桌子边缘，然后用力挤压腹部，让卡在喉咙里的东西弹出来。

（2）注意事项：不要给正在咳嗽的患者喂水或食物。只要发生窒息，都需要迅速拨打120急救。

六、脑出血

（1）急救方法：应记住急救口诀，即"头向侧转，拨打120急救"。将患者平卧于床上，头偏向一侧。由于颅内压升高，此类患者极易发生喷射性呕吐，如不及时清除呕吐物，可能导致脑出血昏迷者因呕吐物堵塞气道窒息而死，因此必须将患者的头转向一侧，这样呕吐物就能流出口腔。家属可用冰袋或冷毛巾敷在患者前额，以利于止血和降低颅内压。然后迅速拨打120，等待救护车的到来。

（2）注意事项：家属要克制情感，切勿为了弄醒患者而大声叫喊或猛烈摇动昏迷者，否则只会导致病情迅速恶化。

七、心搏骤停

心搏骤停指心脏突然停止跳动，大动脉搏动与心音消失，重要器官严重缺血、缺氧，如不及时抢救，会导致生命终止。若呼唤、轻拍患者无回应，压眶上、眶下无反应，即可确定患者已处于昏迷状态。再注意观察患者胸腹部有无起伏，同时触摸颈动脉有无搏动；然后观察瞳孔和皮肤的变化。若意识丧失，呼吸、大动脉搏动消失，瞳孔散大，皮肤发绀，可判定患者心搏骤停。急救措施如下。

（1）心搏骤停的抢救必须争分夺秒，在拨打120急救的同时，进行心肺复苏。

（2）当患者出现心搏骤停时，应该立即进行胸外心脏按压。先使患者仰卧，然后在身体下边垫硬板。施救者双手手指交叉重叠，手指翘起，然后用上半身的力量以掌根垂直按压患者的胸骨中下1/3交界处，应保证胸廓下陷5~6 cm。在按压心脏30次之后，迅速掏出口咽部异物，开放气道后，立即进行两次人工呼吸，确保患者的胸廓有起伏。必要时进行非同步直流电除颤。完成5个循环后，观察患者的瞳孔，若瞳孔缩小（是最灵敏、最有意义的生命征象），颜面、口唇转红润，说明抢救有效。

第八节　用中医养生方法做好家庭保健

中医养生文化是中华优秀传统文化中的重要组成部分，是通过运动、饮食、情志等多方面相结合的方法颐养生命、增强体质、预防疾病，从而达到延年益寿的一种活动。中医养生方法对于一些常见疾病，如糖尿病、高血压、高脂血症、心脏病等的预防与治疗有着独特的疗效。中医养生保健的方法有药养、针灸、拔罐、推拿、气功、食养等。

一、药养

药养指以药物调制进行的养生。可依据个人体质以及病情的具体需要，在医生的指导下选择相应药膳进行调理。药养是中医养生保健最为重要的方法之一，尤其对于亚健康人群，可在确定其临床证型后，选择合适的中药进行调理，这样能很好地起到调和阴阳、益气活血等功效。

二、针灸

针灸历史悠久，是中国古老的一种医学技艺。2010年，联合国教科文组织将"中医针灸"列入"人类非物质文化遗产代表作名录"。据考证，针灸疗法大约产生于距今8 000~4 000年的时期。中医针灸，分为针法和灸法，具有疏通经络、调和阴阳、扶正祛邪（扶持体内的正气并祛除体内的邪气）的功效。多年来，国内外试验表明，针灸能够刺激神经系统分泌内啡肽，作用与吗啡类似，有麻醉、镇痛及调节心血管的功能。针灸除可用于治疗多种疾病外，也常作为中医养生保健的重要手段。对临床上常见的穴位，如足三里、肾俞、关元、气海、三阴交等进行针灸，均具有养生保健的功效。

三、拔罐

拔罐是中医传统技术，它以罐为工具，利用燃烧、抽气等方法排出罐内空气以形成负压，使罐吸附于腧穴或应拔部位的体表，使局部皮肤充血、瘀血，能达到防治疾病的目的。拔罐疗法又名"吸筒疗法"，古称"角法"。拔罐可分为闪罐、走罐、留罐及刺络拔罐等方法。拔罐最早记载于战国时期的《五十二病方》，其中包含使用工具、操作部位、吸拔方法、吸拔时间4个要素，是历史上最早关于利用负压治疗疾病的记载。

拔罐可以产生一种良性刺激，达到行气活血、舒筋通络、消肿止痛、祛风除湿等功效，促使人体恢复正常功能。

拔罐疗法的适应证很广，可以治疗以下病症：感冒、咳嗽、胃脘痛、消化不良等内科疾病；颈椎病、肩周炎、腰椎间盘突出症、腰肌劳损等骨骼肌肉系统疾病；痛经、月经紊乱、乳腺炎等妇科疾病；带状疱疹、湿疹等皮肤疾病；牙痛等五官科疾病。

四、推拿

中医推拿历史悠久，是以中医的脏腑、经络学说为理论基础，结合人体解剖和诊断学基础，运用一定的手法作用于体表的特定部位，起到疏通经络、行气活血、理筋正骨、滑利关节、调整脏腑、增强抗病能力的功效，最终达到预防和治疗疾病目的的一种中医外治法。常见的治疗手法有拿法、捏法、揉法、按法、抖法、扳法等。

中医推拿的适应证比较广，以下情况可以使用或配合使用推拿：偏头痛、前后头痛、三叉神经痛；腰肌劳损、肌肉萎缩；扭伤、关节脱位；肋间神经痛、坐骨神经痛、腰背神经痛；四肢关节痛；面肌痉挛、腓肠肌痉挛；急性或慢性风湿性关节炎、关节强直；神经性呕吐、胃下垂、慢性胃炎、消化不良、习惯性便秘；失眠、遗精、痛经、神经症等。

五、气功

"气功"一词，最早见于1691年胡之玫撰写的《净明宗教录》一书。气功用于强身健体，自古以来未断过。1957年，刘贵珍所著《气功疗法实践》一书提出了"气功疗法"的内涵："气"代表呼吸，"功"就是不断地调整呼吸和姿势的练习。气功的三要素，即调心、调息、调身，是气功界共同的认识。

近年的实践研究发现，用调息、意守等方法，调整呼吸之气，使其缓、细、深、长，可使大脑得以发挥其对机体内部的主导调节作用，使血氧含量增加，促进全身气机的畅通，并加强胃肠消化功能和加快全身物质代谢，达到疏通经络，调和气血，扶正祛邪，强壮身体，调动潜能，开发智力的目的。气功方法多种，比较常见的有放松功、内养功等。

六、食养

早在2 500年前，《黄帝内经》就提出"谷肉果菜，食养尽之……"。它最早论述了合理营养与平衡饮食的理论，强调"五谷为养，五果为助，五畜为益，五菜为充，气味合而服之，以补益精气"。人类在寻找食物的过程中，发现某些食物能增强体质，减少疾病，这些食物由偶然获得变为主动摄取，这就是食养的起源；发现某些食物与症状有关，甚至威胁生命，从而发现了药物和毒物，药食同源的概念也由此衍生。

食养就是用食物养生，指利用食物性、味方面的偏颇特性，依据中医理论和自身体质调整日常饮食，有针对性地用于某些病症的治疗或辅助治疗。做到饮食的宜忌，食养能补充人体所需的营养，使营养趋于平衡，有助于疾病的治疗和身心的康复。

中医养生保健的方法有很多，但均需在专业中医师的指导下进行操作，以免发生意外。

第九节　营造健康的家庭环境

在现代社会中，人们越来越注重健康，而居住环境是影响人们健康的一个重要因素。营造健康的家庭环境可以帮助我们提高生活质量，保护身体健康。

一、保持室内通风

室内的空气质量与我们的健康息息相关。因此，保持室内通风显得尤为重要。建议每天早晨和晚上打开窗户，让新鲜的空气流进来，将室内的污浊空气排出去。如果您家中的空气质量较差，可以考虑使用空气净化器来净化空气。

二、保持室内清洁

保持室内的清洁是非常重要的，应及时清洁地面、墙壁、家具和其他物品，以保持室内的清洁卫生。定期清洗窗户，让阳光照射进室内；处理厨房卫生死角，生、熟砧板分开使用；定期清理冰箱，不食用发霉变质的食品；定期清理卫生间死角，确保下水道通畅、无异味；清理房间卫生死角，保持木地板缝隙、门缝隙清洁、干燥；床垫、被褥、床单、衣物定期清洗、晾晒；床头柜、衣柜等卫生死角经常打扫；如果家中有宠物，要定期清洁宠物的毛发和粪便。

三、使用环保产品

许多传统的清洁产品和家居用品含有有害化学物质，这些物质对人体健康有害。因此，使用环保产品是非常重要的。可以选择使用无害的清洁剂、洗衣液和洗洁精等产品。另外，选择环保的家具和装饰品也是非常重要的。

四、种植绿色植物

绿色植物不仅可以美化室内环境，还可以吸收室内有害气体，减少室内污染物，改善室内空气质量。同时，绿色植物还可以增加室内湿度，使室内更加舒适。一项研究发现，家里或办公室里的植物能让人体感觉更舒适，室内园艺任务降低了参与者的压力反应，研究人员因此得出结论，与植物"合作"可以减轻心理压力。

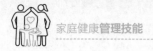

五、控制湿度

室内湿度对我们的健康也非常重要。如果室内湿度过高，容易导致霉菌和细菌滋生，对我们的健康造成威胁。因此，室内湿度最好控制在50%~60%。可以采用除湿器、加湿器或空调来控制室内湿度。

总之，保持室内通风、清洁、使用环保产品、种植绿色植物和控制湿度是创造健康的家庭环境的关键。希望这些方法能帮助您在家中创造健康的居住环境。

（曾忠仪、吴棠、徐一丹、秦小雲）

第十二章

宠物健康管理

宠物已经成为我们生活中不可或缺的一部分，人们对宠物养护知识的需求也在不断增加。虽然宠物医生在宠物健康管理中扮演着重要角色，但宠物主人的作用同样不可小觑。宠物主人是宠物的直接照顾者，他们不仅为宠物提供基本的生活需求，还是宠物健康的第一责任人。宠物主人能否健康地饲养宠物也可能关系到整个家庭的健康状况。因此，宠物主人有必要加强学习宠物养护知识，提高自己的专业素养。本章内容能帮助您养出健康、可爱的宠物，与它们共享美好和谐的生活。

第一节　预防人兽共患病

人兽共患病，指的是脊椎动物和人类之间由共同病原微生物引起自然传播的疾病。这类疾病的传播途径多样，人们可通过直接与受到感染的动物接触，或通过摄取被病原微生物污染的食物和水，或由于与病原微生物所在的环境共存而感染。此外，某些外部媒介生物，如蚊子、蜱虫等，也可能作为传播这些疾病的媒介。了解这些疾病的传播机制对预防和控制人兽共患病至关重要。

一、人兽共患病的常见类型

（一）接触性传播疾病

1. 猫狗癣

猫狗癣是一种由真菌引起的皮肤疾病，它在猫、狗与人之间都能传播。感染此病的主要症状是皮肤异常瘙痒，可能伴有红斑、脱屑等其他皮肤表现。

2. 螨虫感染

螨虫是微小的寄生生物，某些种类如疥螨，可能会在宠物和人之间传播。

它们可能引起皮肤红疹和严重瘙痒。如果发现宠物有疥螨感染，家中的人也应及时进行检查、治疗。

3. 细菌感染

许多宠物，尤其是猫和狗，口腔内可能携带各种细菌，例如支气管败血波氏杆菌、链球菌。宠物抓伤或咬伤人有时会导致这些细菌进入人体，可能导致一系列的临床并发症，如脑膜炎、心内膜炎、败血病关节炎等。

4. 狂犬病

狂犬病是一种由狂犬病毒引起的急性传染病。感染者可能出现咽肌痉挛、恐水怕风、进行性瘫痪等，死亡率极高。需注意，感染狂犬病毒并不会使人模仿狗的叫声或行为。一旦被疑似携带狂犬病毒的动物抓伤或咬伤，应立即到正规医疗机构接受狂犬疫苗注射，24小时内注射为佳，但只要在疾病发作前接种，疫苗仍然有效。对此疾病必须高度重视。

（二）媒介传播疾病

宠物身上的寄生虫，特别是跳蚤和蜱虫，是多种人兽共患病的重要传播媒介。当这些寄生虫咬伤人或动物时，可能会将耶尔森菌、伯氏疏螺旋体和无形体等病原微生物传染给宿主，从而导致各种疾病。

为了有效地预防这类由媒介传播的疾病，建议采取以下措施。

（1）定期为宠物进行驱虫治疗，确保其身上没有跳蚤和蜱虫等寄生虫。

（2）经常检查宠物的皮毛，确保其身上没有任何跳蚤、蜱虫等寄生虫。

（3）保持家庭和宠物生活环境的清洁，并定期消毒。

（4）尽量避免让宠物在易接触跳蚤和蜱虫的环境中活动。

（三）肠源性人兽共患病

1. 弯曲杆菌感染

弯曲杆菌主要是通过摄取被污染的食物，尤其是不洁的生肉而进入宿主体内。此菌感染会导致宠物，如猫、狗出现腹泻症状，并有可能传染给人类。预防措施相对简单，与患病宠物接触后，应及时清洁双手。

2. 猫隐孢子虫感染

猫隐孢子虫感染可导致宠物出现腹泻、厌食和体重下降。人类感染后也可能出现类似腹泻症状。这种病原微生物主要通过水源传播，因此在感染暴发时，对水、食具和居住环境进行彻底消毒是至关重要的。

3. 弓形虫感染

弓形虫是一种对孕妇和胎儿特别危险的寄生虫，可导致孕妇流产、早产、胎儿畸形或其他并发症。然而，此虫在离开猫体后存活时间较短，因此其实际的传播风险相对较低。为了确保安全，可以对猫进行弓形虫抗体免疫胶体金检测或聚合酶链反应（PCR）检测。

4.蛔虫、钩虫及其他肠道寄生虫

这些肠道寄生虫不仅是宠物的常见病因，也能影响到那些不注意卫生的人群。这些寄生虫感染导致的症状从轻微的呕吐和腹泻到重度的失血性贫血或发育迟缓。定期的健康检查和宠物的驱虫治疗可以大大降低感染的风险。

二、人兽共患病的预防

为了确保人兽之间的健康，应采用以下方式来预防潜在的疾病风险。

（1）避免与携带疾病的动物接触，定期对宠物进行健康检查，特别是外出后，检查是否有跳蚤或蜱虫。在户外避免让宠物与其他动物接触。

（2）确保家庭卫生，避免动物与不适当的物品接触，如使用特殊的宠物门或障碍物，确保宠物不能进入厕所。避免宠物接触不卫生的水源，例如马桶水。

（3）维持个人卫生习惯，减少交叉感染的机会；使用肥皂和水清洗双手至少20秒。家中放置洗手液或消毒液，方便快速洗手。

（4）严格区分人类与宠物的餐具，避免交叉使用；定期清洗宠物的餐具。使用标记或不同颜色的餐具来区分人和宠物。

（5）慎重接触不明健康状况的动物，为宠物佩戴项圈，以表示其健康和接种状况。教育家庭成员，特别是孩子，避免与不明健康状况的动物接触。

（6）定期修剪宠物指甲，避免发生抓伤事件；购买宠物专用的指甲剪，或者考虑让专业人员定期来家为宠物修剪指甲。

（7）被宠物抓伤或咬伤立即进行医疗处理。保持伤口清洁，并使用抗菌药膏。关注伤口是否发红、肿胀或有其他感染迹象，如有，应立即就医。

（8）定期为宠物驱虫与免疫，结合专业宠物医生的建议，为宠物制订一个适宜的驱虫与疫苗接种时间表。其中应考虑宠物的种类、年龄、体重、生活环境及其特定的健康需求。使用经认证的驱虫药物和疫苗，确保宠物受到最佳的保护，同时减少不必要的药物副作用。

（9）在每次驱虫或接种疫苗后，及时更新宠物的健康档案，确保其接受全面的预防性护理。

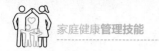

第二节　保持宠物的健康

为了确保宠物的健康和长寿，宠物主人必然希望他们的宠物在身体和情感上都得到最佳的关照。实际上，一个健康的宠物不仅仅是身体状况良好，还包括与主人之间的积极的、健康的互动。

一、身体健康

（一）饮食与营养

为宠物提供健康、营养的食品是维持其健康的前提，可确保它们摄取所需的每日营养。选择没有人造防腐剂和添加剂的宠物食品，并定期更换食物来源以确保营养均衡。对于有特殊饮食需求的宠物，如老年或患病的宠物，应在宠物医生的建议下选择合适的食品。

（二）维持健康体重

体重管理对宠物健康至关重要。定期测宠物体重，并在家中为它们设置一定的活动区域，可考虑提供互动玩具和定期外出散步以增加活动量。

（三）口腔健康

定期为宠物刷牙和进行口腔检查。可为宠物提供能帮助清洁牙齿的饮食和玩具；定期检查口腔，日常生活应注意宠物口腔有无异常的气味或异物。

（四）健康体检

除了常规的疫苗接种，宠物应定期进行全面的身体检查。确保记录每次体检的详细信息，包括血液检测、X线检查或其他任何特殊检查的结果，以供日后参考。

（五）预防性药物治疗

防止肠道和体外寄生虫感染是关键。应按照宠物医生的建议，定期为宠物使用驱虫药和防跳蚤／蜱虫制剂。在户外活动后，应检查宠物，以确保它们没有带回任何寄生虫。

（六）定期美容与护理

宠物美容包括毛发护理、指甲修剪以及耳眼清洁。应选择适合宠物皮肤和毛发类型的洗浴用品。应定期访问专业的宠物美容师有关宠物美容的知识，尤其是对于长毛或需要特殊护理的宠物。

（七）环境安全性

确保家中环境对宠物是安全的。确保家中没有易于摔落的物体，所有有害化学品存放在宠物不能触及的地方。为宠物提供一个安全、温暖且舒适的空间。

二、良好的互动

与宠物健康和愉快的互动是维持其整体健康的关键方面。尽管宠物没有人类那样的自主意识，它们仍然有丰富的情绪和情感波动。与家庭成员的良好互动不仅可以促进宠物的心理健康，还可以有助于他们的身体健康。宠物与其主人之间的深层情感联系可以带来一系列积极的生理和心理效益。例如，与宠物互动可以促进人体大脑中有益化学物质的产生，降低高血压的风险，甚至加速疾病的康复过程。这种互动不仅有益于人类，也有助于宠物，可使宠物感到更加自信和放松。

为了建立和维护这种互惠关系，以下几点策略至关重要。

（一）社会化培养

促进宠物的社会技能可以增强其对新环境的适应能力，减少胆怯或攻击性行为的发生，同时缓解其潜在的情绪紧张。

（二）保证足够的活动

动物本能地喜欢玩耍，这不仅可以提供乐趣，还有助于释放积累的精力和减少攻击等行为问题。多与宠物玩耍可以满足它们的探索和狩猎本能，防止它们沉溺于破坏性行为。

（三）舒适的居住环境

提供一个充满刺激和设置有活动区域的环境可以增强宠物的生活满意度。例如，为猫提供抓板和爬架，为狗提供各种互动玩具和探险活动，这些都可以降低宠物的压力水平和无聊感。

（四）专业训练

专业训练，不仅可以增强宠物的听从性，还可以为其提供一个良好的心理刺激和锻炼机会。这样可以更好地塑造宠物的性格和行为习惯。

综上所述，建立和维护与宠物之间的良好互动，是保持宠物身心健康的一个重要方面，与关注他们的身体健康同样重要。通过实施适当的社交化培养，保证足够的活动，提供舒适的居住环境，以及进行专业训练，可以确保您的宠物不仅健康，还充满幸福。

第三节　如何预防宠物常见的疾病

一、犬瘟热

犬瘟热是致命的犬病之一，感染率仅低于细小病毒感染，但更难以治疗。此病由犬瘟热病毒引起，主要攻击犬的呼吸系统、消化系统、皮肤及神经系统。幼犬及未接种疫苗或抗体不足的犬较易感染此病。

（一）症状

发热、鼻炎、消化系统和呼吸系统严重感染。

（二）防治策略

（1）犬瘟热是高致死率的传染性疾病。一岁内幼犬若出现感冒症状，应立即就医，不能自行药治或延误就医。

（2）犬瘟热早期，应用大剂量犬瘟热病毒单克隆抗体，效果较好，但中后期出现明显症状时，效果较差。

（3）病犬应在隔离条件下进行治疗。

（4）治疗应防止继发感染、保证充足营养。

（5）最好的防范措施是按照指南完成疫苗注射。

二、蛔虫病

在众多影响犬健康的疾病中，由寄生虫引起的病症属于占比较大的病种。寄生虫可分为寄居在宿主体内及体表两种，它们可能导致心脑血管系统、消化和呼吸系统受到损害，严重损害宠物的健康，甚至导致动物死亡。

（一）症状

成年宠物体内若感染蛔虫，其影响往往不突出。然而，若幼犬肠道存在大量蛔虫时，便会因肠道受到激惹引发多种健康问题。被寄生的幼犬身体日趋消瘦，体内黏膜变得苍白，出现食欲减退、呕吐、先腹泻后便秘的症状，还可以看到它们腹部膨胀，出现营养状况恶化和贫血等问题。它们还倾向于啃食泥土和木料等非食品物质，有时甚至会出现似癫痫的痉挛。如果感染严重，可在它们的呕吐物及粪便中发现蛔虫，这也是确诊的依据。

（二）防治策略

（1）定时进行健康检查：幼年期应当每月进行一次检查，成年期则是每季度检查一次。

（2）一旦发现宠物患病的情况，应立即施以驱虫治疗：可服用左旋咪唑，按照每千克体重10 mg剂量口服；或者使用甲苯达唑，同样是每千克体重10 mg，一天2次，连续使用2天；亦可采用噻嘧啶，剂量为每千克体重5~10 mg，口服；或采用枸橼酸哌嗪，以每千克体重100 mg剂量口服。

（3）清洁卫生以及改善饲养环境：必须严格保持环境、食具及食物的清洁。定期清理宠物的排泄物并进行发酵处理，以消除可能导致感染的源头。

三、胃肠炎

（一）病因

胃肠炎在宠物中是一个普遍的问题，可以由多种因素引发，如饮食不当、过度劳累、极端天气、应激、免疫缺陷等。当宠物的免疫系统被这些因素削弱时，它们可能更容易受到疾病的影响。

（二）预防策略

（1）饲喂均衡饮食，避免突然改变食物种类。

（2）避免在夏季的高温下长时间活动或暴晒。

（3）定期清洁食水盆，并确保宠物喝的是清洁的水。

（4）外出时，监控宠物不要随便吃地上的东西。

（5）为宠物提供稳定和安心的生活环境，减少应激。

四、皮肤病

（一）病因

湿热的夏季，尤其适合寄生虫和细菌的生长，这可能导致宠物的皮肤受到感染，引发瘙痒、红肿等症状。

（二）预防策略

（1）定期给宠物洗澡，使用适合宠物的洗护产品。

（2）保持宠物的居住环境干燥、通风和清洁。

（3）避免宠物长时间地暴露在潮湿的环境中。

（4）定期对宠物进行体内外驱虫。

（5）检查宠物的皮肤和毛发，寻找可能的寄生虫或其他迹象。

五、中暑

（一）病因

由于宠物（特别是狗）不能像人类那样通过汗腺散热，所以在高温环境下更容易中暑。

（二）预防策略

（1）在高温时段，避免带宠物长时间外出。

（2）为宠物提供充足的清凉饮水。

（3）确保宠物有一个阴凉和通风的地方休息。

（4）注意观察宠物的行为，如烦躁、喘气过快等，应立即采取措施为其降温。

（5）若发现宠物出现中暑症状，立即采取降温措施，并尽快送医。

总之，为了确保宠物的健康，定期的体检和及时的咨询是非常重要的。当您对宠物的行为或健康状况有任何疑虑时，应立即寻求专业建议。

第四节　宠物健康管理技巧

一、宠物疫苗接种

宠物疫苗接种对其健康至关重要，它能够防止宠物感染各种传染病，确保它们健康成长。接种疫苗的过程和时间可能因地区、疫苗类型和宠物的健康状况而异。以下是为宠物接种疫苗的基本要求。

（一）选择合格的宠物医生和医院

确保选择一个有良好声誉的医院和合格的宠物医生为您的宠物接种疫苗。

（二）遵循推荐的时间表

通常为幼犬或幼猫进行首次免疫，需要按照特定的时间表进行。

（三）观察宠物的反应

注射疫苗后，需要留在医院20分钟观察是否有过敏反应，并在接下来的几天里观察其食欲和精神状态。

（四）定期免疫

成年宠物仍需要定期接种疫苗来维持他们的免疫。每年或每两年应重新评估和更新疫苗，具体取决于所使用的疫苗和地区的建议。

母源抗体是母体通过胎盘或乳汁传递给后代的抗体。这些抗体为新生动物提供初生后的短暂保护，但随着时间的推移，其浓度会逐渐下降。对于猫狗来说，当这些母源抗体达到一个临界水平时，它们不再能提供足够的保护，这就使得动物对某些传染病更易感。理解这一点是关键的，因为这有助于解释为什么宠物医生建议在某些特定的时间节点为幼犬和幼猫接种疫苗。

当幼犬或幼猫仍然有大量的母源抗体时，疫苗可能不会很有效，因为这些抗体可能会"中和"疫苗中的抗原，从而阻止免疫系统产生长期保护的抗体。当母源抗体降到一个低水平，不能提供保护，但仍然足够多时，也会致疫苗不能完全起效。这是一个关键的"易感"时期，此时宠物最容易受到传染病的威胁。

为了确保幼犬和幼猫在这个阶段得到充分的保护，宠物医生一般建议在宠物两个月大的时候开始接种疫苗，并在接下来的几周内继续进行接种，直到它们达到16周或更大。这确保了在母源抗体的保护减弱之后，宠物的免疫系统能够对疫苗中的抗原做出反应，从而为其提供长期的免疫保护。

总之，接种疫苗是宠物健康管理的重要组成部分，应确保按照推荐的时间表和程序进行，并与您的宠物医生保持紧密沟通，以确保您的宠物获得最佳的医疗关怀。

二、宠物喂药方法

养宠物难免遇到健康小问题，喂药便成了主人经常面对的挑战。为宠物喂药有很多种做法，应该根据实际的药物类型、剂量和宠物的健康状态来决定。常见的几种喂药方法如下。

（一）混合法

当宠物还有食欲，药物没有怪味、不刺激且剂量小的时候，此方法较为适用。将药物混合在宠物喜欢的食物中，让宠物自己将药吃掉。为了确保宠物顺畅地吃掉药，最好将宠物饿一顿之后再进行此法。

（二）直接口服法

此法适用于小剂量药物或成型的片剂、颗粒和膏状药物。让宠物保持坐姿，同时固定其身体，用左手贴过鼻梁平放，用大拇指和示指（或带着中指）打开其嘴巴，或将颊侧皮肤覆盖牙列以打开嘴巴，然后将药片或颗粒放在其舌根处，或用竹刮片（铝刮片）将药膏涂在那里，放松左手，右手托着下巴帮助宠物吞药。

（三）液态药物灌服法

此法适合少量水剂药物，也可用于粉碎片剂混合水成悬浮液，或是中药煎剂等。操作时要让宠物立或坐好，轻轻将其固定，然后左手从嘴角打开口腔，右手拿药瓶和药勺或使用注射器，小心将药液注入口中让宠物吞咽，然后继续灌服至所需剂量。注意，给药时宠物头部不宜向后仰太高，以防止误吸。

三、为生病的宠物喂食

生病的宠物往往需要更多的营养素。大多数情况下，生病期间的宠物所需的营养高于健康时期，但疾病会削弱其消化能力，宠物通常表现为食欲减退或完全不吃，且胃肠道的消化能力减弱。因此，在选择食物时，应特别关注食物的构成、营养成分及含量、是否可口、喂食方法等。

补充蛋白质，宜使用动物源性蛋白，同时尽量减少食物中的粗纤维，还要确保提供充足的维生素和矿物质。

除了关心营养成分和含量之外，还需要注意食物的吸引力，因为生病的宠物的食欲通常较差。因此，应选择宠物平时最爱吃的食物，并按量喂食，以尽量激发其食欲，增加摄食量。还需要根据不同的疾病状况提供适当的食疗。

四、孕期是否能养宠物

许多女性喜欢养猫和狗，但听闻这可能导致孕妇感染弓形虫，担心影响胎儿健康，不知是否该与宠物保持距离。

建议在备孕前进行弓形虫检测，因为该寄生虫对未出生的婴儿会构成严重威胁，但通常孕妇感染无明显症状，所以难以察觉。建议备孕女性，尤其是那些有不良孕产经历、免疫力较弱、家中有宠物、习惯吃半生不熟的肉或生吃蔬菜的女性，进行弓形虫检测。

能否继续养宠物取决于血液抗体测试的结果。如果IgM抗体呈阳性，意味着近期可能感染，应推迟怀孕并接受治疗。抗体全部为阴性，则尚未感染，但在孕期要格外小心。如果难以维持良好卫生习惯，建议孕期不养宠物。如果IgM抗体阴性而IgG抗体阳性且效价不高，可能提示慢性感染或过去发生感染。如之前已感染，怀孕期间的再感染风险不高，宠物或可留在身边，但需严格注意卫生，避免再感染。

总之，孕期尤其是前三个月，孕妇应与宠物保持适当距离，避免被猫抓伤或咬伤，且应勤洗手。

五、如何给宠物洁牙

给宠物进行牙齿护理应当渐进稳妥。宠物主人最初需用手指轻柔地在它们的牙面上按摩，以此简短的步骤让它们逐渐适应这种操作。待它们适应后，可以在手指上绑上纱布，并蘸上专门用于宠物的牙膏，开始轻柔地清洁它们的牙齿。一开始只需清洁牙齿的表面，当它们完全习惯后，再缓缓扩展到牙齿的内侧。绝不可使用为人类设计的牙膏，因为里面的成分可能会刺激猫和狗的消化系统，并且泡沫有可能导致它们呕吐。应使用专为宠物设计的牙刷，使用牙刷时，刷毛应与宠物的牙齿呈45°，并轻轻摩擦和旋转，确保清洁到牙缝和牙根位置。如坚持每周进行3次此类护理，就能够显著地提高宠物的牙齿健康。

六、宠物寄养准备指南

宠物主人在外长时间不能照顾自己的宠物时，选择将它们托付给信得过的专业机构或朋友都是可靠的方法。然而，在离开前，主人需要做好相应准备。

（1）准备一份详尽的说明清单，记录宠物的日常习惯，包括它们的饮食、作息时间、排泄习惯以及任何特别的行为习惯。把这张清单交给暂时负责照顾宠物的人，以便他们可以更好地照顾您的爱宠。

（2）不要忘记将宠物的各种证件、平时喂食的食物、食具、清洁和护理用品交给临时照护者。尤其对于没有养宠物经验的人，提前向其传授一些基本的宠物护理知识至关重要。

（3）确保考虑宠物的体型和活力水平，如果他们非常活泼、需要大量运动、体型较大，选择年轻或能应对宠物活力的临时照护者将会更合适。

七、宠物衰老的特征

无论是猫还是狗，它们通常在达到晚年时会逐步展现出不同的衰老特征。宠物衰老的特征如下。

（1）生殖周期或发情行为减弱直至消失。

（2）皮肤变得干燥并出现褶皱，毛发缺少光泽，变得稀疏且杂乱无章。

（3）牙齿可能脱落，毛色较深的宠物可能会出现白色毛发。

（4）饮食困难，食量减少，各种感官功能如视力和听力下降，对环境的反应力与探索行为减弱。

（5）步态变得笨拙，有时会不小心撞到周围的物体。

（6）老年宠物常表现出爱睡长觉，对玩耍和运动失去兴趣，它们会尤其讨厌寒冷，并会寻找温暖的地方以便蜷缩休息。

（7）一些宠物在晚年也可能经历排泄控制力的下降，此时不应对它们进行严厉的斥责，而应提供更多的关心，以确保它们能舒适地度过晚年。

（王一廷）

参考文献

[1] 卫生部疾病预防控制局, 中国疾病预防控制中心. 健康生活方式核心信息 [M]. 北京: 人民卫生出版社, 2011.

[2] 中国营养学会. 中国居民膳食指南 [M]. 北京: 人民卫生出版社, 2022.

[3] 《中国人群身体活动指南》编写委员会. 中国人群身体活动指南 (2021) [M]. 北京: 人民卫生出版社, 2021.

[4] 杨月欣, 葛可佑. 中国营养科学全书 [M]. 2版. 北京: 人民卫生出版社, 2019.

[5] 中国医疗保健国际交流促进会营养与代谢管理分会, 中国营养学会临床营养分会, 中华医学会糖尿病学分会, 等. 中国糖尿病医学营养治疗指南 (2022版) [J]. 中华糖尿病杂志, 2022, 14 (9): 881–933.

[6] 国家卫生健康委疾病预防控制局. 中国居民营养与慢性病状况报告 (2020年) [M]. 北京: 人民卫生出版社, 2021.

[7] 王正珍, 徐峻华. 运动处方 [M]. 2版. 北京: 高等教育出版社, 2018.

[8] 美国运动医学学会. ACSM运动测试与运动处方指南 [M]. 10版. 北京: 北京体育大学出版社, 2019.

[9] 王瑞青, 孔宪菲, 张华, 等. 世界卫生组织身体活动和久坐行为指南 [J]. 中国卒中杂志, 2021, 16 (4): 390–397.

[10] 金龙. 常见的八个健身误区 [J]. 新农村, 2023 (5): 42.

[11] 克里斯廷·内夫. 自我关怀的力量 [M]. 北京: 中信出版社, 2017.

[12] 艾德蒙·伯恩. 焦虑症与恐惧症手册 [M]. 重庆: 重庆大学出版社, 2018.

[13] 贝克. 认知疗法: 基础与应用 [M]. 北京: 中国轻工业出版社, 2013.

[14] 乌玛·奈杜. 饮食大脑: 食物如何影响心理健康 [M]. 北京: 中信出版社, 2022.

[15] N A W, B L M. A cross-national relationship between sugar consumption and major depression? [J]. Depression and anxiety, 2002, 16 (3): 118–20.

[16] LI Y, LV M R, WEI Y J, et al. Dietary patterns and depression risk: A meta-analysis [J]. Psychiatry Research, 2017, 253: 373–382.

[17] BLUMENTHAL J A, BABYAK M A, MOORE K A, et al. Effects of exercise training on older patients with major depression [J]. Archives of Internal Medicine, 1999, 159 (19): 2349–2356.

[18] KHOURY B, LECOMTE T, FORTIN G, et al. Mindfulness-based therapy: a comprehensive meta-analysis[J]. Clinical Psychology Review, 2013, 33(6): 763-771.

[19] 马新颜, 梁震宇, 耳玉亮. 危险就在宝宝身边: 儿童居家环境安全排查与指导手册[M]. 石家庄: 河北科学技术出版社, 2020.

[20] 国家疾病预防控制局, 国家卫生健康委员会. 狂犬病暴露预防处置工作规范(2023年版)[J]. 国际流行病学传染病学杂志, 2023, 50(5): 301-303.

[21] 段蕾蕾, 耳玉亮. 托育机构婴幼儿伤害预防指导[M]. 北京: 中国人口出版社, 2022.

[22] 中国疾病预防控制中心. 预防儿童溺水技术指南[M]. 北京: 三辰影库电子音像出版社, 2016.

[23] 毛萌, 江帆. 儿童保健学[M]. 北京: 人民卫生出版社, 2020.

[24] 刘湘云, 陈荣华, 赵正言. 儿童保健学[M]. 南京: 江苏凤凰科学技术出版社, 2017.

[25] 黎海芪. 实用儿童保健学[M]. 北京: 人民卫生出版社, 2016.

[26] 中华预防医学会儿童保健分会. 婴幼儿喂养与营养指南[J]. 中国妇幼健康研究, 2019, 30(4): 392-417.

[27] 朱峰. 膳食营养保健品行业研究[D]. 成都: 西南财经大学, 2014.

[28] 方文俊. 老龄化背景下上海市失智老人机构养老现状及困境研究[J]. 企业导报, 2015, (24): 180-181.

[29] 周维娜. 守护"失忆的老小孩"——阿尔兹海默症[J]. 家庭医药(快乐养生), 2024, (5): 38-39.

[30] 方燕龄, 姚建玲, 卢晓瑜, 等. 阿尔兹海默病护理领域研究热点及演进趋势分析[J]. 现代医院, 2024, 24(3): 469-473, 478.

[31] 黄晓丽, 张丽颖, 薛宇. 人老了都会骨质疏松? 未必[J]. 大众健康, 2021, (10): 80-81.

[32] 张琪琪, 徐菊玲. 失能老人跌倒原因分析及干预措施研究综述[J]. 中西医结合护理(中英文), 2020, 6(8): 300-303.

[33] 胡梦梦. 居家长期照护失能老人跌倒危险因素及干预研究[D]. 北京: 中国人民解放军医学院, 2014.

[34] 中国性学会中医性学分会专家共识编写组, 王权胜. 勃起功能障碍和早泄共病中西医结合诊治中国专家共识[J]. 中国实验方剂学杂志, 2024, 30(7): 147-153.

[35] 马萌萌, 滕晓明, 郭毅. 关注男性生殖健康, 孕育美好新生命[J]. 中国优生与遗传杂志, 2024, 32(2): 421-424.

[36] 邓家刚, 李好文, 杜玉开. 国外生殖健康流行病学研究进展[J]. 中国社会医学杂志, 2010, 27(5): 269-271.

[37] 廖书杰, 徐岩英, 孙瑞娟, 等. 中国"男性生殖健康"基础研究在国家自然科学基金支持下的30年发展概况[J]. 中华男科学杂志, 2020, 26(1): 3-16.

[38] 谢莉萍, 黄美近, 邹丽媛, 等. 城市男性生殖健康状况调查研究及干预对策[J]. 广东医学, 2016, 37(18): 2811-2813.

[39] 孙巧. 性与生殖健康中的男性参与研究综述[J]. 中国性科学, 2018, 27(2): 153-156.

[40] 谢幸, 孔北华, 段涛. 妇产科学[M]. 9版. 北京: 人民卫生出版社, 2018.

[41] 中华医学会妇产科学分会绝经学组, 郁琦. 中国绝经管理与绝经激素治疗指南2023版[J]. 中华妇产科杂志, 2023, 58(1): 4-21.

[42] 卜茹, 原春青, 刘帅, 等. 中青年群体健康体检情况与健康管理研究[J]. 智慧健康, 2024, 10(8): 177-180.

[43] 李东幸, 牛紫敏, 王皓翔. 广州市黄埔区老年人群健康体检的回顾性队列研究[J/OL]. 中国全科学, 1-8[2024-11-08]. http://kns.cnki.net/kcms/detail/13.1222.R.20241108.0912.012.html.

[44] 张新军.《中国高血压防治指南(2024年修订版)》新增内容解读——以改善血压变异和降压目标范围内时间为核心的高质量降压策略浅析[J]. 中国心血管杂志, 2024, 29(5): 396-399.

[45] 高倩, 王建宇, 孟伟建, 等. 急性脑梗死患者血清微小RNA-145、程序性细胞死亡因子4mRNA水平变化及诊断价值研究[J]. 实用心脑肺血管病杂志, 2022, 30(2): 18-23.

[46] 国家免疫规划技术工作组流感疫苗工作组, 彭质斌, 冯录召, 等. 中国流感疫苗预防接种技术指南(2021-2022)[J]. 中华流行病学杂志, 2021, 42(10): 1722-1749.

[47] 唐怀蓉, 王佑娟. 健康管理中心工作人员手册[M]. 成都: 四川科学技术出版社, 2017.